国家自然科学基金(72274209,71673291,72174204)
上海市"东方英才"计划拔尖项目(BJWS2024052)
海军级精品教材培育
海军军医大学精品教材培育

"海军军医大学精品教材培育"系列

卫生政策与管理进展

栗美娜　张鹭鹭 ◎主编

PROGRESS IN HEALTH POLICY
AND MANAGEMENT

上海交通大学出版社
SHANGHAI JIAO TONG UNIVERSITY PRESS

内容提要

本书共 3 篇 16 章,包括卫生政策与管理概述、卫生管理进展、我国卫生政策改革进展等,旨在系统梳理卫生政策与管理领域的最新研究成果,深入剖析当前面临的挑战,并展望未来的发展趋势。本书适合公共管理学的研究生作为教材使用,同时也对卫勤领导干部任职培训人员、继续教育学员、医学院校师生、医院管理人员及临床医务人员具有重要的参考价值。

图书在版编目(CIP)数据

卫生政策与管理进展/栗美娜,张鹭鹭主编.
上海:上海交通大学出版社,2025.6.—ISBN 978-7
-313-32586-0
Ⅰ.R-012
中国国家版本馆 CIP 数据核字第 2025QA3701 号

卫生政策与管理进展
WEISHENG ZHENGCE YU GUANLI JINZHAN

主　　编	栗美娜　张鹭鹭			
出版发行	上海交通大学出版社		地　　址	上海市番禺路 951 号
邮政编码	200030		电　　话	021-64071208
印　　制	常熟市文化印刷有限公司		经　　销	全国新华书店
开　　本	787mm×1092mm　1/16		印　　张	18.25
字　　数	441 千字			
版　　次	2025 年 6 月第 1 版		印　　次	2025 年 6 月第 1 次印刷
书　　号	ISBN 978-7-313-32586-0			
定　　价	78.00 元			

编　委　会

前　言

随着社会经济的快速发展和人民生活水平的持续提升，人民群众对卫生健康的需求也日益增长。与此同时，全球范围内卫生领域面临的挑战日益严峻，传染病的频发、慢性病患者不断增加、医疗资源分布不均等问题都对卫生政策与管理提出了更高的要求。

在这样的背景下，《卫生政策与管理进展》一书的撰写显得尤为重要。本书旨在系统梳理卫生政策与管理领域的最新研究成果，深入剖析当前面临的挑战，并展望未来的发展趋势。通过对国内外卫生政策与管理实践案例的深入剖析，为读者提供一个全面、深入、前沿的知识体系，以应对卫生领域的复杂挑战。

本书不仅适合公共管理学的研究生作为教材使用，同时也对卫勤领导干部任职培训人员、继续教育学员、医学院校师生、医院管理人员及临床医务人员具有重要的参考价值。通过学习本书，读者可以更新知识结构，拓宽管理思维与理论视野，强化职业化素质和能力，为医院适应转型期的复杂环境要求提供坚实的理论支持。

《卫生政策与管理进展》按照3篇共16章的结构进行精心组织编写。第一篇"理论篇"，共7章，深入剖析卫生政策与管理的核心概念和理论框架。包括卫生政策与管理概述和我国卫生管理学进展、卫生信息化政策、医疗保险政策、公共卫生应急政策及卫生法与卫生政策等方面的内容，为读者提供全面而深入的理论知识。

第二篇"方法篇"，共5章，专注于卫生政策与管理中的研究方法和技术应用。详细阐述多准则决策分析、信息技术、系统动力学建模、微观模拟分析及多主体建模等方法在卫生政策中的应用，帮助读者理解并掌握这些先进的分析工具。同时，介绍信息技术在卫生政策中的应用，特别是基于DRGs的医保控费政策，为卫生政策的制定和实施提供技术支持。

第三篇"案例篇"，共4章，通过具体案例来展示卫生政策与管理的实践应用。包括医药分开政策案例分析、基于疾病诊断相关组和按病种分值付费的支付方式案例、转化医学的政策与发展及"互联网＋医疗健康"政策案例分析等，这些案例不仅反映了卫生政策与管理的实际运作情况，也为读者提供了宝贵的经验和启示。

在编写过程中，编写人员注重理论与实践的紧密结合，既注重理论的深度和广度，又关注实践的创新和实效。本书引入了大量国内外最新的研究成果和实践案例，为读者提供更为全面、深入的卫生政策与管理知识。同时，本书也对卫生政策与管理的未来发展趋势进行了前瞻性的思考,以期为读者提供有益的参考和启示。

本书是编写组持续攻关、相互协作的科研成果,是集体智慧的结晶。在此对所有为本书编写提供支持和帮助的专家学者表示衷心的感谢。

卫生政策与管理是一个复杂而艰巨的任务,需要政府、医疗机构、专家学者及社会各界的共同努力。因此,希望通过本书的出版,能够推动卫生政策与管理领域的学术交流与合作,促进理论与实践的深度融合,为我国卫生事业的健康发展贡献一份力量。也期待广大读者能够提出宝贵的意见和建议,共同推动卫生政策与管理研究的不断深入和发展。

《卫生政策与管理进展》编写组

2025 年 3 月

目　录

第一篇　理　论　篇

第二篇　方　法　篇

第三篇 案 例 篇

第一篇

理 论 篇

第一章
卫生政策与管理概述

学习目标

(1) 知识目标:概括卫生政策与管理学科发展的背景、我国卫生政策与管理学科的发展历史与现状,阐述卫生政策与管理学科基本任务与主要研究内容,概括卫生政策与管理的主要研究方法。

(2) 能力目标:能够根据卫生政策研究问题选择合适的研究方法。

(3) 素质目标:形成卫生政策与管理研究中的质量、公平、效率价值理念。

思政知识

1. 任务单元

理解中国共产党坚持"以人民为中心"的发展理念,把人民生命安全和身体健康放在第一位,把健康融入所有政策,坚持医疗卫生事业的公益性,实现健康公平,全面推动"健康中国"建设。

2. 思政元素

人民至上、生命至上,"大卫生、大健康"理念,健康公平。

3. 思政素材

2014 年 12 月,习近平总书记在江苏省镇江市丹徒区世业镇卫生院考察时指出,没有全民健康,就没有全面小康。"全面建成小康社会,一个也不能少",朴实的语言中蕴含着深邃的健康公平思想,凝炼成新时代的健康公平观。党的十八届五中全会作出了"推进健康中国建设"的决策部署,把推进"健康中国"建设提升为国家战略。在 2016 年 8 月召开的全国卫生与健康大会上,习近平总书记强调,要把人民健康放在优先发展的战略地位;将健康融入所有政策,人民共建共享;要坚持基本医疗卫生事业的公益性,不断完善制度、扩展服务、提高质量,让广大人民群众享有公平可及、系统连续的预防、治疗、康复、健康促进等服务;要坚持提高医疗卫生服务质量和水平,让全体人民公平获得;努力为人民群众提供全生命周期的卫生与健康服务。在此次大会上,李克强总理强调,要以公平可及和群众受益为目标把医改推向纵深。这些表述彰显了党和国家坚持以人民为中心的发展理念,体现了党和国家对推进"健康中国"建设、维护人民健康的高度重视和坚定决心,是对新时代健康公平思想的鲜活而具体的阐述。

专业术语

(1) 卫生政策与管理:health policy and management

(2) 公共物品:public goods

(3) 蒙特卡罗模拟:Monte Carlo simulation

（4）结构方程模型：structural equation model，SEM

（5）工具变量法：instrumental variables，IV

（6）基于主体建模：agent-based modeling，ABM

（7）断点回归法：regression discontinuity，RD

章前案例

2022年，国务院办公厅印发《"十四五"国民健康规划》（以下简称《规划》）。《规划》指出，"十四五"时期卫生健康工作坚持以习近平新时代中国特色社会主义思想为指导，把人民群众的生命安全和身体健康放在第一位，全面推进"健康中国"建设，加快实施"健康中国"行动，深化医药卫生体制改革，持续推动发展方式从以治病为中心转变为以人民健康为中心，为群众提供全方位、全周期健康服务。《规划》确定了七项工作任务：一是织牢公共卫生防护网，二是全方位干预健康问题和影响因素，三是全周期保障人群健康，四是提高医疗卫生服务质量，五是促进中医药传承创新发展，六是做优、做强健康产业，七是强化国民健康支撑与保障。

案例来源：国务院办公厅关于印发"十四五"国民健康规划的通知，国务院办公厅，2022-5-20.

思考：卫生政策与管理研究的任务和主要内容有哪些？

第一节 │ 卫生政策与管理学科发展

一、卫生政策与管理学科产生和发展背景

（一）预防医学的发展

预防医学（preventive medicine）是随着人们对疾病认识的不断深入而发展起来的一门学科。随着医学的发展，人们开始利用解剖学、生理学、微生物学及病理学等知识研究人类与环境的关系，认识到致病微生物、环境等致病因素的存在及其导致的疾病，掌握了接种疫苗、疫源地消毒、改善卫生条件、隔离传染病患者等预防传染病的措施。预防医学将疾病防治的对象由个体扩展到群体，将个人卫生扩大为公共卫生，注重通过采取改善公共卫生的措施达到预防疾病的目的，有效控制了传染病，极大提高了人群的健康水平。

随着工业化社会的到来和城市化进程的加快，人群疾病谱和死亡原因发生明显变化，心脏病、脑血管病、恶性肿瘤、职业病、意外伤亡（车祸、自杀等）的发生率呈上升趋势，并成为主要死因。这些疾病与社会环境和行为生活方式（行为习惯、饮食）等因素密切相关，单纯用生物医学的手段进行防治有一定的局限性，需要对社会因素进行干预，才能达到有效防治疾病的目的。传统的生物医学模式转变成了"生物—心理—社会"医学模式，疾病预防从生物预防开始转向社会预防，社会医学（social medicine）正是在这一背景下产生的，并逐渐被人们认识到其重要性。社会医学是基于预防医学的思想发展形成的一门学科，在我国中华预防医学会下专门设立了社会医学分会。

　　社会医学从社会角度研究医学和健康问题,主要研究内容包括:社会因素与人群健康和疾病的关系、社会卫生状况及存在问题、预防疾病和促进健康的社会策略与措施。上述三者的关系类似于基础医学、临床诊断、临床治疗,即掌握社会因素对健康的作用规律和机制,对人群健康和社会卫生状况做出诊断,为促进人群健康开出"处方"。社会医学的"处方"核心内容就是卫生政策和卫生管理,即制定有效的卫生政策,充分利用社会资源,科学组织卫生服务,以达到改善人群健康的目的。因此,社会医学与卫生政策和卫生管理是姊妹学科。20世纪 80 年代,我国建立了社会医学与卫生事业管理学科,在 1997 年国务院学位委员会制定的学科目录中,社会医学与卫生事业管理位于管理学门类之下,是公共管理一级学科下的一个二级学科。在美国等国家的医学院或公共卫生学院设立有卫生政策与卫生管理系。随着学科分支的细化,社会医学、卫生政策与管理逐渐发展成为相对独立的两个学科,但其提高人群健康水平的基本任务是一致的,只是侧重点不同,社会医学更侧重于研究社会因素对健康的影响和机制,卫生政策与管理则是基于社会医学研究的证据,更侧重运用政策学和管理学的方法,提高卫生政策的科学性和卫生管理的有效性。

(二) 公共管理学与公共政策学的发展

　　公共管理学(public management)是研究以政府为核心的公共组织管理公共事务的过程及其规律的科学,其研究的核心问题是公共组织,尤其是国家或政府,如何与其他社会组织一起,共同有效地提供公共产品和公共服务。公共管理学科自 19 世纪末至 20 世纪初产生以来,经历了 4 次重要的范式转换:从政治管理到公共行政(我国又称行政管理)、从公共行政到公共政策、从公共政策到公共管理(特指一种研究范式,有别于公共管理学)、从公共管理到公共治理。公共行政(public administration)的研究主题聚焦于组织机构的设置、运行、工作程序、行政职能、行政过程原则等在内的政府组织及其内部运作问题,但其将政府看作公共服务或管理的唯一主体或提供者,重视公共服务提供过程而非结果。公共政策学(public policy),又称政策科学,诞生于快速工业化和都市化过程所带来的一系列问题情境中,如犯罪、贫困、教育、卫生、住房、就业、养老和环境保护等,是在"二战"后的西方迅速发展起来的一个跨学科、综合性和应用性的研究领域,并成为 20 世纪 70 年代以后公共管理学发展的一个新方向。公共政策学研究政策系统和政策过程,探求公共政策的实质、原因和结果,目的是提供政策相关知识、改善公共决策系统、提高政策质量。政策科学的兴起被认为是当代西方社会科学发展过程中的一次"科学革命",甚至有些学者曾一度试图用政策科学来取代传统的政治学和行政学的研究。公共管理作为一种研究范式是 20 世纪七八十年代在美国大学的公共政策学院和商学院基础上成长起来的,在 20 世纪末至 21 世纪初开始流行。公共管理研究范式致力于如何使管理产生效果而不是对政策制定和执行过程的关注,公共管理将研究的对象由政府行政机关扩大到其他非政府组织的公共机构甚至私人部门的公共方面,由重视机构、过程、程序转向重视项目、结果和绩效,这使得公共管理的政治环境、战略管理、绩效评估、公共责任等成为公共管理的核心主题。公共治理(public governance)是 20 世纪八九十年代在西方国家受到关注并在 21 世纪兴起的一种研究范式,关注政治、经济、社会、文化、公众等多种变量在公共管理和公共问题解决中的相互作用及影响,公共治理将研究的重点拓展到公共和私人部门、正式制度与非正式制度、政府组织和非政府组织及其他行为主体的相互作用,多元主体间的合同、信任或合作关系是其看重的公共问题解决的核心机制。

公共管理与公共政策是一个典型的跨学科、交叉性、综合性与应用性的领域，其核心主题是人类的集体行动、冲突与合作、选择或决策、管理或执行之类的问题。公共管理学科发展和研究范式转变是社会政治的现实需求和社会实践推动的结果，折射出整个社会公共事务管理不断从"人治"向"法治"迈进的脚步，体现出政府对社会大众从居高临下的"统治者"视角向平等平视的"服务者"视角的转换，也是人类社会由传统社会向现代社会迈进的必然趋势。卫生事业是社会公共事业的重要组成部分，卫生事业管理是公共管理研究的重要领域之一，公共管理和公共政策理论与方法在卫生领域的具体应用推动着卫生政策与管理实践创新和学科发展。以我国 2009 年开始的新一轮医药卫生体制改革为例。2006 年 8 月，国家成立深化医药卫生体制改革领导协调小组，委托国务院发展研究中心、北京大学、复旦大学、世界银行、麦肯锡咨询公司和世界卫生组织（World Health Organization，WHO）等国内外机构对医药卫生体制改革总体方案进行独立研究。卫生政策与管理领域的众多学者参与到政策制定过程之中，并征求地方政府、国务院有关部门、民主党派、人民团体、国内外专业机构等方面意见。初稿形成后，全文向社会公布，问计于民，共收到反馈意见 3.5 万余条，本着尽可能吸收的原则进行修改 190 多处。这次医药卫生体制改革不仅是一次医疗领域的改革，还是政府整合社会力量进行公共管理的一个实例，体现了政府决策正在转向科学化、民主化水平更高的"共识型"公共政策决策模式。

（三）卫生事业发展的现实需求

健康是人类社会发展的根本目标之一，健康和卫生问题是具有广泛社会性的大问题，与政府有着天然的联系，属于政府公共管理的职责范围。19 世纪中期以后，在城市化和工业化快速发展的同时，"城市病"问题频发，人口拥挤、环境污染严重、传染病肆虐成灾，公共卫生状况急剧恶化，对民众生活造成灾难性影响。为保障公共卫生安全，英国政府开始全面介入公共卫生管理，1848 年英国通过颁行《公共卫生法案》，首次以国内成文法的形式来管理公共卫生事务，并先后创建卫生总署、枢密院医务部与地方政府事务部等机构统筹管理公共卫生，率先构建出一套现代公共卫生管理制度。公共卫生制度的建立和完善在传染病的控制中发挥了重要作用，极大提高了人群的寿命。1883 年，德国颁布了《疾病保险法》，成为世界上首个实施社会医疗保险的国家。1946 年，英国议会通过了《国民医疗服务法案》（1948年正式实施），英国成为最早实行全民医疗服务体制的国家。医疗保障制度的完善增强了个人应对疾病风险的能力，对维护劳动力健康和提高劳动生产力具有重要作用，同时促进了社会公平。20 世纪中后期，全球健康威胁由传染病向慢性非传染性疾病转变，伴随着人口老龄化带来的医疗服务需求增长、医疗技术进步带来的医疗服务价格上涨、经济增速放缓等多重因素的叠加，医疗支出快速增长带来的沉重负担已成为世界各国面临的共同难题，许多国家纷纷开展卫生体制改革和卫生政策与管理创新，力求在费用支出与健康产出、社会公平之间寻求平衡。

面向人群的公共卫生服务，属于经济学中"公共物品"（public goods），具有消费的非排他性和非竞争性。面向个人的医疗服务虽然具有较强的私人消费性质，但具有"正外部性"，即这类服务的提供可以给某一人群甚至整个社会带来额外的好处，且往往存在"第三方付费"，在一定程度上也具有公共产品的特点。公共产品领域往往存在市场失灵，因而公共物品的提供需要政府的深度介入，即使不考虑市场失灵问题，政府也需要在公共卫生领域发挥更积极的作用，即促进公平，以确保所有低收入者也能在适当的水平上充分获得基本的卫生服务。因此,医疗卫生体制和服务提供是政府公共管理的重要领域,是政府公共责任在卫生领域的集中体现。即使是在自由市场主导的美国,卫生政策也已成为公共政策讨论的主要问题之一,如 2010 年 3 月,美国国会通过奥巴马政府提出的《平价医疗法案》(*Affordable Care Act*)。时至今日,医疗卫生政策仍是美国政治博弈的重点领域。然而,卫生服务与其他公共服务相比具有特殊性。1963 年,经济学家肯尼斯·阿罗(Kenneth J. Arrow)发表论文《医疗服务的不确定性与福利经济学》,从医疗需求和疗效不确定的本质出发全面揭示了医疗服务与经济学完全竞争市场所需条件的背离,医患之间信息不对称,医疗保险带来的逆向选择和道德风险等问题。卫生政策的制定和管理活动既需要遵循公共政策和公共管理的一般规律,同时更需要符合医疗卫生服务的特殊规律,因此,卫生政策与管理成为公共管理中的一个重要且特殊的研究领域。

二、我国卫生政策与管理学科发展历史

(一) 学科初创期(1949—1977 年)

中华人民共和国成立后,向苏联学习并引入了保健组织学,是我国卫生政策与管理学科的起源。苏联于 1922 年在莫斯科大学医学院成立了社会卫生学教研室,1923 年,成立了国立社会卫生学研究所,后改称为社会卫生学与保健组织学研究所。20 世纪 50 年代,我国卫生管理学的先驱——钱信忠受组织委派赴苏联学习保健组织学。1957 年,举办了第一届保健组织学高级师资班,并编写了我国第一本保健组织学教材。20 世纪 50 年代末期开始,保健组织学建设受到干扰,原有卫生干部进修学院被撤销,保健组织学教研室名称被变更,保健组织学课程停止讲授,卫生管理学的建设进展较慢。

(二) 学科确立期(1978—1996 年)

改革开放后,针对医疗资源短缺和运行效率低下的状况,国家认识到卫生管理的重要性,开始运用经济手段管理卫生事业和公立医院,为学科的发展带来机遇。1980 年,国家卫生部下发《关于加强社会医学与卫生管理学教学研究工作的意见》,要求高等医学院校恢复和新建"社会医学与卫生管理"教研室,开设相关课程。1981—1985 年间,按区域先后在全国创建了 7 个卫生管理干部培训中心,分别设在北京医学院(现北京大学医学部)、哈尔滨医科大学、北京中医学院(现北京中医药大学)、武汉医学院(现华中科技大学同济医学院)、上海医学院(现复旦大学上海医学院)、四川医学院(现四川大学华西医学院)、西安医学院(现西安交通大学医学院)。1982 年由卫生部组织编写的《中国医学百科全书·社会医学与卫生事业管理学》正式出版,标志着社会医学与卫生事业管理作为一门正式学科得以确立。社会医学与卫生事业管理被教育部列入招生目录,从 1983 年开始在医学院校招收该专业的硕士研究生。上海医科大学(现复旦大学上海医学院)于 1985 年首次招收卫生事业管理本科生,并于 1993 年获批全国第一个社会医学与卫生事业管理博士学位授权点。

(三) 学科发展壮大期(1997—2005 年)

改革开放初期,关于医疗卫生事业的性质究竟是遵循计划经济发展路径还是采用市场经济增长模式,引发了激烈的争论。在争论和思辨过程中,卫生政策与管理研究发挥了重要作用,学科价值得到进一步彰显,学科得到快速发展。1997 年,在《中共中央、国务院关于卫生改革与发展的决定》中提出了新时期我国卫生事业性质是"政府实行一定福利政策的社会公益事业"。1998 年建立城镇职工医疗保险制度。卫生政策与管理的专家学者深度参与到

我国卫生事业发展和改革的政策制定过程中。为适应卫生事业发展形势的需要,我国卫生管理教育、人才培养、学科建设从此进入了一个发展的新时代。1997 年,在国务院学位委员会公布的学科目录中,将原来划归为医学门类的公共卫生与预防医学一级学科下的社会医学与卫生事业管理,调整到管理学门类之下,作为公共管理一级学科下的一个二级学科。以1999 年我国扩大招生规模为标志,国内许多地方高等医药院校开办了社会医学与卫生事业管理相关专业,教育教学模式不断优化,人才培养质量不断提高,科研水平与科研能力不断增强,学科呈现超常发展之势。2002 年,复旦大学上海医学院社会医学和卫生事业管理学科成为教育部的重点二级学科,之后还获批卫生部卫生技术评估重点实验室。2002 年,山东大学卫生政策与管理学科由于在卫生经济领域取得显著成绩被卫生部授予卫生经济与政策研究重点实验室。2003 年,第二军医大学获批社会医学与卫生事业管理博士学位授权点,成为军队院校中该专业首个博士学位点。

(四) 学科融合发展期(2006 年至今)

2005 年,国务院发展研究中心葛延风课题组发布我国医疗卫生体制改革评估报告,提出了"医疗改革基本不成功"论断,以不成功的根源是"市场化"还是"不充分的市场化"为主题,持不同立场的学者开展了激烈的争论,由此也推动了新一轮医改的启动。与以往医改不同的是,新医改受到社会各界的关注,不仅仅是卫生领域的专家,经济学、公共管理学等领域的专家也纷纷加入医改政策的研究与讨论,为新医改方案的研制提供了智力支持。时至今日,医改政策仍是公共管理、社会保障等领域的热门研究主题。在新医改进程中,卫生政策与管理研究的重要性日益凸显,很多综合性大学也纷纷设立卫生政策研究机构,促进了医学与公共政策学、公共管理学、经济学、社会保障学等学科的交叉融合。与此同时,部分院校,如华中科技大学、山东大学等成立了医药卫生管理学院,将卫生政策与管理由公共卫生学院下设专业系室独立出来,成为与公共卫生专业并列的学院,表明卫生政策与管理学科的研究范围日益丰富。2023 年,国务院学位委员会、教育部印发了《研究生教育学科专业目录(2022 年)》,将原来"社会医学与卫生事业管理"专业正式更名为"卫生政策与管理",仍作为公共管理一级学科下的一个二级学科,将学科发展引入新的阶段。

三、我国卫生政策与管理学科建设成果

(一) 建立了多层次的人才培养体系

自 20 世纪 80 年代学科确立以来,已经形成了覆盖本科、硕士、博士三个教育层次的完整的人才培养体系,如 20 世纪 80 年代初期的成人专科教育和研究生教育,20 世纪 80 年代中期的普通专科教育和普通本科教育,20 世纪 90 年代之初的博士研究生教育。在 21 世纪第一个 10 年,卫生管理教育呈现大发展态势,本科教育很快普及到百余所高校,涉及 22 个专业(方向),核心专业包括卫生事业管理、医院管理、医疗保险、卫生信息管理、健康管理等。本科教育培养了大批适应社会发展需要的卫生管理实践者和管理人才,研究生教育培养了参与卫生管理理论与政策研究、指导卫生管理实践的高素质管理人才,逐步满足了我国卫生事业发展和医药卫生体制改革对不同层次卫生管理人才的需要,为卫生管理学科的可持续发展奠定了坚实的基础。

(二) 形成了较大规模的学术共同体

我国第一代卫生管理学专家由老一辈的公共卫生学专家、来自解放区的医务工作者和

建国初期赴苏联留学回国的卫生管理专家组成，领导了卫生管理学科在国内的恢复与发展。第二代卫生管理学专家队伍积极引进、消化、吸收国内外的现代管理科学理论，结合我国卫生管理实际，探索建立有中国特色的卫生管理理论与方法体系，促进和催生了卫生管理学科和专业的发展，并通过现有的卫生管理教育体系培养了我国第三代卫生管理学科骨干，使学科建设实现了可持续发展。第三代卫生管理学专家，由近30年来经国内外卫生管理专业培养出的中青年学者组成，他们知识面广，专业基础扎实，具有国际视野，已成为学科建设方面的主力军，并且已经培养出新生代的卫生管理学科接班人和专业工作者。与此同时，卫生政策与管理已突破医学院校和卫生领域，吸引了越来越多相关学科专家的关注。在学术组织方面，有中国卫生经济学会、中国医院协会等国家一级学会，还有中华预防医学会卫生事业管理分会等国家二级学会。涉及卫生管理类的期刊有30余种，如《中国卫生事业管理》《中国卫生政策研究》《中国医院管理》《中国卫生经济》等。出版了不同版本的《卫生事业管理学》《医院管理学》《卫生经济学》《卫生政策学》等教材。本学科领域专家受到国家高技术研究发展计划（"863"计划）、国家科技支撑计划项目、国家自然科学基金重大项目等高等级科研项目资助，获得过以国家科技进步奖二等奖为代表的重大科研成果。

（三）为我国卫生事业发展提供了重要的智力支持

伴随着我国卫生事业的发展，卫生政策与管理研究面向政府卫生管理中的重大现实问题开展了卓有成效的研究，主要包括：对卫生事业的性质、卫生工作方针、体制机制、区域卫生规划、卫生资源配置等问题的研究，对卫生筹资、支付、公平、效率、质量、绩效等问题的研究，对公立医院、社区卫生、医疗保障、三医联动、城市医联体、县域医共体、分级诊疗等问题的研究，对公共卫生服务均等化、重大疾病防治、突发公共卫生事件应急管理等问题的研究。研究成果为我国卫生事业发展奠定了重要的理论基础，成果转化与应用产生了大量的重大卫生政策，如"医药卫生体制改革""健康中国""健康治理体系""一带一路与健康产业发展"等，在国家重大卫生决策中起到了咨询和参谋作用。经过70余年的发展建设，这门学科在丰富卫生管理理论、促进卫生政策转化、提高卫生决策水平、提升卫生治理能力，以及合理配置卫生资源、提高卫生资源利用效率、满足社会卫生服务需要、推动卫生事业健康发展、保障国民身心健康等方面发挥着不可或缺的作用。

第二节 ｜ 研究内容与方法

一、学科内涵与任务

（一）学科内涵

人们对卫生政策与管理学科的内涵有不同的认识，王虎峰等人对国际上著名高校网站对本学科的描述进行整理，归纳了以下几种有代表性的提法：①卫生政策与管理是指从多种学科角度研究医疗服务的可及性、医疗服务机构的宏观和微观管理，以及医疗保障筹资和医疗保障体系绩效及其改进的一门科学（美国哥伦比亚大学）。②卫生政策与管理是一门横跨多学科的科学，使用多学科视角研究影响健康的各种因素，其中重点为政治和经济因素，并探讨医疗保障体系的社会公正和效率问题，也致力于宏观医疗保障体系的绩效研究和改进，以及微观相关医疗保障主体的管理问题（纽约大学）。③卫生政策与管理是指如何提高医疗保障系统效率、防止疾病风险和公共卫生风险的一门科学,致力于研究宏观经济、政治和社会环境与健康和健康产业之间的关系,是一个管理学、经济学、政治学、社会学、外交学等一系列学科的交叉研究领域(哈佛大学)。④卫生政策与管理立足了政策学和经济学的基本原则,分析卫生领域的重要问题,并且掌握医疗卫生内部领域,包括医院、医疗保险企业或药品生产行业的具体管理工具与手段(伦敦政治经济学院)。⑤卫生政策与管理学科从广泛的意义上分为健康政策与健康服务研究(伦敦卫生与热带医学院)。基于上述比较分析,王虎峰认为,卫生政策与管理学是为了改进和完善健康和医疗制度,提高健康和医疗服务的公平性、效率和可及性,用社会科学的系统研究方法,分析、研究和解决公共卫生、医疗服务、医疗保障等相关领域政策和管理问题的知识体系。

2023年,国务院学位委员会公共管理学科评议组,对公共管理学一级学科下的11个二级学科的内涵做了界定,将卫生政策与管理学科内涵的界定为:"卫生政策与管理是一门研究健康领域政策与管理活动及其规律的学科。本二级学科旨在以公共管理学、公共经济学、公共政策学、公共卫生与预防医学、政治学、法学等为主要理论基础,运用科学的研究方法,发现、分析和解决健康领域的政策和管理问题,为政策制定和管理实践提供指导,促进医疗卫生体系和医疗保障制度发展,维护和增进人群健康。"

(二) 基本任务

尽管学界对卫生政策与管理学科内涵的界定有不同的认识,但卫生政策与管理学科的使命是使卫生服务系统更加高效地提供更优质量的卫生服务,促进人们更加公平地享有卫生服务保障,从而促进人群整体健康水平的提升。其基本任务至少包括以下三个方面。

一是提高卫生服务的质量。研究卫生服务质量形成的规律和影响卫生服务质量的要素,针对制约卫生服务质量的因素提出解决方案。卫生服务质量的形成与卫生资源的结构、卫生服务过程和卫生服务结果密切相关。结构质量重点从组织体系、制度体系、医务人员、药品器械、医疗技术等方面提高卫生资源的质量和数量;过程质量重点从医疗风险管控、规范诊疗行为、严格落实核心制度等方面提升医疗卫生服务的标准化、规范化、同质化水平;结果质量以人群健康为目标,使卫生服务产出与健康需要相匹配,提高卫生服务对人群健康的贡献度。此外,还需要改善卫生系统反应性。反应性是指卫生系统满足人们对系统中改善非健康方面的合理性期望的程度。反应性强调两点:非卫生技术性服务和普遍的合理性期望。卫生系统反应性包括主观性评价(如尊重人权)和客观性评价(如以卫生服务对象为中心)两部分:"对人的尊重"的内容包括互相尊重、隐私保护、健康选择的自主权等;"以卫生服务对象为中心"的内容包括获得服务的及时性、家庭和亲友的支持、医疗基础设施的舒适性与便利性等。

二是提高卫生服务的效率。卫生资源稀缺与健康需求之间的矛盾是卫生服务领域的基本矛盾,需要研究卫生资源配置原则、卫生服务的组织方式、卫生服务的分配方式等问题,提高卫生系统的整体效率,更好地服务于人群健康。卫生系统整体效率的提升需要重点关注卫生资源的结构、规模、布局及医疗卫生机构内部管理方式,从而提高卫生资源的利用效率,在资源既定的情况下获得最大的卫生服务产出,努力控制卫生服务成本,同时要致力于构建体系完整、分工明确、功能互补、连续协同的卫生服务体系,使卫生服务更符合维护健康的需要,提高卫生服务体系的宏观配置效率。

三是提高卫生服务的公平性。公平被视为卫生事业的核心使命,维护卫生服务的公平性是现代政府的重要价值目标与内在职责。重点关注医疗资源的均衡配置,特别是医务人员、医疗设备、药品等关键医疗资源的配置,应依据人群健康需要配置;完善医疗保障制度,做到覆盖全面,资金筹集公平且可持续,医疗保障待遇和服务质量均等化;增加对弱势群体、大病患者的医疗保障和医疗救助,减轻特殊群体疾病经济负担。研究促进卫生筹资公平、卫生服务利用公平和健康结果公平的政策和措施,保证人民群众在经济风险保护、医疗服务获得、医疗服务价格、医疗服务质量等方面应当享有同等的权利和机会。

二、学科研究内容

(一)卫生事业的性质与定位

研究卫生事业在国家经济和社会发展中的作用和定位,卫生事业与其他行业的关系,确立卫生事业改革与发展的总体目标和基本原则,合理确定政府、市场和社会的责任边界和合作互动方式。

(二)健康的社会决定因素与干预措施

研究影响人群健康的社会决定因素,分析健康与社会、经济、人口、教育、环境等因素之间的关系,评价社会卫生状况,判断影响人群健康的关键问题。研究制定促进人群健康的干预策略、公共卫生项目及社会支持措施。

(三)卫生资源筹措与配置

研究人群卫生服务需求,合理规划卫生资源总量,使卫生资源投入与国民经济协调发展。研究卫生资源筹措的方式和机制,开展卫生资源的结构经济、规模经济、布局经济研究,制定有效配置卫生资源的机制和措施。

(四)医疗保障制度

研究健全以基本医疗保障为主体、其他多种形式补充保险和商业健康保险为补充的多层次医疗保障体系,优化基本医疗保险稳定可持续筹资和待遇水平调整机制,合理确定政府、社会和个人在卫生总费用中的分担比例,推进基本医疗保险的整合统一,提高待遇保障公平性,健全重特大疾病医疗保障机制,完善医保支付方式,激励优质高效卫生服务供给。

(五)卫生服务体系

研究卫生服务体系与组织的特点、结构、功能及其发展规律,构建体系完整、运行高效的卫生服务体系,创新医疗卫生服务供给模式,推进预防、治疗、康复、护理融合发展,完善服务网络、运行机制和激励机制,提高服务体系整体绩效,加强卫生服务组织的运营与管理研究,健全绩效考评机制,持续提升卫生服务质量和效率。

(六)卫生政策分析

针对健康领域关键政策问题,深入研究问题的实质、影响因素与产生机制,研制政策方案,对不同政策方案进行可行性、成本效果的比较分析,加强政策执行研究和效果评估的研究,为政策制定提供决策依据,推动卫生政策决策的科学化和民主化。

(七)卫生政策与项目的实施与管理

研究卫生和健康领域管理活动的特殊规律,针对卫生政策和卫生项目实施过程中的管理场景和管理实践,关注计划、组织、协调、控制等基本管理职能,研究制定提高卫生资源利用效率、调动人的积极性的措施与方案,提高卫生政策和卫生项目执行的成效。

三、学科研究方法

卫生政策与管理是由医学、社会学、经济学、管理学等多学科交叉而形成的,相关学科的研究方法在卫生政策与管理研究中均有应用。由于研究方法非常广泛,很难全面罗列。这里只从理论模型、资料收集方法和分析方法三个维度对常用的研究方法进行概述,重点关注这些方法的特点和适用场景。

(一)理论模型

理论模型是对抽象事物的特征及客观规律的主观反映,是观察和理解抽象事物特征及客观规律的工具,也是对客观事物或系统的简化。各个领域的学者都使用模型,模型能帮助我们加深对某些问题的系统理解,了解复杂系统的主要构成要素和相互关系。这里主要介绍在卫生政策与管理领域常用的成熟理论模型。

1."结构-过程-结果"模型

该模型由美国密歇根大学公共卫生学院教授阿维迪斯·多纳贝迪安(Avedis Donabedian)首次提出,从结构(structure)、过程(process)、结果(outcome)三个方面来评价医疗质量。结构指向患者提供医疗服务所需要的条件和基础,如设施和设备、专业人员、资金和信息平台、制度等。过程指向患者提供医疗服务所要求的程序和步骤,如行为的规范性、效率等。结果指获得的产出及其影响,如医疗服务的数量、对患者健康问题的解决程度等。尽管该模型最初用于医疗质量评价,但在卫生服务项目和政策绩效评价中也得到广泛应用。在"结构-过程-结果"模型基础上,还可进一步细化为"投入(input)-过程(process)-产出(output)-结果(outcome)-影响(impact)"5个环节,把结果进一步细化为产出、结果和影响。产出主要从供方角度测量所提供的服务或产品的数量和质量,结果主要指需方的受益程度,影响则是综合考虑产生的社会影响,如健康改善对经济社会的影响。

2. 卫生系统模型

2007年,WHO在2000年《世界卫生报告》的基础上,提出卫生系统由服务提供,人力资源,信息系统,医药产品、疫苗和技术,卫生筹资与卫生治理6个模块构成(图1-1)。通过扩大人群覆盖,提高卫生服务可及性,提高卫生服务的质量和安全,最终实现提高健康水平、增

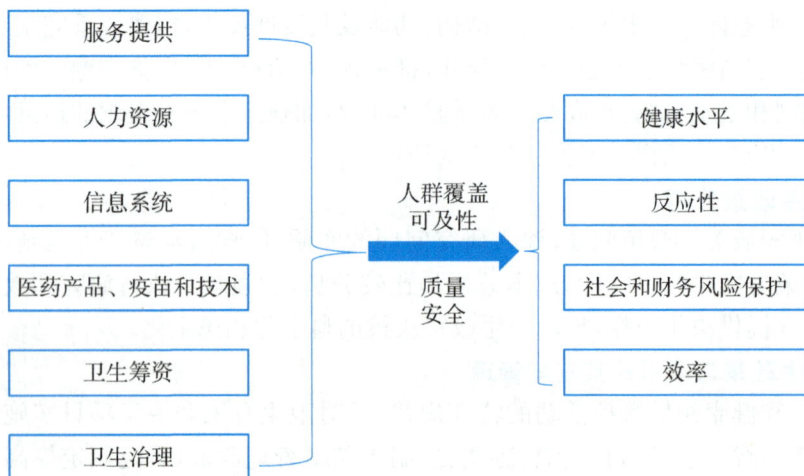

图 1 - 1　WHO 卫生系统模型

强反应性、社会和财务风险保护、提高效率的目标。

3. 卫生改革发展"控制柄"模型

世界银行和哈佛大学提出"控制柄"(control knobs)模型(图 1-2),即通过筹资、支付方式、组织、规制、行为 5 个主要控制卫生系统改革的阀门,影响卫生系统的中间绩效指标(效率、质量、可及性),实现系统的最终绩效目标(健康状况、患者满意度、财务风险保护)。

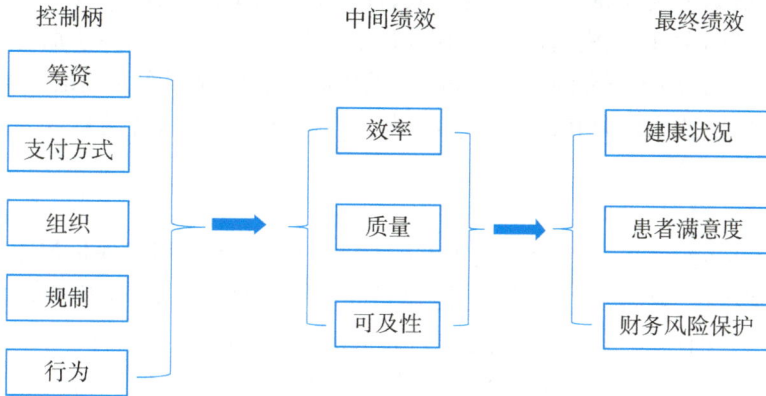

图 1-2　卫生改革发展"控制柄"模型

4. 卫生服务利用模型

Andersen 卫生服务利用模型是由美国芝加哥大学教授 Andersen 博士于 1968 年创建,旨在阐释家庭为什么利用卫生服务,界定和衡量卫生服务的公平可及性。自创立以来,该模型已经过多次更新,广泛应用于卫生服务研究和卫生体系评价中。模型包括 4 个主要部分:背景特征(contextual characteristics)、个体特征(individual characteristics)、健康行为(health behavior)和健康结果(outcomes)(图 1-3)。影响医疗服务利用行为的因素包括倾向特征(predisposing)、能力因素(enabling)、疾病本身的因素(illness variables)。倾向特征

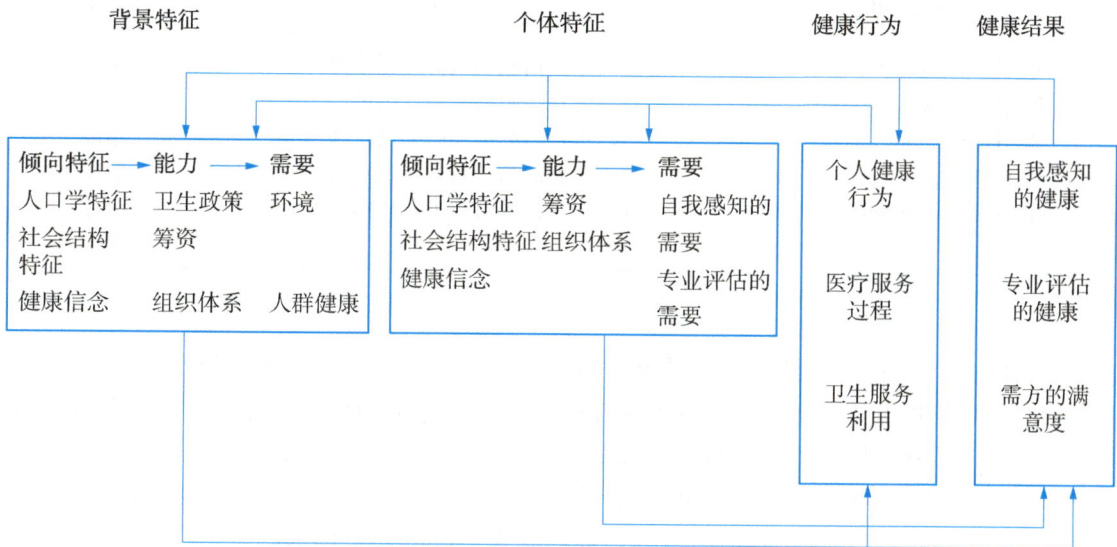

图 1-3　Andersen 卫生服务利用模型

包括人口学特征、社会结构特征和健康信念,能力因素包括个人的资源、空间距离等可及性因素,疾病本身的因素包括自我觉察的严重程度和经过专业人员评估的医疗服务需要等。模型界定了公平可及性和不公平可及性的概念,提出公平可及性由人口和需要决定,不公平可及性则是社会结构、健康信念和能力资源共同作用的结果。认为如果模型中的变量可变性高,那么卫生政策可根据高可变性相应调整;低可变性的因素反之。例如,人口学因素可变性低,而能力资源可变性高,其原因是个人、社区和国家政策能逐步改变个人能力资源水平。经过近 50 年的发展,该模型已成为国际上分析卫生服务利用与卫生服务可及性影响因素公认的理论模式。许多研究应用 Andersen 卫生服务利用模型作为理论框架,通过人群特征中的倾向性特征、能力资源和需要因素,分析卫生服务利用、患者满意度与健康结果差异的原因。

5. RE-AIM 模型

美国学者 Glasgow 于 1999 年构建了 RE-AIM 模型,主要用来评价健康促进干预对公共卫生产生的影响。模型从 5 个维度构建政策评估的框架,即可及性(reach)、有效性(effectiveness)、采纳性(adoption)、实施性(implementation)、可持续性(maintenance),并从个体水平和组织水平两个层面,围绕评估的核心问题进行综合性分析(表 1-1)。该模型具有以下特点:①系统性,可用于系统评价干预措施的总体成效,以及干预过程中所涉及的各个不同方面的影响。②实用性,通过固化分析维度,使得现实环境中干预方案涉及的关键步骤得以简化,弥合了研究与实践之间的差距。③可操作性,帮助项目规划人员、评估人员和决策者最大限度地提高他们成功开展循证干预的机会。因此,该模型一经出现就得到广泛的认可和应用,涵盖了癌症生存者研究、慢性病自我管理、身体运动和健康饮食、控烟干预、健康政策、健康行为等各个领域,特别是在计划、评估和选择健康政策等方面的应用受到高度重视并发挥出重要作用。

表 1-1 RE-AIM 模型评估框架

评估维度	含义	评估水平
可及性(reach,R)	政策干预措施的人群覆盖情况	个体
有效性(effectiveness,E)	政策干预措施的影响或结果	个体
采纳性(adoption,A)	组织机构对政策实施的支持和参与	组织
实施性(implementation,I)	政策措施的执行及其与目标的一致性	组织
可持续性(maintenance,M)	政策干预措施对政策目标的长期影响	个体 组织

6. 实施性研究综合框架

实施性研究是一个专注于如何系统性地促进已证实的临床治疗和实践方法、健康干预措施、组织和管理方式在常规工作中运用的科学研究领域,其目的在于提升健康服务的质量和有效性。实施性研究综合框架(consolidated framework for implementation research,CFIR)是迄今为止得到最广泛应用的实施科学框架之一。根据最新修订结果,实施性研究综合框架将影响干预措施实施的因素分为创新因素、外部因素、内部因素、个体因素和实施过程 5 个类别(表 1-2)。

表1-2 实施性研究综合框架

类别	要素	定义
创新因素	创新来源	开发或明显支持实施创新的团体是有信誉的、可信的、可信赖的
	创新证据基础	创新有可靠的证据支持其有效性
	创新相对优势	创新相对其他可用的创新或现行做法的优势
	创新适应性	创新可以通过修改、定制或完善适应当地环境或需求
	创新可适用性	创新可以在小范围内进行试点并取消
	创新复杂性	可反映在创新的范围或连接和步骤的性质和数量上
	创新设计	创新经过良好的设计和包装，包括如何收集、整合和展示
	创新成本	创新购买和运营成本
外部因素	重要事件	扰乱创新实施或推动的大规模或意外事件
	当地态度	外部环境中鼓励和支持创新实施或推动的社会文化价值观和信念
	当地条件	外部环境中能够支持创新实施或推动的经济、环境、政治或技术条件
	协作关系和联系	组织内部与组织外部的协作程度，包括推荐网络、学术附属机构和专业局部网络
	政策和法律	支持创新实施或推动的法律、规章、专家意见和建议或认证标准
	金融资助	可用于实施或推动创新的外部实体的金融策略
	外部压力	驱动创新的实施或推动的外部压力
内部因素	结构特征	支持内部因素作用效果的基础结构组件
	协作	存在组织内和跨组织的高质量的正式和非正式的协作、网络和团队
	沟通	存在组织内和跨组织的高质量的正式和非正式的信息共享
	文化	在组织中有共同的价值观、信仰和规范
	变革的迫切性	认为当前形势不能容忍或需要改变
	兼容性	创新符合现有的工作流程、系统和过程
	相对优先权	与其他举措相比，实施和推动创新更加重要
	激励制度	支持创新实施和推动的有形或无形的激励、奖励、抑制、惩罚
	目标一致	实施和推动创新符合组织中的总体承诺、目的或目标
	可用资源	可用于实施和推动创新的资源
	知识和信息的可及性	可获得实施和推动创新的指导或培训
个体因素	高层领导	具有较高权威的个人，包括主要决策者、行政领导或董事
	中层领导	具有中等权力水平的个人，包括高级领导和监督领导
	意见领袖	对他人态度和行为有非正式影响的个人
	实施促进者	协助、指导或支持实施的具有相关专业知识的个人
	实施领导	领导努力实施创新的个人
	实施团队成员	共同促进实施并实现创新的个人，理想情况下包括创新推动者和接受者
	其他实施支持者	支持实施领导或实施团队成员实施创新的个人
	创新推动者	直接或间接推动创新成果的个人
	创新接受者	直接或间接接受创新的个人
	需要	存在可通过实施或推动创新来解决的有关生存、幸福或个人实现方面的需求
	能力	具有满足角色需要的社交能力、知识和技能
	机会	具有满足角色需要的可用性、范围和权力
	动机	履行角色任务的想法

（续表）

类别	要素	定义
实施过程	团队合作	存在为实施创新在相互依赖的任务上的协调和协作
	需求评估	收集有关事物优先级、偏好和人员需求的信息
	环境评估	收集信息以识别和评估实施和推动创新的障碍和促进因素
	规划	确定角色和职责，概述具体的步骤和里程碑，并预先确定实施成功的目标和措施
	调整策略	选择并调整实施执行策略，以解决障碍，利用促进因素，并适应环境
	动员	吸引和鼓励人员参与实施或创新
	执行	在小步骤、测试或变更周期中实施，以试验和累积优化创新的推动
	反思与评价	收集和讨论有关实施或创新的定量和定性信息
	适应	修改创新或内部因素，以便实施策略能更好地被整合到实施过程中

（二）资料收集方法

无论是开展理论研究还是实证研究都需要一定的研究资料，研究资料的质量和充分程度对研究结果具有重要的影响。资料收集方法包括文献法、观察法、访谈与咨询法、实验法等。

1. 文献法

科学研究具有连续性和继承性，文献是开展科学研究的基本资料。卫生政策与管理研究中使用的文献包括学术文献和政策文献两种类型。学术文献包括论文、专著、会议资料、研究报告等，在研究中需要根据研究的主题利用文献数据库检索获得。政策文献包括各级政府发布的政策及信息资源，通过政府机构网站、政策数据库等途径获得，部分政策文献可以通过申请政府信息公开获得。

2. 观察法

根据研究的需要，对研究对象的某些属性和特征进行观察和记录。观察法不施加人为干预措施，只观察和记录研究对象的真实状态和自然变化情况。在卫生政策与管理研究中常用的观察方法有现场调查、量表测量、参与式观察。调查分为普查和抽样调查，根据调查的连续性可以分为横断面调查和纵向调查，随着大数据时代信息系统的广泛应用，通过政府部门、卫生机构等信息系统提取数据使调查的样本更大，更易于实施。量表测量是应用通过信度和效度检验的量表测量研究对象的某一特征，如生命质量量表等。参与式观察是研究人员作为一名观察者的具体身份，参加到被研究的社会群体或单位之中，在参加研究对象的社会活动的同时完成观察和记录。

3. 访谈与咨询法

在卫生政策与管理研究中常常需要了解利益相关者的观念、立场和动机，发挥人的主观经验优势，通常需要通过访谈的形式实施。常用的访谈法有头脑风暴、专家咨询法、关键知情人访谈、焦点组访谈等形式。访谈法关注的是解释和主观理解的问题，而不是频率或数量的问题，可以"触及其他方法无法触及的部分"，让研究者的视线进入一个组织的"黑匣子"的内部，观察到定量调查无法发现的事情。

4. 实验法

与观察法不同，实验法对研究对象施加人为干预，观察和测量研究对象在施加干预后的变化情况。在卫生政策与管理研究中,实验法包括政策实验和计算机模拟。与医学研究中的实验(试验)不同,政策实验通常难以做到随机化分组,因而社区干预实验和类实验比较常见。计算机模拟为开展政策模拟实验提供了便利,通过调整政策参数达到获得实验数据的目的,如蒙特卡罗模拟(Monte Carlo simulation)随机事件的发生可以用于患者结构和医疗服务流程的优化的研究,马尔科夫模型(Markov model)可以模拟疾病干预措施的长期效果,用于卫生政策和卫生干预项目的经济学评价。

(三) 分析方法

1. 文献资料分析方法

对文献资料的分析主要采取综述的形式进行总结归纳。综述包括叙述性文献综述和系统综述。叙述性综述是根据特定的目的或兴趣,围绕某一主题收集相关的文献,对文献的研究目的、方法、结果、结论和观点等进行分析和评价,并结合自己的观点和经验进行阐述和评论,最终总结成文;系统综述则根据某一具体的研究问题,采用系统、明确的方法收集,选择和评估相关的原始研究,筛选出合格的原始研究并从中提取和分析数据。对定量的研究还可以进行 Meta 分析,其目的是提供一个关于研究问题综合、可靠的结论。

近年来,文本分析在政策文献的研究中越来越多地被应用。政策文本数据的结构化程度高,其形式特征包括发文主体、发文时间、文件标题、文件主题词、文件参照关系等。通过对上述特征的分析,研究者可以挖掘丰富的政策与管理规律。如特定时期内政府在特定领域内的发文数量直接反映了政府对该领域的关注度,研究者可以利用政策文献的颁布数量和颁布时间来测量特定时期内政府政策注意力的分配。再如,类似于科技论文中的关键词,主题词是揭示政策文本主要内容的规范化词组,研究者可以利用不同时期政策主题词的差异来反映政策变迁。对政策文本内容特征的分析,可以通过对编码结果的统计分析挖掘文本的语义特征,如近年来越来越多的研究通过政策文本的定量分析,研究政策工具及其组合特征和规律。

2. 访谈资料分析方法

访谈法获得的文本资料多由自然语言构成,分析方法主要运用分析归纳法和扎根理论。扎根理论研究开始于一个宽泛的关注领域,而不是一个假设,随着研究的进展逐步识别数据中浮现的概念及其概念在理论上的联系。在这一过程中,通常也会随着研究的进展而修改研究问题。扎根理论的核心是连续比较法和理论抽样,主要过程包括主题编码、连续比较和异常案例分析等。一些质性数据分析软件,如 NVivo、ATLAS. ti、QDA Miner 和 MAXQDA 是访谈资料分析的强有力的工具。

3. 因素分析方法

在卫生政策和管理研究中经常需要分析与研究问题相关的因素,通常需要利用统计描述和统计推断方法。通过统计描述初步发现样本间某些特征的差异,再利用统计推断确定差异的性质,以及导致差异的相关因素。因素分析的方法包括 t 检验、方差分析、卡方检验等一般统计方法,还包括多变量回归分析、结构方程等高级统计方法。回归分析是研究相关因素的经典方法,根据数据资料的类型,在卫生政策与管理研究中经常使用的有多元线性回归和 Logit、Probit 等概率回归技术。结构方程模型(structural equation model,SEM),是在已有理论基础上,用与之相应的线性方程系统表示该理论的一种统计分析方法。结构方程模型采用多个可观测变量去反映难以直接准确测量的隐变量,同时估计变量间潜在的结构关系,可得到一个既能综合各隐变量又能很好地代表系统中所有指标变量的综合指数。与传统回归方法相比,结构方程模型分为测量模型和结构模型,既能描述观测变量与隐变量之间的关系,又可以展现隐变量与隐变量之间的关系,进而分析因素之间的相互关系和作用路径。

4. 综合评价方法

在卫生政策与管理研究中,研究者经常需要对不同的方案或不同的研究对象做出综合评价,而评价内容又包括了多个维度和多个指标,这就需要构建评价指标体系,并利用合适的方法将众多指标的结果综合成一个评价结果。德尔菲法和层次分析法经常用于指标体系构建过程中。常用的综合评价方法有以下几种。①加权指数法,确定单个指标的权重和指标值,利用加权求和的方法得到综合评价结果。②秩和比(rank-sum ratio, RSR)法,将被评价对象的各项评价指标值按大小排秩,计算出各对象的秩次之和,再转换成无量纲统计量 RSR,进而得到综合评价结果。③TOPSIS(technique for order preference by similarity to ideal solution)法,是系统工程中有限方案多目标决策分析中常用的一种决策方法,它是针对归一化后的原始数据矩阵,找出有限方案中的最优方案和最劣方案,然后通过某一评价单元与最优方案和最劣方案之间的距离,求出该评价单元与最优方案的接近程度,并以此作为评价各评价单元优劣的依据。

5. 效应评估方法

在卫生政策和管理研究中,政策效应评估面临重重困难,传统的政策评估方法在因果推断方面存在明显不足,无法保证研究对象的随机分配,不可避免地存在"选择偏差",难以建立政策和某个结果之间的确定关系,容易出现将相关关系当成因果关系的错误。在政策效应评估和因果推断时,常用到以下 4 种计量方法。

1) 匹配法(matching)

匹配是一种非实验方法,针对没有采用或不方便采用实验方法区分实验组和控制组的数据,采用近似实验的一种方法。匹配方法假定,控制协变量之后,具有相同特征的个体对政策具有相同的反应。不可观测因素不影响个体是否接受政策干预的决策,选择仅仅发生在可观测变量上。因此,对每一个实验组个体而言,可以根据可观测特征为其选择一个控制组个体构成反事实。在实证分析中,根据选择控制组时匹配方法的不同,匹配法又可分为协变量匹配法(covariant matching, CVM)和倾向得分匹配法(propensity score matching, PSM)等。

2) 双重差分法(difference-in-difference, DID)

双重差分法适用于处理组和控制组在政策执行前后的数据均可得的情况,其基本原理是在政策执行前为处理组个体找到相同或相似的非处理组(控制组)个体,以这些非处理组个体在政策实施时点后的结果作为处理组个体在未进入处理组时的潜在结果参照,通过对比得到公共政策的处理效应。为了获得处理组个体的潜在结果,通常要基于可得的协变量,考察处理组和控制组个体之间是否具有共同趋势(common trend)。双重差分法已成为公共政策效果的计量评估中最重要、应用最广泛的方法。

3) 工具变量法(instrumental variables, IV)

工具变量法的基本思想是:假定研究者希望探索变量 W 对 Y 的因果关系,但存在混淆变量 U,U 直接影响自变量 W 和因变量 Y。因为 U 不可观测,所以无法控制,这时就寻找一

个工具变量 Z,该变量的特点在于与 W 相关,但不与 Y 直接相关(除非是通过 W),同时 Z 也不与混淆变量 U 相关。这样,可不直接考察 W 是否能影响 Y,转而考察 Z 对 Y 的影响,如果 Z 很明显影响了 Y,就可得出 W 影响了 Y 的结论。该方法比较适合于存在不完全依存性的随机实验环境,即政策干预的实验个体无法完全服从随机分配,还可用于自然实验的观察性研究、测量误差、存在内生性的非线性模型等其他情形。

4)断点回归法(regression discontinuity,RD)

断点回归法的基本原理是:如果政策在一个关于个人背景的连续变量上设定一个临界值,使得在临界值一侧的个体接受干预政策,而在临界值另一侧的个体不接受干预。个体在连续变量的取值落在紧邻临界值两侧可以看作是随机的,因此在临界值附近就构成了一个准实验。这个决定了是否接受干预的连续变量叫强制变量,由于强制变量是连续的,临界值两侧的个体应该是类似的、可比的,则这两侧的个体在产出上的差异就应该是政策干预造成的差异。卫生改革过程中,各种政策试点在全国各地开展,政策的确立、调整、变更、终止在不断发生,这种政策环境为开展断点回归研究提供了一个绝佳背景。

6. 模拟仿真方法

由于卫生系统十分复杂,涉及的内容和变量非常多,且政策的效应可能要经过很长的时间才能显现,观察性研究对政策效果很难做到全面评价。利用计算机进行系统模拟仿真并开展政策实验成为卫生政策与管理研究的重要方法。

系统模拟仿真是指建立一个系统的数字逻辑模型,并且对该模型在计算机上进行试验处理,通过对系统动态特性的观测,以研究系统行为的过程,常用的模拟仿真方法有以下几种。

1)离散事件仿真

离散事件系统是指受事件驱动、系统状态影响而呈现跳跃式变化的动态系统,其系统状态在不确定的离散时间点上发生变化。离散事件系统仿真就是对某个离散事件系统原型加以分析、抽象后,应用计算机及仿真软件,对构建的相应离散事件系统模型进行仿真模拟,对仿真结果进行分析,进而实现对系统分析、设计及评价的目的。离散事件仿真方法可对复杂的、动态的医护人员及患者的行为进行模拟,为医院管理者提供决策支持。

2)系统动力学模拟

系统动力学是功能、结构和逻辑等方法的结合,其处理问题的过程就是寻找最佳方式的过程,以完善系统功能为根本目的,探寻系统的较优结构。系统动力学模型注重系统内部因果关系,擅长处理周期性和长期性问题,如政策模拟、长期预测等。目前系统动力学方法已广泛应用于医疗卫生系统,如应用系统动力学模型推测卫生总费用、计算养老保险基金缺口、模拟卫生政策实施后的效果等。

3)微观模拟

微观模拟是 1957 年美国 Orcutt 教授提出的一种基于微观个体定量研究宏观经济政策效应的分析工具,以微观个体(个人、家庭等)作为描述和模拟的对象,以某项政策的具体内容或实施办法作为干预措施,模拟有关政策实施过程,通过定量计算政策实施后微观主体的行为结果来分析评价政策的宏观效应。微观模拟较多用于研究税收制度改革、养老保险制度改革和社会救助制度改革等对居民收入分配、社会公平和财政收支的影响,在医疗保险政策研究中也多有应用。

4）基于主体建模（agent-based modeling，ABM）

基于主体建模用于模拟自主主体（个体或集体实体）的行为和交互，以评估它们对整个系统的影响。基于主体建模结合了博弈论、复杂系统、涌现理论、计算社会学、多主体系统和进化规划的要素。在复杂的卫生系统中，主体会受到其他主体状态、属性、社会关系及环境变量的影响，故基于主体建模这种基于演化博弈论的复杂系统方法，比传统统计分析方法回答的研究问题更广泛，可为卫生政策效果模拟提供新的线索，因而逐渐被重视且广泛应用于政府对公众的健康治理及医疗卫生的政策干预之中。

第三节 | 研究进展与展望

一、研究进展

（一）国际研究进展

毕齐擎等人基于 2013—2017 年 ESI 高被引论文的施引文献，研究了国际卫生政策与管理学科的热点研究主题，发现卫生服务质量、卫生政策研究、卫生经济与评估、知识转化与实施科学是目前国际卫生管理学科最受关注的研究热点主题。卫生服务质量研究方面，重点关注于以患者为中心的医疗服务、患者共同参与医疗决策的效果评估。卫生政策研究方面，关注的焦点在美国卫生政策及其《平价医疗法案》实施成效评估。卫生经济与评估方面，关注的焦点在成本效益对卫生决策的影响、欧洲五维健康量表等。知识转化与实施科学方面，知识转化（knowledge translation）被提出并成为近些年的研究热点，其目标在于将文献中基于最佳临床证据的医学知识及时有效地转化为临床实践。与知识转化密切相关的一个高频关键词是"实施科学"（implementation science）。实施科学是研究者为解决循证干预方法在实践推广中面临的问题而提出的新兴交叉学科领域，其目的是促进循证干预方法快速、便捷、低成本地被一线实践者所掌握和采用，帮助公共卫生、临床方法及项目取得更好的效果，让目标人群受益的速度更快、范围更广。

戚淼杰等人利用 Web of Science 数据库中 2010—2016 年卫生政策和服务学科类别的英文文献，通过词频分析、中心性分析、聚类分析等发现，卫生政策的热点研究内容可分为 5 类：健康测量、健康影响因素、健康干预措施、医疗保障、卫生干预措施评价。健康测量方面，生命质量和健康有关的生命质量测量工具、信效度是其研究的主要内容。健康影响因素方面，受关注较多的是精神卫生、失能、抑郁症、精神分裂症等，表明精神性疾病是近年来卫生政策领域关注度较高的疾病。"肥胖""体力活动""危险因素"等高频词体现了对疾病特别是慢性非传染性疾病影响因素的关注。健康干预措施方面，预防和初级保健服务、管理决策、质量改进、满意度、患者安全及偏好、干预措施实施的策略及指南等内容是研究的热点。医疗保障研究重点关注医保覆盖、不平等、政策改革等问题。卫生干预措施评价主要关注成本、结局、生命质量、风险、影响、绩效等问题。

（二）国内研究进展

律琼馨、刘智勇分析了我国 1999—2018 年期间的研究文献，通过聚类分析发现卫生资源配置、公共卫生服务、医疗卫生服务体系建设、公立医院改革、基本药物制度、社区卫生服务、农村卫生、医院的管理与发展、医疗保障 9 个研究主题。

卫生资源配置方面,主要涉及卫生人力、卫生物力、卫生财力、卫生信息、卫生技术等的配置,其中卫生人力受关注度最高。学者基于基尼系数与泰尔指数对卫生资源配置的公平性进行了研究,基于数据包络分析对卫生资源配置的效率进行了分析与评价。

公共卫生服务方面,研究集中于基本公共卫生服务的居民满意度及影响因素分析,绩效考核与评价,现状、问题及对策研究;基本公共卫生服务项目的成本测算研究,资金管理及使用中存在的问题及对策分析,实施效果评价;政府购买公共卫生服务的理论研究;基本公共卫生服务均等化指标体系,国家基本公共卫生服务项目实施进展及公共卫生服务均等化存在问题及影响因素分析等。

医疗卫生服务体系建设方面,主要包括医疗卫生服务的整合机制研究、均等化研究、效率评价、现存问题与对策研究。农村医疗卫生服务体系完善、基层医疗卫生服务体系建设现状。分级诊疗、双向转诊、资源整合、远程医疗等问题也受到较大关注。

公立医院改革方面,主要包括公立医院公益性回归的路径研究、补偿机制探索、法人治理模式改革、医疗服务体系建设、县级医院改革实践、绩效管理、绩效考核、管理体制等。对公立医院公益性评价及其运行机制、县级公立医院改革模式、取消药品加成后公立医院的补偿机制进行了较多研究。

基本药物制度方面,主要包括国家基本药物制度实施对基层医疗卫生机构合理用药的影响,国家基本药物制度实施的现状、问题及对策研究,社区卫生服务机构医疗人员对基本药物制度的认知及满意度调查等。研究热点较多聚集在基本药物制度实施前后的效果分析,包括用药结构、服务质量、补偿机制等方面的对比分析。

社区卫生服务方面,主要包括社区卫生服务居民满意度影响因素分析、社区卫生服务机构医务人员满意度分析、社区健康管理服务现状及发展对策研究、医院与社区卫生服务机构双向转诊管理模式探讨、家庭医生签约对社区卫生服务利用的影响等。

农村卫生方面,主要涉及乡镇卫生院、新型农村合作医疗、乡村医生、卫生资源配置、人力资源配置、卫生适宜技术等相关研究。对我国乡镇卫生院的发展现状及其影响因素、新型农村合作医疗制度的可持续发展、新型农村合作医疗的满意度及影响因素进行了研究。

医院的管理与发展方面,主要包括医院财务管理与成本核算、医院感染管理、医院档案管理、医院绩效管理与评价、医院信息系统建设、医院护理管理、医院人力资源管理、医疗质量管理等。对新医改形势下公立医院加强成本核算与控制的思路、中国特色现代医院管理制度的问题与对策、新医改背景下医院绩效管理模式也进行了研究。

医疗保障方面,主要涉及城镇职工基本医保、城镇居民基本医保、新型农村合作医疗、城乡医疗救助、大病医疗保险等。研究内容包括医疗保障制度改革研究,各项医疗保障的现状、问题与对策研究,医疗费用影响因素分析,医疗保障的公平性研究及满意度研究。

二、研究展望

(一) 形势任务

1. 卫生事业发展取得重大成就但仍然面临严峻挑战

党的十八大以来,以习近平同志为核心的党中央坚持把人民健康放在优先发展的战略位置,确立了新时代卫生与健康工作方针,不断深化医药卫生体制改革,走出了一条中国特色卫生事业改革发展之路。重大疾病防治成效显著,重点人群健康服务不断完善,医药卫生体制改革深入推进,公立医院综合改革全面推开,医疗卫生服务体系不断完善,健康产业规模显著扩大。人民健康水平不断提高,主要健康指标居于中高收入国家前列。但我国仍面临多重疾病威胁并存、多种健康影响因素交织的复杂局面。新发、突发传染病风险持续存在,一些已经控制或消除的传染病面临再流行风险;慢性病发病率上升且呈年轻化趋势,患有常见精神障碍和心理行为问题的人数逐年增多,食品安全、环境卫生、职业健康等问题仍突出;人口老龄化进程加快,康复、护理等需求迅速增长;优生优育、婴幼儿照护服务供给亟待加强。需要加快完善国民健康政策,持续推进"健康中国"建设,不断满足人民群众日益增长的健康需求。

2. 卫生事业发展方式发生变化

我国社会的主要矛盾已经转化为人民日益增长的美好生活需要和不平衡不充分的发展之间的矛盾。卫生健康领域的主要问题是优质资源总量不足、结构不合理、分布不均衡、效率质量不高,既有总量性问题,又有结构性矛盾。卫生事业发展方式从"以治病为中心"转变为"以人民健康为中心",由高速发展向高质量发展转变,把健康融入所有政策,提高卫生健康服务供给质量,加快优质医疗卫生资源扩容和区域均衡布局,不断提升基本医疗卫生服务公平性和可及性,缩小城乡、区域、人群之间资源配置、服务能力和健康水平差异,成为今后一个时期卫生事业发展的主要目标。

3. 国家治理能力现代化要求加强卫生政策与管理的研究及政策转化

党的十八大以来,以习近平同志为核心的党中央紧紧围绕完善和发展中国特色社会主义制度、推进国家治理体系和治理能力现代化这个总目标全面深化改革。卫生健康治理能力现代化要求卫生健康法律法规体系更加完善,医药卫生体制改革持续深化,保障人民健康优先发展的制度体系和健康影响评价评估制度逐步建立,卫生健康治理能力和治理水平进一步提升,客观上要求加强卫生政策与管理基本规律、发展路径、具体措施方案的研究,形成与国际接轨并具有中国特色的卫生政策与管理的理论体系和实践应用成果,为政策决策提供科学依据,助力卫生健康治理体系和治理能力现代化进程。

(二) 重点方向

1. 重大疾病防控政策与效果评估

深入研究心脑血管疾病、癌症、慢性呼吸系统疾病、糖尿病等重大疾病的危险因素,建立监测评估体系,制订干预方案,研究建立"预防保健、临床诊疗、健康管理"一体化和闭环管理的重大疾病防治新模式,研究完善慢性病健康管理制度和管理体系的方案措施,推动防、治、康、管整体融合发展。

2. 重大突发公共卫生事件应急管理

研究完善传染病疫情和突发公共卫生事件监测系统,改进不明原因疾病和异常健康事件监测机制,建立完善新发未知传染病多点触发预警机制,强化公共卫生信息系统与医疗机构信息系统对接协同。研究构建应急响应和处置机制,实现监测预警、发现报告、风险评估、信息发布、应急处置和医疗救治等环节职责清晰、无缝对接,研究构建分层分类、高效实用的应急预案体系。

3. 应对老龄化社会的卫生政策

通过研究精准识别老龄人口健康需求,制订有效的老年健康教育与健康促进方案,建立完善身心健康并重的预防保健服务体系,以连续性服务为重点,研究提升老年医疗服务水平政策方案,健全居家、社区、机构相协调的失能老年人照护服务体系和保障制度,研究推进医养融合发展的政策措施。

4. 构建优质高效医疗卫生服务体系的政策与机制研究

以优质高效为目标,研究构建为人民群众提供全方位、全周期、整合型健康服务体系的路径、措施,深化基于"三医"联动的医疗卫生服务相关供给侧结构性改革,制定并实施系统的配套政策措施。研究不同层级、不同类别、不同举办主体的医疗卫生机构之间目标明确、权责清晰的分工协作机制,不断完善服务网络、运行机制和激励机制。以建立健全现代医院管理制度为目标,强化体系创新、技术创新、模式创新、管理创新,研究构建公立医院高质量发展的政策体系。

5. 完善医疗保障制度的政策研究

研究健全以基本医疗保障为主体、其他多种形式补充保险和商业健康保险为补充的多层次医疗保障体系,研究建立缴费与经济社会发展水平和居民人均可支配收入挂钩的机制,优化个人缴费和政府补助结构,建立待遇水平调整机制、医疗服务价格动态调整机制、药品耗材集中采购机制,对按疾病诊断相关分组付费、按服务绩效付费,总额预算管理下的复合式付费方式开展政策效果评估,进一步优化支付方式改革。研究构建长期护理保险制度政策框架,协同促进长期照护服务体系建设。

6. 发展健康产业的政策研究

研究优化支持社会力量举办非营利性医疗机构的政策环境,制定促进健康服务新业态发展的政策措施,研究完善政、产、学、研、用协同创新体系,推动医药创新和转型升级。

7. 数据驱动的卫生与健康政策研究

运用数字技术实现慢性病卫生健康数据的采集、融合、特征提取,有针对性地建立卫生服务动态监测路径,全方位评估典型的多病共防、多病共检、多病共管的卫生服务供给方式和效果,以卫生服务降本增效和精准防控为导向,系统性构建慢性病管理优化政策干预模式与策略组合。利用健康医疗大数据,实现对医药服务过程、患者疾病进展和转归,以及健康相关生命质量的微观测量,利用健康获益微观测量指标评估其健康获益与支付效率,提出价值医疗导向下的支付体系优化方案。探索利用区块链技术建立覆盖药品供应链全程、多元主体共同参与的药品安全信息实时共享平台。应用大数据分析方法,开发数据治理、信号发现、验证和处置策略,构建药品安全风险主动预警机制。

练习题

简答题

1. 简述卫生政策与管理学科的内涵和基本任务。
2. 卫生政策与管理学科的主要研究内容有哪些?
3. 常用的政策效应评估的方法有哪些?

(段光锋)

第二章
我国卫生管理学进展

学习目标

（1）知识目标：总结卫生管理的概念、卫生管理的主体和客体、新时代卫生与健康工作方针的基本内容，描述我国卫生工作方针的发展、卫生管理研究进展。

（2）能力目标：灵活运用卫生管理的内容与方式，能够与卫生管理的基本理论联系。

（3）素质目标：总结卫生管理的概念、卫生工作方针、卫生管理的内容与方式，描述卫生管理基本理论和研究进展的基础上，树立卫生管理发展的专业认同与社会责任感。

思政知识

1. 任务单元
了解卫生管理的概念。

2. 思政元素
专业认同、社会责任。

3. 思政素材
中共中央政治局 2016 年 8 月 26 日召开会议，审议通过《"健康中国 2030"规划纲要》。会议强调，《"健康中国 2030"规划纲要》是今后 15 年推进健康中国建设的行动纲领。要坚持以人民为中心的发展思想，牢固树立和贯彻落实创新、协调、绿色、开放、共享的新发展理念，坚持正确的卫生与健康工作方针，坚持健康优先、改革创新、科学发展、公平公正的原则，以提高人民健康水平为核心，从广泛的健康影响因素入手，以普及健康生活、优化健康服务、完善健康保障、建设健康环境、发展健康产业为重点，把健康融入所有政策，全方位、全周期保障人民健康，大幅提高健康水平，显著改善健康公平。

专业术语

（1）卫生管理：health management

（2）卫生工作方针：guideline for health care

（3）管理原理：principle of management

（4）管理职能：management functions

章前案例

推进"健康中国"建设。人民健康是民族昌盛和国家强盛的重要标志。把保障人民健康放在优先发展的战略位置,完善人民健康促进政策。优化人口发展战略,建立生育支持政策体系,降低生育、养育、教育成本。实施积极应对人口老龄化国家战略,发展养老事业和养老产业,优化孤寡老人服务,推动实现全体老年人享有基本养老服务。深化医药卫生体制改革,促进医保、医疗、医药协同发展和治理。促进优质医疗资源扩容和区域均衡布局,坚持预防为主,加强重大慢性病健康管理,提高基层防病治病和健康管理能力。深化以公益性为导向的公立医院改革,规范民营医院发展。发展壮大医疗卫生队伍,把工作重点放在农村和社区。重视心理健康和精神卫生。促进中医药传承创新发展。创新医防协同、医防融合机制,健全公共卫生体系,提高重大疫情早发现能力,加强重大疫情防控救治体系和应急能力建设,有效遏制重大传染性疾病传播。深入开展"健康中国"行动和爱国卫生运动,倡导文明健康生活方式。

案例来源:《高举中国特色社会主义伟大旗帜　为全面建设社会主义现代化国家而团结奋斗——在中国共产党第二十次全国代表大会上的报告》

思考:根据以上内容,请总结归纳一下,我国是通过哪些手段保障并促进人民健康的? 政府在卫生管理中起到了什么样的作用?

第一节 ｜ 卫生系统与卫生管理

一、卫生系统

(一) 卫生系统的定义

卫生系统(health system)是在一定的法律和规章制度所规定的范围内,提供以促进、恢复、维护健康为基本目标的活动总体。WHO认为,卫生系统是全部以促进健康为主要目的的组织、机构和资源的总和。卫生系统由公共卫生服务体系、医疗服务体系、医疗保障体系、卫生监督执法体系等共同组成。

(二) 卫生系统的职能

根据《2000年世界卫生报告》,卫生系统的职能主要可划分为以下4种:监督管理(stewardship)、筹资(financing)、服务提供(provision)和资源筹措(resource generation)。

1. 监督管理

卫生系统的监督管理职能主要包括制定公正的运行规则及确定整个卫生系统的战略方向,其中最主要的挑战就是要强化卫生行政部门对卫生系统提供政策指导方向的能力。当前很多卫生改革都在寻求改变政府的职能,将其从提供卫生服务转向引导卫生系统改善工作绩效。

2. 筹资

筹资是指卫生领域中资金的筹集、分配和使用,适当的筹资方式可以促进卫生系统的持续发展。筹资渠道包括个人付费、商业保险、强制性社会保险、普通税收、社会捐款等。

3. 服务提供

卫生系统的一个重要功能就是提供高质量的个人卫生服务及公共卫生服务。其中包含许多投入要素的组合，如人力资源、药品和设备，它们的产出就是卫生服务。个人卫生服务是针对个人的预防、诊断、治疗和康复等，公共卫生服务是针对群体的健康教育、环境卫生等。

4. 资源筹措

卫生系统不仅指卫生管理部门、筹资部门和卫生服务提供部门，还涉及卫生服务投入部门，特别是与人力资源、仪器设备和知识等高度相关的院校、研究所、研发中心等机构。在这些方面，卫生决策的核心问题就是如何保证供给与卫生系统需求之间的平衡。

二、卫生管理

（一）卫生管理的定义

卫生管理（health management）是政府以防治疾病、保障和促进人民健康为目的，通过合理配置卫生资源，将最佳卫生服务提供给全体居民，对卫生组织体系、系统活动和社会措施进行计划、组织和控制的过程。卫生管理的最终目的是最大限度地保持和促进人民的健康，主要目标是最大限度地发挥卫生资源的作用，建立和保持整个卫生系统的高质量和高效率，保持社会各阶层在卫生筹资和健康状况上的公平性。

（二）卫生管理的主体

卫生管理的主体主要包括两大类。第一类主体主要是政府、政府卫生行政部门及政府其他相关部门；第二类主体主要是社会其他管理者，如行业协会、学会等社会团体。

1. 政府发挥主导作用

政府通过制定、实施卫生规划和卫生政策法规，运用财政、价格、税收和收费等经济方式对卫生组织及其活动进行调节与控制。政府的卫生行政部门及相关部门（如发展和改革部门、人力资源和社会保障部门、食品药品监督管理部门等）负责具体事务的管理。

2. 社会其他管理者作为有效补充

随着我国社会主义市场经济的发展与不断完善，社会资本不断进入卫生服务领域，通过市场竞争机制的引入来降低服务成本和提高卫生服务质量，在优化卫生资源配置、提高卫生服务效率、提供差异化的卫生服务等方面发挥着越来越大的作用，成为政府卫生服务体系的有效补充。

（三）卫生管理的客体

卫生管理的客体是卫生管理的主体为实现管理目标而采取的管理行为所作用的对象，主要包括卫生组织体系、卫生系统活动和社会卫生措施三类。

1. 卫生组织体系

卫生组织体系包括卫生机构及相关机构、卫生人员及相关人员：①卫生机构及相关机构主要指各级各类卫生服务的提供机构、卫生行政机构、医疗保险管理经办机构、药品和卫生材料的生产和经营机构、医学教育和科研机构等。②卫生人员及相关人员主要包括提供卫生服务的各级各类卫生技术人员、卫生行政人员、医疗保险机构的经办人员、接受卫生服务的各类人员等。

2. 卫生系统活动

卫生系统活动是卫生组织为实现其职能而开展的各项活动，其核心是各类卫生组织向居民提供及时、有效、方便、可及的医疗卫生服务。卫生系统活动主要包括医疗服务管理、公共卫生服务管理、基层卫生服务管理、医疗保障制度和基本药物制度等。

3. 社会卫生措施

卫生服务体系是一套复杂的社会系统,所采用的社会卫生措施是保证卫生系统活动有效运行的基本管理手段。政府和社会需要抓住卫生服务及相关要素的关键环节实施管理,通过卫生筹资、卫生支付、卫生组织、卫生规制、卫生行为这五个方面来调控卫生系统,使卫生系统绩效最大化。

第二节 ｜ 卫生管理内容与方式

一、卫生管理主要内容

(一) 卫生规划

卫生规划是制定卫生组织或系统进行某项卫生活动的目标及全局战略,开发全面的分层计划体系的活动,既涉及具体的卫生目标,又涉及达到卫生目标的方法,是关于时限较长的卫生发展战略方向、长远目标、主要步骤和重大措施(策略)的设想蓝图。卫生规划的意义在于明确发展方向,为控制活动提供标杆,从而统一思想,统筹配置卫生资源,协调各类卫生活动。因此,制定适宜的卫生规划及促进其科学实施是卫生管理的重要内容。

(二) 卫生组织

卫生组织是以促进、恢复和维护人群健康为基本目的的机构,也是贯彻实施卫生政策的组织保证。各种卫生组织都是以保障居民的健康作为组织目标,但不同层级、不同类型的卫生组织具体目标将会存在差异。卫生组织体系主要包括卫生行政组织体系、卫生服务体系和社会卫生组织体系三部分。通过对组织管理理论、组织绩效、组织文化及组织结构的设计和组织变革的介绍,更加明确卫生组织的特征,了解卫生组织机构的内容,从而对卫生服务体系,如医疗机构、预防保健机构等组织管理更有针对性。

(三) 卫生资源

卫生资源是在一定社会经济条件下国家、集体和个人对卫生保健综合投入的客观反映,即投入卫生服务领域中的人力、物力和财力的统称。卫生资源管理主要包括卫生人力资源管理、卫生信息管理、药品管理及医学教育与科技管理等内容。

1. 卫生人力资源管理

卫生人力资源是指在各类卫生机构中从事和提供卫生服务和与之相关服务的一切人员,是卫生服务的基础。卫生人力资源管理是指对卫生人力资源进行规划、培训与使用的管理过程,主要通过开展人力规划、建立制度规范等调控政策,使卫生人力的数量、质量、结构和分布能够满足居民卫生服务需求。

2. 卫生信息管理

卫生信息管理是应用信息管理的理论与方法,是对卫生领域信息活动的各种相关因素进行科学计划、组织、控制和协调的过程。在信息社会,卫生信息是重要的卫生资源,在卫生服务中发挥着越来越大的作用。卫生信息管理以实现卫生信息资源合理开发与有效利用为目标,构成了卫生管理的重要组成部分,涉及卫生信息系统、卫生信息标准和卫生信息安全的理论与方法。

3. 药品管理

药品是卫生服务的基本资源,政府制定相关法律法规和政策,建立药品供应保障体系,实施监督管理,以保证药品的安全有效,保证居民对基本药物的可及性,保证药品资源的优化配置和药品市场的规范有序。药品管理的内容包括国家药物政策和基本药物制度、药品监督管理、药事部门管理和合理用药等。

4. 医学教育与科技管理

科学技术是第一生产力,医学教育与科研承担着人才培养和科技创新的功能。加强医学教育与科技管理,提高卫生人力资源的质量和卫生服务科技水平,是保持卫生事业可持续发展的基础。

二、卫生管理方式

卫生管理的方式主要有法律方式、行政方式、经济方式和项目管理方式。

(一) 法律方式

法律方式是指政府通过法律、法规来调整各社会主体之间的关系,具有约束性、强制性和稳定性。通过各种法律、法规使卫生事业沿着法治化的轨道稳定运行,可减少执政理念变革对卫生事业发展造成的影响。

(二) 行政方式

政府及其行政部门主要通过政策和行政命令来规范各社会主体的行为,规范卫生机构的行为,使之提供符合人民群众所需要的服务。制定国家卫生发展的中长期规划、医疗机构设置规划、区域卫生规划及日常卫生政策等,都是常见的卫生管理行政方式。

(三) 经济方式

经济方式是指利用经济机制对卫生机构的运行进行调节和控制的方式,具有间接性、灵活性、灵敏性和自觉性的特点。经济方式包括财政手段、价格手段、税收和收费手段等。随着我国社会主义市场经济体制的发展和不断完善,政府对卫生机构管理的经济方式趋向于多样化、科学化和合理化,更加注重成本-效果、成本-效益评价。

(四) 项目管理方式

项目管理是卫生管理的一项重要手段。项目管理的主要步骤包括事先明确目标、资源投入、确定项目主体和负责人、明确项目起止时间,按照计划开展实施、评估等工作。项目管理方式的优点在于能够及时总结经验和教训,避免在工作中走弯路。其缺点主要是具有一定的不稳定性,即项目结束后,在缺乏资金支持的情况下难以实现项目的可持续发展。

三、卫生管理相关学科

卫生管理与许多学科有着紧密的联系,其中与管理学、社会医学、卫生经济学、卫生法学、卫生统计学、流行病学等学科的联系尤为密切。

(一) 管理学

管理学(management science)是系统性研究管理活动的基本规律和一般方法的学科,致力于研究在现有的条件下,如何通过合理地组织和配置人、财、物等因素来提高生产力的水平。卫生管理是管理知识与技能在卫生领域中的具体应用。系统掌握管理学的基本原理、基本职能和方法,再结合中国卫生国情,有利于理解卫生管理的基本规律。

（二）社会医学

社会医学（social medicine）是从社会学角度研究医学问题的一门学科，它研究社会因素对个体和群体健康、疾病的作用及其规律，制定各种社会措施，保护和增进人们的身心健康和社会活动能力，提高生活质量。社会医学与卫生管理的关系非常密切，它们都根据人群的健康需求来合理配置和利用卫生资源，组织卫生服务，从而促进卫生领域的发展，保障社会效益优先并兼顾经济效益。

（三）卫生经济学

卫生经济学（health economics）是多种经济学科在卫生领域中的应用，主要研究卫生服务、人群健康与社会经济发展之间的关系，卫生领域内的经济关系，以及卫生资源的配置和使用。卫生管理的最终目的是使有限的卫生资源满足人群日益增长的健康需求，运用卫生经济学的原理与方法研究如何以最小的资源投入产生最大的效益。卫生政策研究、卫生组织、卫生规划与计划评价、卫生保健制度及卫生人力资源管理等内容都涉及卫生经济学的理论和方法。

（四）卫生法学

卫生法学（health law）主要研究卫生相关法律法规、各种卫生法的现象与规律、与卫生法相关的社会问题。法制管理是卫生管理的手段之一，卫生法律法规是卫生管理工作的活动准则，是实施卫生管理工作的具体依据。卫生立法、卫生执法、卫生执法监督，是卫生法制管理的主要过程。卫生管理者要了解卫生法律法规，自觉运用法律的手段，为卫生管理服务。

（五）卫生统计学

卫生统计学（health statistics）是应用统计学的原理与方法研究居民健康状况及卫生服务领域中数据的收集、整理和分析的一门科学。卫生管理中的许多问题或现象是通过数据表现的，需要经过统计学的合理处理与分析，从而获得其中有效的信息或结论。因此，卫生统计学的专业知识和相关技术是进行卫生管理研究的基础。

（六）流行病学

流行病学（epidemiology）是研究特定人群中疾病、健康状况的分布及其决定因素，并研究防治疾病及促进健康的策略和措施的科学。卫生管理经常运用流行病学方法评价、分析卫生领域中某些问题和现象，从而制订相应的对策与建议。

第三节 ｜ 卫生管理基本理论与研究进展

一、管理理论基础

（一）管理的概念

管理（management）通常被定义为在特定环境下，管理者通过计划、组织、协调、控制、激励和领导等职能，对组织中的人、财、物、信息、时间等资源进行有效的协调与整合，以期更好地实现组织目标的过程。管理作为一种有目的的活动，必须为有效实现组织目标服务，使整个组织活动更加富有成效，这也是管理活动的根本目的。管理活动是在一定的环境中进行的，环境既给管理创造了一定的条件和机会，同时也对管理形成一定的约束和威胁，有效的管理必须充分考虑组织内外的特定条件。

(二) 管理原理

管理原理(principle of management)是对管理工作的实质内容进行科学分析总结而升华形成的基本原理,是对各种管理制度和管理方法的高度综合与概括,具有客观性、概括性、稳定性和系统性等特征。管理的原理体系是由各种管理活动行之有效的原理构成的有机结合的整体,主要由系统原理、人本原理、效益原理和动态原理构成。

1. 系统原理

系统原理(system principle)是根据美籍奥地利生物学家贝塔朗菲(V. L. Bertalanffy)于20世纪40年代创立的普遍系统论发展起来的。其基本含义为:管理应从组织整体的系统性出发,按照系统特征的要求从整体上把握系统运行的规律,对管理各方面的前提做系统的分析,进行系统的优化,并依据组织活动的效果和社会环境的变化,及时调整和控制组织系统的运行,最终实现组织目标。管理系统原理的要点包括整体性管理、动态性管理、开放性管理、环境适应性管理、综合性管理五个观点,是管理系统原理内涵的充分体现,也是把握和利用管理系统原理的关键。

2. 人本原理

人本原理(anthropic principle)就是以人为中心的管理思想,强调人在管理的核心地位和作用。管理是人类有目的的活动,因此在管理活动中,最重要的、对管理效果起决定作用的因素是人。人本原理要求管理者在一切管理活动中要重视处理人与人的关系,充分调动人的主动性和创造性,使管理对象明确组织的整体目标、担负的责任,自觉主动地为实现整体目标而努力工作。

3. 效益原理

效益原理(benefit principle)要求各项管理活动要始终围绕系统的整体优化目标,不断地放大管理效能,提高管理效率,使投入的各种资源得以充分、合理、有效地利用,从而产生最佳的管理。效益是组织活动的综合体现,存在于现代社会有目的的管理活动中。影响组织效益的因素有很多,如科学技术水平、管理水平、资源消耗和占用的合理性等。管理是对效益不断的追求,管理者在进行管理活动中,必须树立正确的效益观念,把握正确的效益准则。

4. 动态原理

动态原理(dynamic principle)是指管理者需要明确管理的对象、目标是动态的,不断地运动、变化,不能一成不变地看待它们,要根据组织内部、外部情况的变化,注意及时调节,保持充分的弹性,有效地实现动态管理。由于管理的要素、过程及管理环境都具有复杂多变的特点,人们的认识往往不能百分之百地把握它们,而且人本身又是最复杂的变化因素,常常存在力所不及和顾此失彼的现象。所以,对制订的决策目标、战略都必须对事物的可能变动留有调节余地,保持一定的弹性,进行随时调节。只有经常、及时、准确地掌握反馈信息,才能不断调控管理过程,获得理想的管理效能。

(三) 管理基本职能

管理职能(management function)是管理者实施管理的功能或程序,即管理者在实施管理中所体现出的具体作用及实施程序或过程。五大管理基本职能是指:计划、组织、指挥、协调和控制,最早是由法国著名的管理学家亨利·法约尔(Henri Fayol)提出,并在其代表作

《工业管理和一般管理》一书中进行了比较明确的阐述。随着管理实践和管理科学的发展，各学者从不同角度对管理的职能进行了不断研究和更新。目前普遍认同的管理职能主要包括计划职能、组织职能、协调职能、控制职能、激励职能和领导职能等。

1. 计划职能

计划职能是各种管理职能中的首要职能，管理的其他职能都是从计划职能中引申出来的，任何管理都始于计划。计划是指明确管理的总体目标及各分支目标，并围绕这些目标对未来活动的具体行动任务、路线、行为方式、行为规则等方案进行规划、选择、筹谋等活动。计划的基本要求是目标正确、指标可行、全面兼顾、重点突出、分工落实，计划要留有余地。没有计划，管理工作就无法进行；计划缺乏科学性、指导性和实践性，就无法达到管理目的。因此，制订切实可行的计划，对于保证管理过程的顺利进行、实现管理的目标具有重要意义。

2. 组织职能

组织职能是管理的主要职能之一，是为保证决策目标的有效实现而进行的管理活动。包括两方面含义：①为保证目标实现进行的组织结构设计，即组织结构和表现形式。②组织实施，即把人、财、物、时间、信息等资源进行有效配置。管理活动主要依据组织结构、当前战略、环境、技术及组织所处的发展阶段等内容，建立结构和明确组织内部的相互关系，从而进行组织设计与实施。

3. 协调职能

在管理过程中，协调是带有综合性、整体性的一种功能，其目的在于保持整体平衡，使各个局部步调一致，以利于发挥整体优势，确保目标计划落实。所以协调是管理本质的体现。协调包括广义协调与狭义协调。广义协调不仅包括系统内部的协调，而且包括系统与外部的协调。狭义协调是指系统内部的协调，主要分为纵向协调与横向协调。管理过程的各个阶段、各个环节都要通过协调来有效发挥各自的功能。协调工作存在于管理的全过程。

4. 控制职能

控制职能与计划职能密切相关，是指管理人员为了保证实际工作与计划一致而进行的各种管理活动。控制职能包括了根据计划标准，检查和监督各部分、各环节的工作，预测工作结果与计划要求间是否存在偏差，发生偏差时要分析偏差产生的原因及偏差产生后对业务活动的影响程度。如有必要，还要针对原因制订并实施纠正偏差的措施，以确保计划活动的顺利进行和计划目标的有效实现。

5. 激励职能

激励是一种精神动力，起加强、激发和推动作用，可以指导和引导被管理人员的思想与行为。在管理中激励被视为重要方法，通过对某种思想行为的肯定，可以使这些思想和行为得到强化和推广，激发人们的自觉能动性，促进目标的实现。

6. 领导职能

领导职能是管理者按照管理目标和任务，运用管理权力，主导和影响被管理者，使之为了实现组织目标积极行动并富有成效地贡献力量的活动。部分学者认为领导职能中包含着激励功能，具体表现为领导为了提高下属完成组织目标的自觉程度和热情，主动为下属创造能力发展空间和职业发展生涯，影响下属的内在需求和动机，充分发挥下属的主观能动性，从而提高管理的效果。

二、卫生管理相关理论

(一)系统理论与卫生管理

系统理论指的是在卫生管理过程中,需要从整个卫生系统及各卫生单位之间相互联系、相互制约的关系中,去认识卫生系统各种问题的本质,并认识和掌握它们的特征和运动规律,以求得正确解决,从而提高管理水平。需要在充分认识卫生管理系统的特点,即其目的性、层次性和整体性的基础上,用系统理论的观点与方法分析和解决卫生管理中的问题。

1. 卫生管理的目的性

卫生管理作为一个目的系统,具有自己明确的目的性,通过现代科学管理发展卫生事业,更好地保护和增进人民的健康。组成卫生管理系统的各个子系统还会有各自的分目的,但是各子系统的分目的必须在方向上与大系统的总目的相一致。

2. 卫生管理的层次性

卫生管理系统可以分为宏观管理、中观管理和微观管理三个系列层次。宏观管理主要是指国家或各地方卫生和计划生育委员会对整个社会或某地区的卫生管理。中观管理主要是指卫生系统中的部门管理,如医学教育管理、公共卫生管理、医学科研管理等。微观管理主要是指对医疗卫生单位的管理,这一层次管理的主要职责是贯彻执行国家的卫生工作方针、政策和上级指示,从实际出发,创造性地搞好本单位的经营管理。

3. 卫生管理的整体性

整体性是指卫生系统是由各种医疗卫生机构、医学教育机构、医学研究机构和卫生管理机构组成的有机整体,它们相互联系、相互依存、相互制约而构成卫生系统的组织结构。

(二)绩效理论与卫生管理

绩效(performance)是一个组织或个人在一定时期内的投入-产出情况。绩效管理,是指各级管理者和员工为了达到组织目标共同参与的绩效计划制订、绩效辅导沟通、绩效考核评价、绩效结果应用、绩效目标提升的持续循环过程。目前,绩效理论在卫生管理中的应用日益广泛。卫生系统绩效指的是在给定的卫生资源下,卫生系统质量、公平和效率等三个总目标的完成情况。卫生系统绩效评价指运用数理统计和运筹学方法,采用特定的指标体系,对照统一的标准,按照一定的程序,通过定量定性对比,对一定时期内卫生系统的业绩作出客观、公正和准确的综合评判。其目的是通过提供有关政策及卫生系统发展的可靠信息来增强决策者们的能力,通过提供健康改善情况信息来提高公众的能力。

(三)激励理论与卫生管理

激励理论的核心观点是从人的需要出发,通过运用一系列激励手段达到满足不同人群不同需要的目的。由于这个特点与企业追求利润最大化的目标不谋而合,激励理论先被广泛运用于现代企业的生产经营管理。随着社会的发展,激励理论在卫生管理领域的实际运用也日益增多。许多卫生机构运用激励理论,从目标设置、工资改革、领导水平等多方面建立起符合自身发展的激励机制。激励理论在实践中的运用,主要表现为物质激励与精神激励两方面。

物质激励是指通过物质刺激的手段,鼓励职工工作,分为正激励和负激励。发放工资、奖金、津贴、福利等属于正激励,罚款等属于负激励。精神激励则是指通过培训、晋升、表彰等方式增强人们的荣誉感与归属感,满足其自我价值的实现。企业可以追求利润的最大化,而卫生行业不同于企业,其以健康为中心提供服务。激励理论源于人们的需要,而需要则正是一个人从本能上做事情的动力之源。因此,在卫生单位中运用激励理论非常重要。目前,在卫生管理领域应用较多的激励理论有双因素理论、需要层次理论、学习理论和公平理论等。

(四) 公平理论与卫生管理

公平理论是研究人的动机和知觉关系的一种激励理论,侧重于研究工资报酬分配的合理性、公平性及对员工产生积极性的影响。公平理论认为,一个人对他所得的报酬是否满意不是只看其绝对值,而是要进行社会横向比较或历史纵向比较。每个人都把个人的报酬与贡献的比率与其他情况的比率进行比较。如果比率相等,则认为公平合理且感到满意;如果比率较低,则可能产生不公平感。在卫生管理中应力求公平,倡导树立正确的公平观。同时作为卫生管理者,应正确认识公平为主兼顾效率和效率为主兼顾公平。例如,当在卫生改革与发展过程中,出现城乡差别较大和东西部差距较大时,应优先考虑公平问题。

(五) 效率理论与卫生管理

效率理论是基于机构变革主要是企业并购活动的理论提出的,认为企业并购活动能够给社会收益带来一个潜在的增量,而且对交易的参与者来说无疑能提高各自的效率。该理论包含企业并购活动的发生有利于改进管理层的经营业绩和企业并购将导致某种形式的协调效益两个基本要点。目前,国家鼓励民间等社会资本进入卫生领域,效率理论在卫生资源的重新配置方面有重要的借鉴意义。在卫生管理中,需要用发展的眼光正确处理公平与效率的关系,有学者将公平和效率的关系比作"切蛋糕"和"做蛋糕"的关系,公平的目的在于"切好蛋糕",效率的目的在于"做大蛋糕"。

三、卫生管理研究进展

(一) 卫生管理定量研究进展

随着卫生管理的不断发展,其定量研究方法表现出许多新进展和新特点,本部分主要介绍其中两种方法。

1. TOPSIS 法

TOPSIS 法是有限方案多目标决策分析中的一种常用方法,在医院绩效评价、卫生决策、卫生管理等多个领域有广泛应用。TOPSIS 法又称理想解法,是根据有限的评价对象与理想化目标的接近程度进行排序的方法,是在现有的对象中进行相对优劣的评价。TOPSIS 法的基本原理是从评价对象对异化的原始数据矩阵,找出有限方案中的最优和最劣方案,然后求出评价对象与最优和最劣方案的相对接近程度,作为综合评价的依据。

2. 模糊综合评价法

模糊综合评价法是一种基于模糊数学的综合评价方法。该综合评价法根据模糊数学的隶属度理论把定性评价转化为定量评价,即用模糊数学对受到多种因素制约的事物或对象作出一个总体的评价。它具有结果清晰、系统性强的特点,能较好地解决模糊的、难以量化的问题,适合各种非确定性问题的解决,是近年来在卫生管理、医疗质量管理等综合评价中较为常用的分析方法。

(二) 大数据技术在卫生管理中的应用

随着信息技术的发展进步,基于大数据、云计算、人工智能等技术的相关解决方案逐渐显现出独特优势,蕴藏巨大发展潜力。大数据的海量收集、信息整合、科学分析、精准预测,不仅可以消除卫生事业信息壁垒,还能够加速数据共享、促进多主体协同,从而大幅度提升卫生管理效率与质量。目前,大数据和人工智能等技术已应用于慢性病管理、个性化治疗等临床决策研究领域,疫情监测防控、疾病筛查预测等流行病学研究领域,医院运营管理、人力资源配置、药品供应优化等卫生资源管理领域。在大数据技术的发展和应用过程中,卫生管理研究焕发出新的生机与活力,呈现出决策科学化、过程精细化、合作高效化、系统集成化、联动一体化等新特征。

本章小结

本章主要介绍了卫生管理的概念、我国卫生工作方针、卫生管理的内容与方式、卫生管理基本理论和研究进展。

卫生管理是政府以防治疾病、保障和促进人民健康为目的,通过合理配置卫生资源,将最佳卫生服务提供给全体居民,对卫生组织体系、系统活动和社会措施进行计划、组织和控制的过程。卫生管理的主体是政府和社会其他管理者,客体是卫生组织体系、卫生系统活动和社会卫生措施。卫生管理的主要内容包括卫生政策、卫生组织和卫生资源。卫生管理方式可分为法律、行政、经济和项目管理等方式。卫生管理相关理论包括系统理论、绩效理论、激励理论、公平理论、效率理论等。

练习题

一、选择题

1. 以下哪项不是新时代卫生与健康工作方针的内容?(　　)
A. 以基层为重点,以改革创新为动力
B. 依靠科技进步,动员全社会参与
C. 预防为主,中西医并重
D. 将健康融入所有政策,人民共建共享
2. 以下哪项不属于管理的客体?(　　)
A. 政府卫生行政部门
B. 卫生组织体系
C. 卫生系统活动
D. 社会卫生措施

二、填空题

卫生管理的方式主要有_____、行政方式、经济方式和项目管理方式。

三、判断题

卫生管理理论包括系统理论、绩效理论、激励理论、公平理论、效率理论等(　　)

四、简答题

请简述卫生管理的概念和目的。

五、思考题

结合本章知识,谈谈新时代卫生与健康工作方针的主要内容和意义。

(张鹭鹭、伍晨楠)

第三章
我国卫生政策发展历程及变迁特征

学习目标

（1）知识目标：讲述我国卫生政策发展的脉络与卫生政策变迁的影响因素，解释我国卫生政策各个时期的特征，阐述我国新医改尤其是公立医院改革的政策内容，概括公立医院改革的内在逻辑。

（2）能力目标：能够剖析我国卫生政策各个改革问题及逻辑，能够使用卫生政策常见问题的解决方法。

（3）素质目标：通过鼓励对案例中的政策进行批评性思考，形成独立和批判思维能力，尊重科学、尊重规律的专业素养；通过熟悉卫生政策的管理理念和政策，提升求实创新的科学精神。

思政知识

1. 任务单元

了解我国卫生政策的发展历程，掌握我国卫生政策的变迁特征和内在逻辑。

2. 思政元素

爱国情怀、以人为本、责任担当。

3. 思政素材

中华人民共和国成立后不久，在毛泽东"动员起来，讲究卫生，减少疾病，提高健康水平，粉碎敌人的细菌战争"的号召下，全国人民掀起了轰轰烈烈的防疫卫生运动，消灭了大量的苍蝇、蚊子、老鼠等病媒虫害，清除了累积成山的垃圾。

1952年3月—12月，全国清除旧社会积留在城市的垃圾约7 465万吨，修建下水道3.3万千米，改造和新修厕所492万座，城乡卫生面貌焕然一新。当时正在中国调查细菌战的国际科学委员会对此高度评价："今天在中国正在进行着一个伟大的运动，在促进个人和社会的卫生。这个运动是受五万万人民全心全意支持的，这样规模的卫生运动是人类有史以来从未有过的。"

为了使群众卫生运动深入、持久地开展下去，中央决定把防疫卫生运动定名为爱国卫生运动，作为卫生事业的重要组成部分，并将各级防疫委员会改为爱国卫生运动委员会，统归各级人民政府直接领导，周恩来仍兼任中央爱国卫生运动委员会主任委员。

1952年12月，卫生部召开第二届全国卫生工作会议，受到中央领导人的高度重视，毛泽东、朱德纷纷为会议题词。周恩来在会上强调，对于卫生工作，我们不能有丝毫的松懈，必须把爱国卫生运动坚持下去，达到普遍深入和经常化。卫生工作必须与群众运动结合，才能将成绩巩固起来并向前发展。如果不与群众运动结合,卫生工作"面向工农兵""预防为主""团结中西医"的三大原则,就不可能很好地贯彻。为此,周恩来建议卫生工作方针增加一条,即"卫生工作与群众运动相结合"。

在开展爱国卫生运动中,周恩来还特别强调领导干部的关键作用。1952年在检查北京的卫生工作时,他曾对卫生局的一位负责人说:"爱国卫生运动搞得好不好,关键在领导,领导搞不好要批评。你们可以来检查政务院的爱国卫生运动,如果搞得不好,就点我的名登报批评。"

将防疫卫生运动定名为爱国卫生运动,并将其作为卫生工作方针,充分体现了我党以人为本的理念,体现了对人民健康的重视,将卫生行动定位为爱国行动,体现了我党在卫生工作中充分发挥领导干部的带头作用,强化了责任担当和使命教育。

专业术语

（1）分级诊疗：hierarchical medical treatment
（2）医联体：medical consortium
（3）全科医生：general practitioner

章前案例

提起"赤脚医生"这个词,老一辈人可能深有感触,但对于现在的年轻一代就很陌生了,可能他们听到这个名字还会觉得奇怪,哪有医生不穿鞋的?

"赤脚医生"这个名称其实是广大人民群众创造的。这个称呼最早出现于20世纪60年代中期。1965年6月,为改变广大农村医疗困难的现状,将医疗卫生重点放到农村。于是农村涌现出了一批"赤脚医生",使农村的医疗事业得以迅速改观。其实追溯起"赤脚医生"的历史可能说已经有几千年了,最早是叫"铃医",他们都是手摇铃铛,肩背药箱,走街串户给人治病,无惧风雨,为百姓解决病痛之苦,在历史上起到很大的作用,甚至连华佗、张仲景都当过铃医。

"赤脚医生"始于20世纪60年代中期,兴于20世纪八九十年代,当时赤脚医生遍布全国各乡村。到1977年底,赤脚医生数量就达到了156万名。"赤脚医生"的出现为当时的农村解决了不少问题。"赤脚医生"把我国人口平均寿命从48岁提高到了67岁;将农村新生儿的死亡率、幼儿的夭折率从20%～30%,降低到3.7%左右;为控制农村的疟疾、流脑等疾病,以及消灭血吸虫和天花等传染病作出了巨大的贡献。"赤脚医生"这种模式得到了联合国的肯定与推广,到现在为止,亚、非、拉等地还在沿袭我国的"赤脚医生"模式。但是"赤脚医生"现在在我国已经基本上看不到了,乡村医生已经代替了"赤脚医生"。

公共卫生是国家推行整体性卫生治理的载体,1920年,温斯洛(Charles-Edward A. Winslow)提出"公共卫生"的概念,强调"通过有组织的努力实现预防及促进健康"。1952年,世界卫生组织采纳此概念并沿用,各国公共卫生学者结合本国实际对该定义进行阐释。1986年,第一届国际健康促进大会提出"新公共卫生"概念,强调政府在卫生事业中的核心地位,重视社会科学对健康的促进。

卫生政策属于公共政策的一个范畴,是指政府或权威机构以公众健康为根本利益依据,制订并实施的关于卫生事业发展的战略与策略、目标与指标、对策与措施的总称,是一个国家对卫生资源的社会使用进行合理控制、最优化地配置,从而使有限的卫生资源发挥最大的作用,起到真正维护人类健康利益的一个战略决策。卫生政策既关系卫生服务的性质、目标、服务对象和资金来源等基础性问题,又关系着国家经济政策与社会政策、国家与市场、内政与国际关系议题等国家级方针原则的总和,是国家基于整体战略规划,在长远、全局、最高利益的战略高度思考的卫生问题,与卫生战略行动计划组成一个整体。国家卫生战略应以国家卫生政策为基础,指明各有关部门实施国家卫生政策的行动纲领问题的重点及解决问题的方法。

第一节 ｜ 我国卫生政策发展历程

纵观中国现代社会公共卫生事业发展历程,可以把国家卫生政策的演进大致 4 个阶段。第一阶段:中华人民共和国成立初期(1949—1978 年);第二阶段:改革开放初期(1978—2003 年);第三阶段:新医改阶段(2003—2015 年)。第四阶段:"健康中国"战略建设时期(2015 年至今)。在不同的历史发展时期,国家卫生政策框架均依据体制环境、价值观念、制度体系、机制目标、服务范围、经济状况和管理模式等不同发展形势而进行着不断调整与变革。

一、发展历程

(一) 第一阶段:中华人民共和国成立初期(1949—1978 年)

中华人民共和国成立后,公共卫生政策的制定与当时的国家总体发展战略紧密相关。受到外强压迫、民生凋倒的历史环境影响,以毛泽东为代表的共产党人决心推行国家主导的计划经济体制。这一时期的制度安排、资源配置体系和社会组织结构符合公共卫生领域的公益性特点及其内在要求,统收统支的财政体制创造了独具中国特色的公共卫生筹资和运营模式,政府得以向全体公民免费提供基本公共卫生服务。

1. 工作方针

中华人民共和国成立伊始,党和政府明确提出"面向工农兵、预防为主、团结中西医、卫生工作与群众运动相结合"的指导方针,奠定了中华人民共和国医疗卫生事业发展的总体框架。1949 年 9 月,军委卫生部主持召开了全国卫生行政会议,首次就中华人民共和国成立后卫生工作的方针和任务进行研讨,"初步地确定全国卫生建设的总方针应是以预防为主,卫生工作的重点应放在保证生产建设和国防建设方面,要面向农村、工矿,依靠群众"。这次会议虽然没有形成完整的卫生工作方针的表述,但为一年后制定明确的卫生工作方针奠定了基础。

1950 年 8 月 7 日—19 日,第一届全国卫生会议召开,421 位来自各地区、各军卫生部的负责人和中西医药界知名专家出席,161 人列席。会议着重检讨了一年来"预防为主"方针的实施情况,在深入讨论和征求意见的前提下,确定了今后全国卫生工作的总方针是:"面向工农兵""预防为主""团结中西医"。

1952年12月,第二届全国卫生会议召开,与会代表进一步分析了卫生工作存在的问题和解决办法,从一年多来爱国卫生运动的成功做法和经验出发,认识到要做好卫生工作必须动员人民群众广泛参与。会议接受周恩来的建议,在卫生工作方针中增加了"卫生工作与群众运动相结合"的表述。至此,卫生工作"四大方针"形成,其精神内涵始终是新中国卫生工作的根本出发点和指导原则。

"四大方针"之所以被顺利提出并能持久发挥作用,不仅是因为符合新中国卫生工作的实际,还因为其来源于革命战争年代卫生工作的实践,是人民军队和根据地、解放区卫生工作的经验总结,其中还包含着对中国传统医疗保健思想的继承与发展。

"面向工农兵"明确回答了新中国卫生工作为什么人服务的问题。为工农兵服务,表明新中国的卫生事业是为广大人民群众服务的,突显了新中国人民当家做主的政权性质,指明了新中国卫生工作的方向。"预防为主""团结中西医""卫生运动与群众运动相结合",解答了卫生工作如何为人民服务的问题,是落实"面向工农兵"的方法。中国传统医学证明,预防是最经济有效的健康策略,《黄帝内经》中就提出了"上医治未病"的思想。红军初创时期,由于医疗条件差、药品稀缺、战士缺乏良好的卫生习惯,一些传染性疾病蔓延严重。时任军委总卫生部部长的贺诚首先提出"预防为主"的思想,通过组建卫生预防组织、颁布卫生工作条例、开展卫生运动,取得了良好的效果。此后,他又进一步提出了"预防第一"的口号,将预防工作提升到卫生工作的首要位置。中医学是我们的祖先在劳动生活中创造并逐步建立起来的具有独特理论体系的医学,然而自西医传入我国以来,中医遭到排挤甚至一度被废止。毛泽东在"苏区"时针对歧视中医、中西医之间存在矛盾与隔阂的状况,多次强调中西医要加强团结。1950年8月,他为第一届全国卫生会议题词:"团结新老中西各部分医药卫生工作人员,组成巩固的统一战线,为开展伟大的人民卫生工作而奋斗!""团结中西医"这一方针充分体现了中国共产党从实际出发、保护中华优秀传统文化的立场,对我国医学科学的发展产生了深远影响。在中国共产党带领人民战胜疾病的斗争中,群众路线是一条成功经验,它与"预防为主""团结中西医"这两大方针相互配合,使人民群众在缺医少药的艰苦环境中抵御了各种疾病的危害。

"四大方针"确立后,得到了人民群众的广泛拥护。毛泽东因势利导,将卫生工作作为全民事业和新中国建设的重要支柱之一。

2. 主要做法

(1) 初步建立了公益性的医疗卫生服务体系。在这一阶段,成立专门的医疗卫生管理机构,突出医疗卫生事业的公益性,加大财政投入,全面建立了覆盖城乡的医疗卫生服务网络,形成了包括医疗、保健、康复、预防、科研、教学等在内的比较全面的医疗卫生服务体系。

(2) 重视实施初级保健和预防。突出对公共卫生防疫的高度重视,国家财政优先对公共卫生事业进行投入。逐步建立了包括地方病控制、卫生防疫、妇幼保健等相对全面的公共卫生体系。在有限的医疗资源下,侧重于对多发病和常见病的治疗。

(3) 创建了基本的医疗保障制度。根据当时的情况,城市、农村分别实行不同的医疗保障制度,城市以劳保医疗、公费医疗体系为主,农村实行合作医疗。无论是城市还是农村,医疗保障制度因为保障对象、实施主体不同又存在制度性分割。1951年,中央人民政府政务院颁布《中华人民共和国劳动保险条例》,城镇企业职工建立了全面的劳动保险制度。劳动保险保障对象是城市的企业职工,保障包括工伤、医疗、养老、死亡及直系亲属的抚恤等,福利待遇不仅针对职工本人,还惠及家属。在责任分担方面,职工个人不需缴费,劳动保险的费用全部由企业或资方支付。1952年,中央人民政府政务院颁布《关于全国各级人民政府、党派、团体及所属事业单位的国家工作人员实行公费医疗预防的指示》等文件,建立了机关、事业单位工作人员和军官的公费医疗制度。责任分担上,由财政出资公费医疗,个人无须负担,保障对象包括机关、事业单位工作人员及亲属,保障待遇上的覆盖面较广,类似于企业职工保险。在农村,形成了集体经济组织的低水平保障,这是农民自己的统筹互助。1956年,《高级农业生产合作社示范章程》颁布,规定因公负伤或因公致病的社员的医疗费用由农业生产合作社负责,并对其因此而损失的劳动给予补助。此后,经各地实践探索,1960年中央颁布《关于人民公社卫生工作几个问题的意见》,合作医疗正式成为农村的医疗卫生制度,这是限于当时较弱的总体经济能力和国家有限的财力,农村集体经济组织内部成员建立的互助医疗保障形式。在城乡实行差异化的社保制度,让绝大部分居民在医疗救治上得到一定程度的医疗保障,减轻了患者的经济负担。

（4）推动医疗资源下沉到农村。传统农民收入水平低,医疗服务不足,这是所有发展中国家面临的共同难题。1965年毛泽东指示:"把医疗卫生工作的重点放到农村去。"新中国从实际出发,遴选出有一定文化基础的农民担任村医,俗称"赤脚医生"。这是基于生产力水平、时代特征和农民实际需求的创举。

3. 主要成效

中华人民共和国成立初期,全国医疗卫生机构只有3 670家,而且主要是教会医院、军队医院和防疫所,医疗卫生机构床位数仅有8.5万张,每万人拥有执业（助理）医师数只有7人,农村医疗卫生服务基本无从谈起。面对落后的医疗卫生状况,毛泽东把"一切为了人民健康"作为社会主义医疗卫生事业的根本宗旨,按照"哪里有人民,哪里就有医疗机构"的原则,实行卫生工作者和广大群众相结合,开展群众性爱国卫生运动,通过建立省、市、县三级公立医院网络和乡村医疗卫生服务体系,初步形成了覆盖城乡的医疗卫生制度。医疗卫生资源得以大幅增长。1978年末,我国医疗卫生机构有17万个,床位数204万张,卫生技术人员246万人。通过强化公共卫生,有效防治和消灭了各类恶性传染病。国民整体健康水平得到显著提高,预期寿命从中华人民共和国成立初期的35岁提高到1978年的68岁;婴儿死亡率从200‰下降到34.7‰。在中华人民共和国成立之初的30年中,我国用占世界2%的卫生总费用,解决了占四分之一世界人口的健康问题,在短期内建立了一个低水平、全覆盖、福利型的公共卫生体系,保证了全体公众享受到最基本、最公平的医疗服务,被世界银行称为"以最少投入获得了最大健康收益"的"中国模式",总体成就令人瞩目。

（二）改革开放初期（1979—2003年）

1. 工作方针

党的十一届三中全会后,我国进入了改革开放的历史新时期,各项建设事业围绕发展经济这一核心任务进行了工作方针和政策的调整。卫生事业是我国社会主义建设事业的重要组成部分,其工作方针也随之发生了变化。1985年初,为了贯彻中共十二届三中全会通过的《中共中央关于经济体制改革的决定》精神,卫生部召开了全国卫生局（厅）长会议,随后国务院批转了卫生部起草的《关于卫生工作改革若干政策问题的报告》,医疗改革正式启动。

在接下来的几年中,国家在医疗卫生领域积极推行"多渠道办医""简政放权"等改革措施。医疗卫生部门在"摸着石头过河"的改革试验中,为指导卫生工作健康发展,开始酝酿卫生工作的新方针。1991年,卫生部和国家中医药管理局公布了《中国卫生发展与改革纲要(1991—2000)》,确定新时期卫生工作的基本方针为:"预防为主,依靠科技进步,动员全社会参与,中西医并重,为人民健康服务。"1991年4月,第七届全国人大四次会议批准将其作为我国"八五"计划期间的卫生工作方针。

与前期的卫生工作方针相比,这一方针继续坚持"预防为主",强调中西医并重和群众参与的重要性,将医疗卫生工作的服务面由"面向工农兵"扩大为"为人民健康服务"。同时,针对提升医疗卫生业务水平的要求,方针中增加了"依靠科技进步"的内容,将对待中西医的态度由"团结"改为"并重",将动员群众的方法由"运动"改为"参与"。这些变化适应了改革开放后以现代化建设为中心的新形势。

1996年12月9—12日,全国卫生工作会议在北京召开,这是中华人民共和国成立以来首次由中共中央和国务院联合召开的卫生工作会议,可见党和政府对人民群众健康的关心。会议总结了中华人民共和国成立以来特别是改革开放以来卫生工作的成绩和经验,明确了新时期卫生工作的奋斗目标,并对工作方针做了新的概括,即"新时期卫生工作的指导方针是以农村为重点,预防为主,中西医并重,依靠科技与教育,动员全社会参与,为人民健康服务,为社会主义现代化建设服务"。1997年初,这一方针写入了《关于卫生改革与发展的决定》。与"八五"计划期间的卫生工作方针相比,这一方针的主要不同之处是:①恢复了"以农村为重点",并放在第一条的突出位置;②将"依靠科技进步"调整为"依靠科技教育";③将医疗卫生工作的宗旨和目标明确表述为"二为"方向,即"为人民健康服务,为社会主义现代化建设服务"。这些调整使新时期卫生工作方针更加完备,更加符合新时期经济社会发展的实际要求。同时,这七句话的排列顺序也有所变化,更趋同于"四大方针",体现了党的卫生工作思想的继承性和政策的连贯性。

2. 主要政策

在这一阶段,以邓小平同志为核心的党中央采取了市场化导向的经济增长型发展战略。1997年《关于卫生改革与发展的决定》明确了树立以产业模式为标准,建立商业化、市场化的公共卫生服务制度的政策目标。

体制的逐步建立带动医疗卫生体制改革继续深化。改革开放后,建立社会主义市场经济体制日益明确。经济制度由单一的公有制转变为以公有制为主体、多种所有制经济共同发展。为了国有企业改革的顺利推进,1986年国务院发布《关于发布改革劳动制度四个规定的通知》等一系列文件,改变计划经济体制下的终身就业制,实行符合商品经济市场经济的劳动合同制,同时也开始缴费型社会保险制度,社会福利开始走向社会化。

对外开放推动了医疗卫生事业改革发展。对外交往的全面开展,为深化医疗卫生技术、人员国际交流合作,为改革医疗卫生制度发挥了重要作用。改革开放为中国同世界各国关系发展提供了新的强大动力,由过去传统的安全和意识形态合作,到多方位的经济、人文、科技等多领域的合作,特别是强劲的经济增长和广阔的市场空间,为中国的国际贸易发展及科技文化的交流学习,提供了重要基础和强大动力。随着中国经济的高速发展,进口了大量先进医疗设备,提高了国内医疗装备科技含量;人员往来密切,卫生技术人员交流学习,提高了医务人员服务水平;外资对医疗卫生领域的投资,在增加医疗服务供给的同时,也带动了医疗卫生市场竞争,提升了市场效率。

与此同时,随着国有企业、集体企业的改革及人民公社的解体,原有计划经济体制下医疗卫生制度赖以生存的经济基础及组织基础不复存在,卫生政策方针随之调整,卫生事业在国家整体性建设中的定位发生了改变,财政卫生投入占卫生总费用的比重呈现下降趋势。为满足人民群众对健康需求的快速增长和适应经济体制改革需要,在增强医疗卫生机构活力、增加医疗卫生资源供给、改革医疗保障制度上不断深化。

（1）增强医疗卫生机构活力。为打破"干多干少一个样"的局面,调动医疗卫生机构和医务人员积极性,20世纪80年代,多种形式的责任制被逐渐推广到医疗卫生机构,医院获得了越来越多的自主权。卫生主管部门用一些有效的企业管理做法来管理和经营医疗卫生机构,拓宽卫生筹资渠道,完善补偿机制。通过改革,增加了医疗卫生机构和医务人员提供医疗服务的积极性,医疗服务数量和质量明显提高。

（2）增加医疗卫生资源供给。允许民间资本举办医疗机构,提供医疗卫生服务。1980年,国务院出台关于允许个体开业行医问题的文件,核心思想是推动发展多种所有制形式的医疗卫生机构。从20世纪80年代中期到20世纪90年代中期,医疗卫生服务得到了前所未有的发展,医疗装备和技术水平逐渐同国际接轨。

（3）改革医疗保障制度,增加医疗卫生投入。1998年,国务院颁布《关于建立城镇职工基本医疗保险制度的决定》,在全国建立覆盖全体城镇职工、社会统筹和个人账户相结合的基本医疗保险制度。2002年,中央提出逐步建立以大病统筹为主的新型农村合作医疗制度,农村人口医疗保障水平大为改善。2003年"非典"疫情后,中央大幅增加卫生防疫经费投入,在全国建设各级疾病预防控制中心,特别是增加对农村地区的经费投入,改善基层医疗卫生条件。

改革开放初期,医疗保障体制改革是为适应经济体制改革需要而进行的。当明确建立社会主义市场经济体制时,医疗保障制度从国有企业改革的配套、服务等从属角色,转变为经济体制等经济社会领域改革的并行措施,进一步成为建立发展社会主义市场经济体制的重要基础性制度。

（三）新医改阶段（2003—2015年）

1. 工作方针

进入21世纪,中国的经济总量等各项指标已经发生了实质性变化,由低收入国家跃升至中等收入国家,财政收入突破10万亿元。十七大后,以改善民生为重点的社会建设成为国家重点发展领域,公共卫生服务成为社会建设的有机部分。"非典"时期,政府在公共卫生服务领域注入大量财政投入,尝试实现城乡间、区域间公共卫生服务资源配置的均等化,公共卫生体系的独立性和主体性通过立法得以保障,《突发公共卫生事件医疗救治体系建设规划》《国家突发公共事件医疗卫生救援应急预案》连续颁布。2006年,党的十六届六中全会通过的《中共中央关于构建社会主义和谐社会若干重大问题的决定》,明确提出"坚持公共医疗卫生的公益性质,深化医疗卫生体制改革,强化政府责任,严格监督管理,建设覆盖城乡居民的基本卫生保健制度,为群众提供安全、有效、方便、价廉的公共卫生和基本医疗服务"。2007年,党的十七大报告提出"人人享有基本医疗卫生服务""坚持公共医疗卫生的公益性质"。2009年,启动实施了新一轮医药卫生体制改革,明确了"保基本、强基层、建机制"的基本原则和实现"人人享有基本医疗卫生服务"的目标。

2009 年 11 月 15 日,国家主席胡锦涛在亚太经济合作组织第十七次领导人非正式会议上提出"包容性增长"理念,强调"让经济全球化和经济发展成果惠及所有国家和地区、惠及所有人群"。此后,这一理念被纳入"十二五"发展规划之中。在这一战略指引下,新医改方案重新回归公共卫生的公益性,肯定了政府在公共卫生领域的主导地位,力求改变公共卫生领域过度商业化、市场化的倾向,重新体现公共卫生的公共产品属性。中央政府加大财政投入,努力改变公共卫生机构的传统筹资模式和补偿机制,落实疾病控制和医疗救治工作经费,以确保公共卫生服务的有效开展。

2. 主要内容

2009 年,中共中央、国务院颁布《关于深化医药卫生体制改革的意见》,新一轮医改启动,明确提出了切实缓解"看病难、看病贵"的五项重点改革措施和建立健全覆盖城乡居民的基本医疗卫生制度的长远目标。这次医改以基本医疗卫生事业回归公益性为主轴,以"保基本、强基层、建机制"为基本原则,以实现人人享有基本医疗卫生服务为目标。通过加大政府投入和完善机制,着重推进基本医疗保障制度建设,健全基层医疗卫生服务体系,促进基本公共卫生服务逐步均等化,建立国家基本药物制度和推进公立医院改革试点。国家免费向全体城乡居民提供 10 类 41 项基本公共卫生服务项目,逐步提高新农合政策范围内住院费用报销比例。同年 7 月,国家卫生部、财政部与国家人口计划和生育委员会联合公布《关于促进基本医疗服务均等化的意见》。

3. 主要成效

2003 年后,公共卫生制度框架建设取得显著成就:①各级政府建立健全公共卫生机构与组织体系,为开展公共卫生服务奠定组织基础;②加大财政投入力度,改变公共卫生机构传统筹资模式和补偿机制,落实疾病控制和医疗救治工作经费,保障疾病预防控制系统、院前急救系统、传染病医疗机构的运作经费;③公共卫生服务范围显著扩大,领域拓宽,内容增多;④基础设施建设与信息系统建设改进,公共卫生服务机构办公场所、设施设备、实验室建设、人员培训、信息管理和预防监测提高到崭新的水平;⑤医疗卫生服务设施条件明显改进,疾病防治能力不断增强;⑥建立了城乡全覆盖的医保体系,基本医保覆盖面达到 96%,群众就医负担明显减轻;⑦城乡居民健康差距进一步缩小,人民群众整体健康水平显著提高。

(四)"健康中国"战略建设时期(2015 年至今)

1. 工作方针

2013 年 8 月,习近平在会见世界卫生组织总干事陈冯富珍时指出:"中国政府坚持以人为本、执政为民,把维护人民健康权益放在重要位置。"道出了新一届中央政府对待人民健康的立场与态度。国家把健康权作为人的基本权益加以保护,不仅解决人民群众的看病、吃药问题,还提供保障人民身体和精神健康的社会福利,促进从食品安全到生态环境一切有益于人民健康的事业发展。健康是一个人全面发展的基础,也是民族昌盛、国家富强的标志,因此,在全面建设小康社会和实现"两个一百年"奋斗目标中,人民健康是重中之重。习近平多次强调:"没有全民健康,就没有全面小康""使全体中国人民享有更高水平的医疗卫生服务也是我们两个百年目标的重要组成部分"。习近平的"大健康"理念具有鲜明的人民性,既是对毛泽东卫生工作思想的继承与发展,也是新时代治国理政思想的重要内容。

全民健康是一个大的系统工程,需要全体人民和各项社会事业的参与协作。为此,2015年 10 月,党的十八届五中全会提出推进"健康中国"建设新目标,这是从"五位一体"总体布局和"四个全面"战略布局出发,更好保障人民健康作出的制度性安排,必将为实现中华民族伟大复兴中国梦提供有力支撑。2015年11月,《中共中央、国务院关于打赢脱贫攻坚战的决定》出台,明确提出实施"精准扶贫方略,加快贫困人口精准脱贫",完善全民医疗保险,坚决防止和阻断因病致贫、因病返贫的发生。在精准扶贫的行动中,要求对建档立卡的贫困户,不仅要详细记录家庭的健康信息,还要实时跟进,给予政策照顾,保证贫困户看得起病、看得好病。2016年,国家卫生和计划生育委员会、国务院扶贫办公室、国家发展和改革委员会、教育部、科技部、民政部等15个部委联合颁布了《关于实施健康扶贫工程的指导意见》,健康扶贫成为国家精准扶贫、精准脱贫基本方略的重要组成部分。

2016年8月,全国卫生与健康大会在北京召开,习近平在讲话中把人民健康放在优先发展的战略位置,深刻阐述了推进"健康中国"建设的重大意义、指导思想和决策部署。回顾中华人民共和国成立后卫生与健康工作的成功经验时,他指出,在推进"健康中国"建设的过程中,要坚持走中国特色的卫生与健康发展道路。为此,他对新形势下卫生与健康工作方针做了新的概括:"以基层为重点,以改革创新为动力,预防为主,中西医并重,将健康融入所有政策,人民共建共享。"

这一方针把卫生与健康相提并论,突显了新时代卫生工作的目标与本质要求,同时也扩展了方针的适用范围,是一切与健康相关联的事业的指导方针。从内涵上看,这一方针继承了以往卫生工作方针的思想精髓,不仅保留了"预防为主,中西医并重"的原话,而且浸透着"为人民健康服务"的精神。方针把"以农村为重点"调整为"以基层为重点",既涵盖农村又包含城镇基层社区,适应了城镇化的快速进程和城乡统筹发展的新要求,坚持了我国在卫生与健康工作中一贯倡导的大众化与公平正义原则;增加了"改革创新""共建共享"的新元素,与新形势下国家总体发展战略和发展理念相协调,为卫生与健康工作增添了新活力;"将健康融入所有政策"则突出了"大健康"的新观念,展现了党和国家在维护人民群众健康上的决心和力度。2016年10月,中共中央、国务院印发了《"健康中国2030"规划纲要》,详细而清晰地规划了今后15年"健康中国"建设的总体部署及"三步走"的目标蓝图。2019年7月,国务院印发《国务院关于实施健康中国行动的意见》,国务院办公厅印发《关于印发健康中国行动组织实施和考核方案的通知》,国家层面成立"健康中国"行动推进委员会并发布《健康中国行动(2019—2030年)》,2020年6月1日施行《中华人民共和国基本医疗卫生与健康促进法》,为保障公民享有基本医疗卫生服务,提高公民健康水平,推进"健康中国"建设提供了坚强法律保障。2020年,党的十九届五中全会通过的《中共中央关于制定国民经济和社会发展第十四个五年规划和二〇三五年远景目标的建议》,提出了"全面推进健康中国建设"的重大任务,为当前和今后一个时期医疗卫生事业发展指明了方向、提供了遵循。

2. 主要内容

(1) 健全医疗卫生服务体系,提高医疗服务质量。一是加强基层医疗服务机构建设。完善医疗资源布局,重点支持基层和公共卫生服务机构、妇幼保健机构发展。提高国家基本公共卫生服务经费人均补助标准,推进重大公共卫生服务项目建设。推进医联体网格化布局,组建各类医联体超过1.3万个。优化社会办医跨部门审批,民营医疗机构持续增加。实施远程医疗体系建设,逐步形成"国家、省、地市、县、乡"五级远程医疗服务体系。二是逐步建立现代医院管理制度。以公立医院收费补偿机制改革为重点,取消公立医院药品加成政策,提升医疗服务收费比重。深化人事薪酬制度改革,推行聘用合同制。建立考核信息系统,推进三级公立医院绩效考核工作。三是推动分级诊疗制度建设。通过优化基层医疗服务机构布局和实施医联体、远程医疗网络建设等提高基层医疗卫生机构服务能力,改革公立医院,增强医疗系统活力。在此基础上,完善分级诊疗制度,提高家庭医生签约服务质量,逐步由"重服务数量"向"重服务质量"转变。

(2)完善全民医保制度,形成全覆盖多层次的医保体系。基本医疗保险持续扩面,2020年全国基本医保参保人数超过13.6亿人。保险形式更加多样,城乡居民大病保险制度全面建立,覆盖10亿多居民;商业健康保险加快发展,医疗救助制度、疾病应急救助制度等各类保障制度逐步衔接。城乡居民基本医保制度基本整合,医保制度更加统一,医保待遇更加公平。财政补助标准继续提高,进一步提升医疗保障程度,2019年居民医保住院费用实际报销比例平均为59.7%,职工医保住院费用实际报销比例平均为75.6%,大病保障病种范围也逐步扩大。完善医保管理体制,持续推行药品集中采购和医保支付方式改革。便利群众医疗报销,实现跨省异地就医费用直接结算。

(3)实施"健康中国"行动,构建保障全生命周期的环境和服务体系。2020年6月1日,《中华人民共和国基本医疗卫生与健康促进法》实施,对健康影响因素、全生命周期、重大疾病进行全方位干预、维护和防控。推动社会牢固树立新发展理念,加快转变发展方式。改善生活环境,倡导健康文明生活习惯。创新发展"互联网+医疗健康",推进全民健康信息平台建设。改善儿童、青少年和老年人等重点人群健康状况。加强中医药传承创新,改进慢性病、传染病、地方病、职业病防治能力和水平。同时,优化药品供应保障制度,降低药物成本,提高药品质量,保障患者需求。建立综合监管制度,不断提高医疗、医药市场规范性,保障群众的合法权益。

(4)加快构建以国内大循环为主体、国内国际双循环相互促进的新发展格局。立足自身畅通国内大循环,完善强大的国内经济循环体系,在此基础上实行高水平对外开放,塑造我国参与国际合作和竞争新优势。

(5)提出"建设现代化经济体系""高质量发展"的战略目标。建设现代化经济体系既要避免"勒紧裤腰带搞建设",也要避免不平衡发展。习近平总书记指出"高质量发展不只是一个经济要求,而是对经济社会发展方方面面的总要求"。这一系列国家层面文件从全方位干预健康影响因素、维护全生命周期健康、防控重大疾病三方面提出任务要求,在个人和家庭、社会和政府等层面作出具体规定,并明确2022年基本建立健康促进政策体系,2030年基本实现健康公平的总体目标。

3. 主要成效

(1)医疗卫生资源大幅增长。2019年,全国共有医疗卫生机构100万个,比1949年增长273倍;床位数880万张,增长73倍;卫生技术人员1015万人,增长19倍。2019年,每千人口执业(助理)医师数增长到2.8人,注册护士数增长到3.2人,医疗卫生机构床位数增长到6.3张。从医疗卫生资源国际比较看,2007—2016年每千人口医师,美国是2.6人,英国2.8人,日本2.4人。2006—2012年每千人口医院床位数,美国、英国都是2.9张,德国8.2张。与发达国家相比,我国医疗卫生资源主要指标处于较高水平。

(2)医疗卫生服务水平显著提高。医疗卫生服务体系不断完善,服务可及性不断提升,84%的县级医院达到二级及以上医院水平,远程医疗服务覆盖国家级贫困县和边远地区。2019年,各类医疗卫生机构诊疗87.2亿人次,医疗技术水平不断进步,医疗服务质量不断提高。不断加大传染病防控投入，重大传染病防控能力大为提升。2020年人均基本公共卫生服务经费补助标准提高到74元，基本公共卫生服务能力进一步增强，均等化水平进一步提高。

（3）卫生事业投入成本相对较低。我国卫生总费用相对较少，居民负担明显减轻。中国用较少的卫生费用解决了全世界近1/5人口的看病就医问题。我国卫生总费用占GDP的比重从1978年的3％增长到2019年的6.64％，但与世界主要国家相比仍然较低，2015年美国卫生总费用占GDP比重是16.8％，英国为9.9％，日本为10.9％。我国政府卫生支出占卫生总费用的比重呈现先下降再上升的U型曲线，由1978年的32％下降到2000年的15％，2019年上升到27％。与此同时，个人医疗卫生支出占卫生总费用的比重显著下降，由2000年占比近60％下降至2019年的28％。

尽管当前公共卫生制度建设仍然存在诸多问题，如群众健康需求与其健康素养不匹配、健康影响因素交织复杂及卫生治理参与配合社会治理能力不足，配合"大健康"理念的新时代公共卫生建设还存在诸多短板，将健康融入所有政策的"大卫生""大健康"工作格局尚未形成；但毋庸置疑的是，卫生制度与个体日常生活的关联呈现出日趋紧密的趋势，人人享有基本的公共卫生服务成为国家层面进行卫生建设的题中之义。

二、影响因素

我国卫生政策变迁的主要影响因素有以下几方面。

（一）社会管理理念的更新

任何一种发展战略都有与之相适应的社会管理理念。中华人民共和国成立初期，我国借鉴"苏联模式"，认为社会首先是一个完整的有机体，所以也就存在着一些一般的、同时也是整个社会系统所固有的管理规律。这种理念在特定历史时期发挥了重要作用，但随着社会的发展，其局限性逐渐显现。改革开放后，我国转向经济增长型战略，公共卫生改革以产业化为导向。党的十六届三中全会提出的"科学发展观"将社会视为发展的第三极，这是我国社会管理理念的重大创新。随后的包容性增长战略进一步明确，经济增长与社会发展没有必然联系，二者具有各自的内涵、特征、目标、规律和衡量标准。社会管理理念的更新不仅影响国家发展战略的调整，还推动了"新医改"的诞生。

（二）政策权威的转移

国家发展战略的转轨往往伴随着政策权威的转移。即使在稳定的政府结构中，总体发展战略的调整也常常要通过政策权威的重新配置来实现。新政策权威能够在政策议题的发起、动员和辩论阶段占据优势，降低政策变迁的阻力，从而推动公共政策的顺利转型。这种政策权威的转移，正是我国政府推动新一轮医改、从产业卫生政策向公益卫生政策转变的内在动力。因此，政策权威的转移会影响国家卫生政策的制定，通过政策权威的重新配置，政府得以在复杂的利益格局中实现政策目标，确保公共卫生政策的公益性和公平性。

（三）公共卫生挑战的叠加效应

公共卫生挑战的叠加效应是推动卫生政策演变的重要力量。突发公共卫生事件促使监管体系得到加强和提升，也引发决策者对发展战略和管理模式的深刻反思。在这些挑战的叠加作用下，新的政策框架逐步成型。这一框架通过重新定义政策议题、调整政策执行方式及理念的逐步更新，彰显了其存在的意义与价值。因此，公共卫生挑战不仅是政策变迁的催化剂,还是推动政策框架不断完善的动力。这些挑战在政策演进中扮演了关键角色,促使公共卫生政策在应对复杂问题的过程中持续进步。

(四)参政议政空间的拓宽

公共卫生政策的演变实质上反映了公共利益在政策制定中的作用。公共利益的实现水平与政策参与的开放程度密切相关,而这种开放性又直接关联到宏观发展战略。随着技术进步和网络发展,民众参与政治讨论的热情被激发,政府、公民、社会组织、媒体等在政策网络中的互动与合作日益频繁。参政议政空间的拓宽,不仅增强了政策制定的透明度和民主性,还为公共卫生政策的科学化和人性化提供了有力支持。通过多元主体的参与,政策的制定更加贴近公众需求,公共利益在政策中的体现也更加充分。

第二节 | 我国卫生政策变迁特征

一、中华人民共和国成立初期特征

中华人民共和国成立初期,以强调公平性、城乡二元发展格局、医疗保障低水平广覆盖为主要特征。在中华人民共和国成立后,全面学习苏联的模式,政治上实行人民民主专政,经济上实行公有制,实现了国家、集体和个人利益高度统一的社会主义模式。国家、单位、集体,保障国民、单位职工、集体群众的医疗保障等福利待遇。作为二次分配的医疗卫生保障,实际上同初次分配交织在一起,共同构成社会主义的福利形式。

公有制和计划经济形成了个人依附于单位和集体的医疗保障模式。中国效仿苏联建立的经济体制,公有制和计划体制是最显著的特征,所有的经济关系都建立在这一制度之上,医疗保障制度也不例外。体现为以下几个特征。

1. 医疗卫生工作路径清晰合理

医疗卫生工作重点集中于成本低、效益好的常见病和多发病治疗上;工作技术路径选择适宜技术,强调中西医结合。突出"预防为主",公共卫生机构与医疗服务机构之间保持着良好的协作关系,群众性的爱国卫生运动也发挥了重要的作用,各种烈性传染病被完全消灭或基本消灭,多种地方病和寄生虫病得到有效控制。

2. 广覆盖的医疗费用保障机制

城镇建立的公费医疗和劳保医疗制度基本上覆盖了所有的劳动者,在农村地区,合作医疗制度逐步普及,鼎盛时期覆盖了90%左右的农村人口,全国绝大部分人口在发生疾病风险时都可以得到不同程度的费用保障。还有公益性的公共卫生服务体系,也具备很强的转移支付和医疗费用保障功能。

3. 政府发挥了主导作用

计划经济时期,医疗卫生的投入以政府为主,政府的主导作用是决定性因素,从而保证了绝大多数居民都能够得到最低限度的医疗卫生服务,确保了中国人民健康水平的迅速提高。

但是在计划经济条件下,国家对卫生事业总体投入和专业技术教育赶不上医疗服务体系的迅速扩张,致使医疗卫生服务的总体技术水平较低。同时还存在过分严格的计划管理,在一定程度上影响着医疗服务机构及医务人员的积极性和创造性,导致当时出现"看病难、住院难、手术难"的问题，缺医少药是当时的主要矛盾。

二、改革开放时期特征

改革开放阶段，以减轻财政负担、下放经营权、调动医院积极性，激发医疗系统活力，医疗市场化为特征。改革开放初期，采用市场经济模式，减少政府投入、效仿企业改革，医疗卫生机构市场化行为特征明显。

1. 医院运营趋向商业化，服务模式融入市场化

国家财政对医疗卫生的投入虽然有所增加，却依然不足。市场化理念进入各行各业，很多公立医疗卫生机构也进入半市场化状态，不断拓展市场化筹资渠道，增加先进医疗设备、改善就医环境、提高医务人员薪酬待遇。在医院内部微观组织和管理方面，普遍转向企业化的管理模式。传统的三级医疗服务网络被打破，医疗服务机构之间则逐步走向竞争阶段，医院成为实行独立经济核算、具有独立经营意识的利益主体。公共卫生领域追求经济目标，加剧了城乡差别、地区差别、贫富差别，广大农村地区存在缺医少药的情况。改革开放后经济活力竞相迸发，人民群众收入快速增长，健康理念健康意识与日俱增，不仅增加了医疗卫生需求数量，还对医疗服务质量有了更高的诉求。相对于大幅释放、新增的医疗卫生需求，医疗供给特别是与人民群众期待的高质量的供给明显不足，而医疗费用相对于以往却有了市场化的成分，"看病难、看病贵、因病致贫、因病返贫"现象时有发生。

2. 医疗服务公平性遭遇挑战，均衡发展亟须关注

在市场化改革的过程中，医疗服务的公平性面临了一定的挑战。观察数据显示，城镇地区的医疗保障制度覆盖人数约为 1 亿，尚未达到全部城镇从业人员的一半；而在农村地区覆盖率大约只占全部人口的 10%。这一现状反映出，医疗服务的获取在很大程度上仍受个人和家庭经济条件的影响。在追求利润的驱动下，一些医疗卫生服务机构可能会提供超出实际需求的服务，这导致了医疗服务成本的增加及全社会卫生投入的快速增长。尽管投入有所增加，但全民健康水平的提升并不完全同步，卫生投入与健康指标之间似乎存在一定的差距。医疗资源的分配存在一定的不均衡，这可能导致社会中的某些群体，特别是弱势群体，难以享受到基本的医疗服务，从而使得医疗服务的公益性和公平性受到了一定的影响。

3. 政府投入力度有待增强，公卫领域亟须关注

政府对医疗卫生事业的投入有待增强，公共卫生领域需要更多关注与支持。此外，医患紧张关系有所增加，医疗纠纷发生率有所上升，这些都可能成为社会不稳定性的潜在影响因素。政府投入不足在一定程度上影响了医疗卫生服务的质量和可及性，也对社会的整体健康水平造成影响。

市场化改革也带来了一些好处。医疗服务领域的供给能力得到提高，医疗服务机构的数量、医生数量及床位数量都有了明显的增长，技术装备水平全面改善，医务人员的业务素质迅速提高，能够开展的诊疗项目不断增加。通过市场化改革，提高了医疗服务机构及有关人员的积极性，医院内部运转效率和经济质量得到了提高。

4. 趋利动机明显，医改目标出现一定程度偏差

简单地将医疗服务机构视同于一般企业，确定为第三产业，选择了一条过度市场化的改革道路，政府忽视或放弃自己的责任，通过鼓励创收来实现医疗服务机构的自负盈亏，就偏离了医疗卫生服务于社会的大目标。鼓励医疗卫生机构追求经济目标的结果，必然损害社

会和患者的利益。

虽然市场化改革有很多问题,但也带来了一些好处。市场化改革使医疗服务领域的供给能力得到提高,医疗服务机构的数量、医生数量及床位数量都比计划经济时期有了明显的增长,技术装备水平全面改善,医务人员的业务素质迅速提高,能够开展的诊疗项目不断增加。通过市场化改革,提高了医疗服务机构及有关人员的积极性,医院内部运转效率和经济质量得到了提高。

三、新医改时期特征

新医改阶段,明确政府主导,以公益性回归的改革目标为主要特征。党的十六大后,在"以人为本"的科学发展观指导下,基本医疗卫生事业逐渐向公益性回归。这一阶段,在构建新发展格局中,一方面改革完善医疗卫生服务体系,特别是加强基层医疗卫生机构服务能力,构建全科医生、家庭医生、分级诊疗制度;另一方面对医疗保险采取扩面、整合、提高、丰富。针对农村人口缺乏医疗保障的问题,建立新型农村合作医疗制度;在城市则在对城镇非从业居民开展基本医疗保险的基础上,通过对灵活就业人员、低保对象等人群的补贴和支持,基本实现了全民医保。同时,不断推进医疗保障制度整合,不断丰富医疗保障层次,建立发展医疗救助制度、大病保险制度和商业保险制度。建立、合并城乡医疗救助制度,形成居民医疗支出托底保障。全面实施城乡居民大病保险制度,保障居民大额医疗支出。鼓励商业健康等多种形式的社会保险,丰富保障多样化医疗健康需求的渠道。

这一阶段以共同富裕为目标,补齐制度短板。医疗保障从覆盖传统城市机关事业单位、企业职工,到近年快速实现城乡居民医保形成基本全覆盖,国家财政对所有城乡居民的基本医疗保险给予本人缴费两倍以上的补贴。充分体现了党的以人民为中心、以共同富裕为发展目标的执政理念。医疗卫生服务保障,对个体的边际效用不同,仅仅依靠市场机制难以实现全民医保。通过转移支付、财政补助等形式,将低收入群体、生活困难人群纳入医保,减少了相关人群的后顾之忧,增加了消费能力和正面预期,维护了社会和谐稳定。建立制度全覆盖、惠及全民的医疗保障工程,既是促进经济发展的保障性措施,也是社会主义制度的内在要求和制度优越性的体现。

四、"健康中国"战略时期特征

"健康中国"战略时期,强调以人民为中心为主要特征。党的十八大后,中央提出和实施了一系列新思想、新战略,这一阶段的核心主旨要义就是以人民为中心,满足日益增长的人民健康需求。一是对国际局势总的判断是"当前和今后一个时期,我国发展仍然处于重要战略机遇期,但机遇和挑战都有新的发展变化"。二是坚持以人民为中心的发展思想,为人民谋幸福、为民族谋复兴,这既是我们党领导现代化建设的出发点和落脚点,也是新发展理念的"根"和"魂"。坚持以人民为中心,逐步实现共同富裕,实现人民群众对美好生活的向往。实现共同富裕不仅是经济问题,还是关系党的执政基础的重大政治问题。坚持以人民为中心的发展思想,一个重大转变是将满足人民群众的需要放在首位,更加注重社会效益,然后才是实现经济效益。新发展思想和新发展理念体现在卫生政策上,就是习近平总书记强调的要"树立大卫生、大健康的观念,把以治病为中心转变为以人民健康为中心""经济要发展,健康要上去,人民群众的获得感、幸福感、安全感都离不开健康",党中央作出了实施"健康中国"战略的重大部署,"将健康融入所有政策"。

第三节 ┃ 我国卫生政策设计与实施

一、医改政策框架的形成

(一) 建立医改政策分析概念性框架

埃莉诺·奥斯特罗姆(Elinor Ostrom)谈到:"在研究公共政策时,往往涉及很多不同类型的实体。既包括组织,也包括相互之间的作用模式,并且政策制定需要不同学科的多种投入,因此如果使用不同的角度从不同的问题上进行分析,就会得出多样化的结论,这些结论往往造成政府决策层的混乱。"为解决公共政策制定者的困境,她提出在制定公共政策时,首先需要建立一个概念性框架,这一框架被用来确定一系列影响政策制定和运行的因素以及这些因素之间的相互关系。

(二) 中国医改的概念性框架

在新医改政策形成之前,中国没有医改的概念性框架。2000 年曾提出"三改并举",2007 年初卫生部提出建立"四项基本制度",但都没有给出一个明确的概念性框架。2007 年5 月,在《中国卫生医疗体制改革建议方案——基于公共管理精神、社会医学规律、改革成本测算和风险对策分析的研究》中,最早提出了中国医改的一个概念性框架——"四领域分析法",明确提出中国卫生医疗体制改革的范畴应该包括四个相对独立又相互联系的领域,即公共卫生领域、医疗服务领域、药品生产流通领域和医疗保障领域。"四领域分析法"包括两个方面的含义:①每个领域因其提供的产品属性不同,需要采取的供给体制和筹资体制不同,因此,相应的政策性质也不同,其中政府和市场应该扮演的角色和承担的责任也不同;②这四个领域相互影响、相互作用,构成一个有机统一体,不能单就某一领域进行改革,需要四个方面相辅相成、统筹考虑,形成一个相互间的联动机制,相互配合,才能达到改革的最终目标。以此分析框架来研究医改政策集的基本构成,按照属性给出相应的政策性质和走向,然后在此原则下将每一政策具体化。

(三) 中国医改框架的理论验证

我国医疗卫生体系的巨大变化,源于 2009 年启动的新医改。从改革的深度和广度上可以看出中央政府要对医疗体制进行根本性变革的决心。医疗卫生体系改革是一个非常复杂的系统工程,形象化为"四梁八柱":"四梁"指公共卫生体系、医疗服务体系、医疗保障体系、药品供应体系四个子系统的改革,"八柱"指卫生管理机制、医药卫生机构运行机制、多元卫生投入机制、医药价格形成机制、医药卫生监管体系、医药卫生科技创新机制、医药卫生信息系统、医药卫生法律机制。而新医改正是要对"四梁八柱"进行全面的改革,以重新搭造新的医疗卫生"大厦"。在医疗卫生体系的四个子系统中,最先启动改革的是医疗保障体系。最先获得实质性推进的改革是基本药物制度和基本公共卫生服务均等化。随后,基层医疗机构的改革也相继启动,并于 2010 年和 2011 年获得较大进展。改革的重心为公立医院改革。

从各个领域的基本政策走向上看,新一轮医改将公共卫生服务产品界定为公共物品,其供给体制采用政府供给的方式,政府负主要责任;将医疗服务产品界定为准公共产品,其供给体制采用政府和市场混合的方式,突出基层在医疗卫生服务中的作用;在医疗保障领域,

| 公共卫生服务体系 | 医疗保障体系 | 药品供应体系 | 医疗服务体系 |

建立基本医疗卫生服务制度

| 卫生管理机制 | 医药卫生机构运行机制 | 多元卫生投入机制 | 医药价格形成机制 | 医药卫生监管体系 | 医药卫生科技创新机制 | 医药卫生信息系统 | 医药卫生法律机制 |

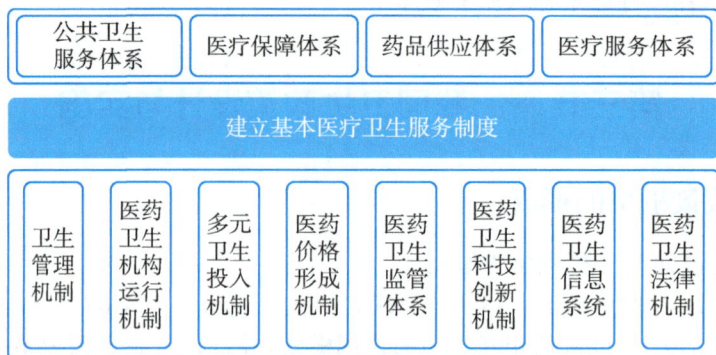

图 3-1 新医改的"四梁八柱"

对各项医疗保障项目进行了细分,社会医疗保险作为准公共产品由政府为主组织实施,商业健康保险作为私人产品由市场运作。医疗救助由政府供给;在药品供应领域,将国家基本药物制度作为政府干预的重点,在加强质量和可及性监管的同时,鼓励市场竞争和产业发展。新医改方案"四位一体"的政策框架用"四领域分析法"验证可知,新医改框架依据各个领域提品的相应属性,采用了与之相适应的供给和筹资体制,政府和市场的角色也予以较为科学的界定。总的来说,新医改方案的整体框架是正确的。能否成功的关键在于能否按照新医改方案的框架精神配套和执行政策。

从宏观来看,这一轮的医改涉及面比较广泛。2009—2011 年,国家投入 13 800 亿元,重申了政府在医疗卫生筹资和公共产品提供方面的主导作用;"四梁"中的"后三梁"也在医改的推进过程中,演变为耳熟能详、并在整体医改中发挥了巨大价值的"三医联动"。"三医联动"是指医疗、医保、医药改革的联动,涉及医保体制改革、卫生体制改革与药品流通体制改革。其核心是通过医保支付的撬动和医药分离机制等方式,既让提供创新药的企业主体得到合理的市场回报,又能够解决"看病难、看病贵"的问题,最终促进健康事业和健康产业的协同发展。

二、新医改的具体措施

(一)加快推进基本医疗保障制度建设

改革思路是巩固扩大基本医疗保障覆盖面,基本实现全民医保;全面提升基本医疗保障水平,增强保障能力;提高基本医疗保障经办管理水平,方便群众就医结算。新一轮医改最令人瞩目的成绩之一便是我国仅用了三年的时间就实现了基本医疗保障的全覆盖。统计局数据显示,2011—2014 年,城镇职工基本医疗保险、城镇居民基本医疗保险及新型农村合作医疗三项基本医疗保障参保(合)率稳定在 95% 以上。在全民医保接近实现的情况下,医保支付方式事实上就是医疗服务和药械的价格形成机制,也是针对医疗机构及医生的经济激励机制。

通过构建新的医保支付方式,实现医疗机构及医生和患者利益的"激励相容",使得那些符合患者利益的做法也符合医疗机构及医生的利益,从而规范其诊疗行为,实现医疗服务有效供给和公平可及的医改目标。

因此在新一轮医改中,我国先后推行了总额预付、按病种付费、按床日付费、按人头付费等改革措施。

由于医保经办机构专业化程度不够,实施疾病诊断相关分组(diagnosis related groups,DRGs)精细的付费方式难度颇大,各地政府基本上在实践中都采用了总额预付制这种相对简单的支付方式。

但我国医疗资源匹配不均,跨地区就医现象严重,在这种患者来源构成极不稳定的前提下,医保机构无法根据历史信息及年度增长率来确定医疗机构的预付总额度,因而总额预付制起到的"激励相容"作用微乎其微。

反观近年我国大力提倡的,更为精细化的 DRGs 付费制度,则能较好起到"激励相容"的作用——通过将药品和耗材内化为医疗机构的成本要素,调动医院和医务人员降低成本和提升服务质量的积极性,从而控制医药费用不合理增长。

在国务院办公厅印发《深化医药卫生体制改革 2018 年下半年重点工作任务》,也明确提到要全国全面推开按病种付费改革,统筹基本医保和大病保险,逐步扩大按病种付费的病种数量等。

虽然 DRGs 的推进,对医疗各项数据有着极为精细化的要求,实行 DRGs 付费方式,也还只有少数的试点医院,但这星星之火,已经开始燎原了。

(二)初步建立国家基本药物制度

改革思路是扩大国家基本药物制度实施范围,实现基层全覆盖;建立规范基本药物采购机制,重塑基层药品供应保障体系;全面推进基层医疗卫生机构综合改革,建立新的运行机制。

相比公立医院改革的步履维艰,药械供应体系改革则是相当顺利。无论是集中采购降低药械价格、还是两票制、遴选等政策提高行业集中度,药械领域的改革都被打上了价格"降下来"的烙印。

新医改 10 年间的采购模式,分为 3 个模式。

第一种模式,省级采购,2009—2014 年。原先在地级市开展的药品集中采购便上升至省一级,当时,省采普遍采取双信封法,更有利于控制基本药物价格。

第二种模式,分类采购,2015 年开始采取分类采购。分类采购主要有 4 类代表性做法:第一类,医院层面的直接议价模式,属于集中采购的方式。第二类,沪深团购中介模式,政府参与其中,中介机构相当于政府的临时雇员,与美国社会化采购代理有本质不同。第三类,区域或城市异地联合采购和地市采购模式,"以量换价、量价挂钩",开始出现在招标方案当中;第四类,阳光采购模式,借用并公开其他地方价格,开展采购。

2015 年 10 月 22 日,国家药品供应保障综合管理信息平台网站正式开通,国家药品价格谈判、国家招标定点生产等信息都将第一时间在该网公布。2015 年底,一份《关于公立医院药品集中采购工作中几个问题的补充通知(征求意见稿)》在业内流传,要求各省平台要在 10 月底前实现与国家药管平台互联互通,并采用全国统一的药品集中采购编码和药品基本数据库,实现数据共享。

第三种模式,国家"4＋7"带量采购,2018 年开始尝试,是国家医保局主导设计的采购模式。

纵观国家这一轮关于流通领域的改革措施,核心都是提高准入门槛,提升行业集中度。从药械评审改革,优化未来药械品种规格结构,良币驱逐劣币。一致性评价＋新版 GMP,提高门槛控制品种及生产企业的存量,优化存量品种,优化存量厂家,净化行业,优化竞争环境。新版 GSP＋两票制＋营改增＋流通企业自查＋飞检＋配送商遴选等一系列流通环节整顿,以加速行业集中度提高,加强流通环节的监管。

(三)健全基层医疗卫生服务体系

改革思路是继续加强基层医疗卫生机构建设,提升基层服务能力;加强以全科医生为重点的基层医疗卫生队伍建设,大力培养适宜人才;转变基层医疗卫生机构服务模式,提高服务质量和效率。促进基本公共卫生服务逐步均等化。全面开展 9 类基本公共卫生服务,提高居民健康素质;以完成重大公共卫生服务项目,落实预防为主方针;加强专业公共卫生服务能力建设,提高服务可及性。

(四)积极稳妥地推进公立医院改革

不断深化体制机制改革试点,形成公立医院综合改革经验;深化公立医院与基层医疗卫生机构的分工协作机制,提高医疗体系整体效率;以患者为中心,完善公立医院内部运行机制,方便群众就医;加强卫生人才队伍建设,调动医务人员积极性;鼓励和引导社会资本举办医疗机构,加快形成多元办医格局。

1. 建立现代医院管理制度

1)明确公立医院的功能定位

城市三级医院主要提供急危重症和疑难复杂疾病的诊疗。城市二级医院主要接收三级医院转诊的急性病恢复期患者、术后恢复期患者及危重症稳定期患者。县级医院主要提供县域内常见病、多发病诊疗,以及急危重症患者抢救和疑难复杂疾病向上转诊服务。基层医疗卫生机构主要为慢性病患者、康复期患者、老年病患者、晚期肿瘤患者等提供治疗、康复、护理服务。

2)落实政府的责任

落实领导责任、保障责任、管理责任和监督责任。其中保障责任中有 6 项责任由政府承担,包括公立医院基本建设和设备购置、重点学科发展、人才培养、符合国家规定的离退休人员费用和政策性亏损补贴,以及承担公共卫生服务和紧急救治、支农、支边公共服务等投入。

3)理清政府与公立医院的权责关系

做好管办分开与政事分开,使政府办好医、卫生管好医、医院经营好医、患者有序就医。

管办分开就是部门之间具体事务的管理与监督职能分开,对一些公共服务内容由社会分包承担,政府部门做监督指导工作。目前管办分开主要有 4 种模式(表 3-1)。

表 3-1 试点城市管办分开改革模式

模式	城市	机构管理	机构性质	人员组成	管理范围	与卫生局关系
市政府直接管理的公立医院管理机构	鞍山	公立医院管理局	市直属正局级全额拨款事业单位	局长曾是鞍山市卫生局党委书记	市属 19 家公立医院	平级
	七台河	医院管理委员会	非常设机构	主管副市长任主任,成员由政府、社会和医院各出 5 名代表	四大医疗集团	平级

（续表）

模式	城市	机构管理	机构性质	人员组成	管理范围	与卫生局关系
	潍坊	公立医院管理委员会	国有非营利性事业法人	由市政府常务副市长任主任，相关职能部门主要负责人为成员	市属 8 家公立医院	平级
	鄂州	公立医院管理委员会	市直属事业单位	由常务副市长任主任，相关部门负责同志、医护代表和社会代表为成员	4 家市属公立医院	平级
	遵义	公立医院管理委员会	市直属事业单位	主任由副市长兼任，卫生局局长兼任办公室主任	6 家市直公立医院	平级
	厦门	公立医院发展管理中心	市直属事业单位，机构为副厅级	领导干部与卫生局交叉任职	8 家公立医院	平级
	西宁	医院管理委员会	市直属事业单位	主任由市政府分管领导兼任，成员由相关职能部门组成	5 家公立医院	平级
卫生行政部门管理的公立医院管理机构	洛阳	医院管理局	副县级机构		18 家医院	隶属
	北京	医院管理局	北京市卫生局管理的二级局，正局级	局长由卫生局局长兼任，副局长由卫生局副局长兼任	22 家三级医院	隶属
	宝鸡	医院管理局	正县级建制，全额拨款事业单位	局长由市卫生局领导兼任	4 所三级综合医院	隶属
	芜湖	医院管理局	市卫生局直属事业单位	局长由卫生局副局长担任	市属公立医院及其基层医疗机构	隶属
	株洲	公立医院管理处	市卫生局领导和管理副处级全额拨款事业单位	处长是卫生局党组成员	4 所公立医院	平级
直接委托卫生行政部门履行出资人职责	马鞍山	市立医疗集团	市直属正处（县）级事业单位	集团管理人员由市委任命	5 家医院	平级
	深圳	公立医院管理委员会	政府常设议事协调机构	全成员兼职，主任市和区政府分管卫生的领导担任，委员由政府任免	市属 11 家公立医院	平级
	镇江	委托卫生行政部门	社会公益事业法人单位	市政府副秘书长任理事长，现任卫生局局长	两大医疗集团	隶属
卫生行政部门之外设立公立医院管理机构	上海	申康医院发展中心	国有非营利性事业法人	部分来自卫生局	23 家市级医院	平级
	昆明	医院管理局	全额拨款事业单位	人员从市卫生局及其所属参照公务员管理单位调配	20 家县公立医院	平级

　　政事分开就是行政管理部门和事业运作部门分开，主要是淡化行政对医疗市场的影响。

建立法人治理结构是探索政事分开的有效途径。根据公立医院的目标导向和运行特点,从各地改革实践来看,主要有目标责任制、托管制、理事会三种模式(表3-2)。目标责任制与传统经营模式相符,但较传统模式明确了医院和政府的职责,代表城市有宝鸡、北京、株洲、潍坊。托管制采取独立第三方管理机构管理辖区内医院,代表城市有上海、芜湖、马鞍山、遵义、深圳、西宁、鞍山、七台河、鄂州、洛阳、厦门。理事会模式则由医院自行成立理事会,自主经营,代表城市有昆明、镇江。

表3-2 试点城市法人治理结构模式探索

模式	城市	优点	缺点
目标责任制	宝鸡、北京、株洲、潍坊	实施简便,不需要改变公立医院传统的治理模式,政府与医院管理者只要通过订立合同的方式就可以划定权利边界	①治理和执行不分开管理,造成政府与医院管理者间的职责混乱。②医院的法人地位不明确,医院管理者权利的实施很难真正到位,尤其在任人权上。③政府没有放权给医院管理者,没有了自主性,使医院管理者不能有效的管理好医院
托管制	上海、芜湖、马鞍山、遵义、深圳、西宁、鞍山、七台河、鄂州、洛阳、厦门	政府保持对公立医院的所有权,理顺了政府与医疗服务机构和医疗卫生行业中介机构的关系;同时,组织管理专家经营医院,使公立医院的效率大大改善	如何实现公立医院公益性及筛选托管机构是托管制亟待解决和研究的重点问题
理事会	昆明、镇江	实践容易,在国外已接近成熟阶段;在调动医院积极性方面效果比较显著	我国医疗资源不足、各地医疗水平差异,如何对各地医疗资源合理配置,保障医疗质量,避免重复建设,是该模式亟待解决的问题。

4) 建立法人治理结构

政府层面,成立公立医院管理委员会;医院层面,建立决策、执行、监督相互制约、相互协同的机制。

(1) 总体思路。在合理界定公立医院所有者和管理者的责权基础上,探索建立以医院管理委员会或理事会为核心的公立医院法人治理结构,即公立医院实行医院管理委员会或理事会监管下的院长负责制。在这一模式中,医院管理委员会或理事会是所有者,主任或理事长是法人代表,是决策者;院长是管理者,是决策的执行者。这一模式是公立医院法人治理结构改革比较理想的模式选择,因为通过医院管理委员会或理事会的建立,可以真正实现出资人和管理者之间所有权与经营权的分离,实现公立医院权力结构和运行机制的分权制衡,提高公立医院决策监督的科学性和经营管理的效率、效益。

(2) 具体设计。主要包括对公立医院决策机构、执行机构和监督机构的组织结构、主要职权、实现机制等方面内容的制度设计。

第一,决策机构。由政府部门代表、社会各界人士、医院管理组织代表和医务人员代表共同组成医院管理委员会或理事会,按照章程运作,对政府负责。医院管理委员会或理事会是公立医院法人治理结构的主体,代表政府和社会公共利益,以出资人的身份负责公立医院的资产投入、基本建设投资、功能定位、发展规划、财务预决算、大型医疗设备购置等重大事项决策,为公立医院履行公共服务职能提供保障。

第二,执行机构。由院长等组成医院经营管理班子,依法管理医院事务,执行医院管理委员会或理事会的决策部署并定期向决策机构述职,按照医院管理委员会或理事会要求的职责和制度运行。院长由医院管理委员会或理事会任命,对医院管理委员会或理事会负责,实行年薪制、任期制和目标责任制。院长在医院管理委员会或理事会的授权下,对医院实施经营管理,对医院的日常管理、资产运营、医疗行为负责。院长应当对任期内的目标任务包括公益性目标、社会责任目标、医疗质量目标、学科发展目标、患者满意度、员工满意度及对社会承诺的服务目标等绩效目标负责。同时,实行公立医院班子任期制和目标责任制管理。建立公立医院内部决策和制约机制。实行重大决策、重要干部任免、重大项目实施、大额资金使用集体讨论并按规定程序执行。理事会或董事会决策前,医院党组织应事先研究。

第三,监督机构。由医院职代会、消费者代表和行业监督部门代表等人员组成,形成以党委、工会、职工(代表)大会、社会公众和行业监督部门为主体的多元化监督体系,对公立医院内部运行管理、履行公共医疗服务职能情况等进行有效监督。监督机构采取监事会的组织形式。

5)完善医院内部管理

考核是检验公立医院改革政策落地的重中之重。抓好两个核心,一是考核院长;二是考核医疗机构。考核结果与院长聘用、薪酬、政府补助、医保支付挂钩。对公立医院建立一整套绩效考评体系。国务院办公厅下发《关于加强三级公立医院绩效考核工作的意见》(下称《意见》),此次三级公立医院绩效考核指标主要从4个方面着手制订,分别是医疗质量、运营效率、持续发展、满意度评价,其中有几个重要指标发生了变化。

(1)三级医院下转患者成为年度硬指标。下转患者人次数(门急诊、住院)计算方法:本年度向二级医院或者基层医疗机构下转患者人次数(门急诊、住院)。分级诊疗实施以来,只见上转患者未见下转患者的现象很普遍,为了遏制这种现象,国家也制定了医联体绩效考核方案,里面明确了公立医院有下转患者的任务指标,在三级公立医院绩效考核中又单列出来。

(2)基本药物处方占比成为三级公立医院考核指标。一直以来大医院不受基本药物目录的限制,无论是使用药品品种还是数量上都相对自由,但这种情况即将被打破。国家卫生健康委印发《关于进一步加强公立医疗机构基本药物配备使用管理的通知》,确保基本药物主导地位,提升基本药物使用占比,要求各医疗机构在保证药效的前提下应当优先选用国家基本药物,基本药物使用金额比例及处方比例应当逐年提高。此次《意见》又再次将门诊患者基本药物处方占比、住院患者基本药物处方使用率、基本药物采购品种占比作为三级医院合理用药的重要指标。这样,大医院的医务人员在开处方的时候不仅要算药占比,还要算基本药物占比了,优先使用基本药物不再分大小医院。

(3)麻醉、儿科、重症、病理、中医医师占比为公立医院考核的重要指标。这些指标上升为国家监测指标,因为这些人才是目前医疗机构中所稀缺的,所以为了达到国家规定的指标要求,各大医院必将争抢这些人才,麻醉、儿科、重症、病理、中医医师的前景大好。

2. 构建公立医院运行新机制

1)改革补偿渠道

将以前补偿的三个渠道变成两个渠道。以前的补偿渠道是政府投入、医药补偿及服务价格补偿。核心是取消药品加成,进行医药分开,调整服务价格,实现人员工资收入提高、检查费用下降、老百姓负担不增加、医院医疗收入不减少、政府投入有效率的增加、医保资金不穿底。具体操作就是"腾笼换鸟",也叫"腾空间、调结构、保衔接"。

(1)"腾空间",就是通过价格调整,挤压不合理水分,把这个空间调整出来。《意见》明确提出:所有公立医院取消药品加成,统筹考虑当地政府确定的补偿政策,精准测算调价水平,同步调整医疗服务价格。通过规范诊疗行为、降低药品和耗材费用等腾出空间,动态调整医疗服务价格。

(2)"调结构",就是要优化结构,有升有降,比如有些价格是要提高的,而不是所有的价格都要调低。《意见》明确提出:通过综合施策,逐步增加医疗服务收入(不含药品、耗材、检查检验收入)在医院总收入中的比例,建立公立医院运行新机制。

(3)"保衔接",就是价格的调整,与医保支付、医疗控费、分级诊疗、公立医院改革等各方面相互衔接。《意见》明确提出:价格调整要重点提高体现医务人员技术劳务价值的诊疗、手术、护理、康复和中医等医疗项目价格,降低大型医用设备检查治疗和检验等价格,并做好与医保支付、分级诊疗、费用控制等政策的相互衔接。

补偿机制改革的思路是"补供方"与"补需方"。所谓补供方,就是政府财力投入公立医疗机构。改革明确了政府投入有序增加,中央和地方政府对卫生的投入都要增加、政府卫生投入增长幅度要高于经常性财政支出的增长幅度。逐步提高政府卫生投入占卫生总费用的比重;逐步提高政府卫生投入占经常性财政支出的比重。在"十二五"规划中明确个人卫生支出占卫生总费用的比例降低到30%以下,在"十三五"规划中进一步明确降低到28%。按照"补供方"的思路,各地在取消药品加成、财政补偿及调整服务价格方面做出了积极探索。

"补需方"就是政府财力投入老百姓的医保账户。按照补需方的思路,主要是探索支付方式改革。核心是把项目付费改成按病种付费、按人头、按 DRGs、DIP 等模式付费;把后付制改成预付制。改革的目的:①"要我控费"变成"我要控费";②药品回归治病的功能;③医生行为回归正常;④医保基金整体使用效率管控能力将提升。改革的目标是支付方式改革覆盖所有医疗机构、所有医疗项目或病种。

支付方式各有利弊,为消除某个单一支付体系的负面效应,各地都倾向于建立以某种支付方式为主,辅以其他支付方式的混合支付方式。如鞍山、株洲、昆明、潍坊探索总额预付、按人头付费、按病种付费的组合支付方式;上海探索总额预付、按病种付费的组合支付方式;马鞍山探索总额预付、服务单元付费、按人头付费、按病种付费的组合支付方式;鄂州探索总额预付、服务单位付费、按病种付费的组合支付方式。

目前有两个地区支付方式改革比较突出。城市公立医院改革中,深圳罗湖的支付方式改革比较突出;县级公立医院改革中,安徽天长的支付方式改革比较突出。

2016 年 1 月,深圳罗湖率先在深圳试点医保费用"总额管理、结余奖励"制度改革,就是以辖区内的签约居民为对象,将上一年度基本医保大病统筹基金和地方补充医疗保险基金支付总额,加上本年度全市医保支出平均增长比率值,打包给罗湖医院集团,年终清算时,若有结余,就奖励给医院集团。通过"总额预付"方式进行资源整合,把优质资源集中下沉到社区健康服务中心(下称"社康中心"),可以节约医疗成本,比如社康中心的人均门诊费用是100 元,在二级、三级医院可能就是 300 元到 500 元,甚至 1000 元。此种医保支付方式改革,意味着医疗机构将获得自主控费、寻求高效且价廉治疗的约束和动力,控制医疗费用的不合理上涨。这种"总额预付下的医保支付方式",是实现"居民少生病、少住院、少负担"改革目标的一个关键。

安徽天长则是开展临床路径和按病种付费改革,提质控费规范行为。天长市人民医院于2014年被确定为全省首批临床路径管理示范医院。试点一年多来,实施病种212个,113个病种纳入按病种付费,住院患者次均费用得到有效控制,2015年次均费用增长率下降67.62%。同时,遏制了滥用药、过度检查,规范了医疗行为,医疗费用有所下降。实施临床路径按病种付费的患者实际报销比例达到75%,满意度普遍提高,无一例医疗纠纷发生。

2)编制、人事、薪酬制度改革

2021年1月,人力资源和社会保障部、财政部、国家卫生健康委、国家中医药管理局四部门联合印发了《关于开展公立医院薪酬制度改革试点工作的指导意见》,在全国11个综合医改试点省,每个省各选3个市(州、区),除西藏外的其他省份各选择1个公立医院综合改革试点城市进行试点,主要在薪酬构造、薪酬水平、分配自主权、考核评价等方面进行探索和完善。编制改革的方向是变编制管理为人员的总量管理;变审批管理为备案管理;公立医院在备案人员总量内自主用人。编制改革的关键点是所有公立医院重新核定编制;按现在整个的人员总量核定;编内编外人员晋升、提干一视同仁。

薪酬改革的关键是实现"两个允许"。①允许突破现行事业单位工资调控水平。②允许收入扣除成本并按规定提取各项基金后主要用于人员奖励。最大突破是在人员总量内,医院可以通过考察引进急需紧缺人才。比较典型的案例有福建、广东深圳和江苏。福建推行"院长目标年薪制",医院常委年薪由财政全额负担,并从4个方面51项指标实施考核;在此基础上实行医院总额管理。福建三明目前又在推行"全员目标年薪制、年薪计算工分制"。广东深圳则探索"协议工资制"。江苏则在大的事业单位的岗位绩效工资体系下,把医疗机构的薪酬总量提高,构造比例进一步合理化。江苏医疗卫生机构可以在事业单位薪酬按照180%的量来核定总量,个别的医疗机构有特殊情况可以按照190%来核总量,但是对引进的高层次人才,不算在总量里面。

3. 建立分级诊疗制度

推动医疗卫生工作重心下移,医疗卫生资源下沉。按照国家建立分级诊疗制度的政策要求,在试点城市构建基层首诊、双向转诊、急慢分治、上下联动的分级诊疗模式。分级诊疗制度的建立主要是两个抓手,一是医联体的建设,二是家庭医生制度的建立。《关于推进医疗联合体建设和发展的指导意见》提出,2021年,根本搭建医联体制度框架,全面启动多种形式的医联体建立试点,三级公立医院要全部参与并发挥引领作用。

1)医联体建设

目前医联体建设主要有4种模式。

(1)城市建立医疗集团。典型代表深圳罗湖医院集团。城市医疗集团,即以1家三级医院为牵头单位,联合若干城市二级医院、康复医院、护理院及社区卫生服务中心,构建"1+X"医联体,纵向整合医疗资源,形成资源共享、分工协作的管理模式。有条件的地区推行医联体内人、财、物统一管理模式,促使医联体成为目标一致的共同体。不具备条件的,可在医联体内以对口帮扶、技术支持为纽带形成松散型合作,引导优质医疗资源下沉,提升基层医疗服务能力。

深圳罗湖医院集团是把所有区属5家公立医院和23家社康中心整合成一体化的医院

集团。这个"医疗共同体"实现了区域医疗机构"人员编制一体化、运行管理一体化、医疗服务一体化"。同时,合并集团内资源"同类项",设立医学检验、放射影像、消毒供应、社康管理、健康管理和物流配送6个资源共享中心,实现检验结果互认、医疗资源互通。重新调整和明确了医院和社康中心的功能定位,医院逐渐向提供危急重症、疑难复杂疾病的诊疗服务和科研教学转变,社康中心逐渐向提供常见病诊疗、预防保健和公共卫生服务转变。

(2)县城建立医疗共同体。典型代表是安徽天长。县域医共体,重点探索以"县医院为龙头,乡镇卫生院为枢纽,村卫生室为基础"的县乡一体化管理,并与乡村一体化有效衔接,充分发挥县医院的城乡纽带作用和县域龙头作用,形成县乡村医疗卫生机构分工协作机制,构建县、乡、村三级联动的县域医疗服务体系。

安徽天长以县域医联体试点为抓手,推进分级诊疗提升县域服务效率。天长的主要做法:①整合城乡医疗机构。以市人民医院、市中医院和天康医院3个医院为牵头单位,分别与基层医疗机构签订结对协议,组建3个县域医共体。②整合区域信息平台。依托县级公立医院,建设区域医院信息系统、影像、检验、心电、病理等五大中心,实现医共体内信息互通、检查结果互认、远程会诊协作,为落实和推进分级诊疗提供技术支撑。③整合医疗服务资源。牵头医院对医共体内人、财、物统一管理。医共体内开展医师多点执业,大型医疗设备统一管理、共同使用;注重发挥中医专科优势,向基层医疗机构统一配送中药饮片等,推动优质医疗资源纵向流动。使基层就医群众以卫生院的收费标准享受到县级医院医疗服务,实现"少付费、少跑路"目标。

(3)跨省域建立专科联盟。典型代表是北京儿童医院。跨区域专科联盟,是根据区域内医疗机构优势专科资源,以一所医疗机构特色专科为主,联合其他医疗机构相同专科技术力量,形成区域内若干特色专科中心,提升解决专科重大疾病的救治能力,形成补位发展模式。横向盘活现有医疗资源,突出专科特色。

北京儿童医院组建的专科联盟可以看作是全国的一个样板。2012年以来,北京儿童医院以推动公立医院改革为契机,探索建立专科联盟,创新医联体建设,初步搭建起全国儿科四级诊疗体系,让更多患儿就近就医、有序就医。与各省级儿童医院实现"六个共享":专家共享、临床共享、科研共享、教学共享、预防共享和管理共享。加大基层儿科人才培养,带动全国儿科共同发展,探索在全国建立"患者不动、医生动"的医疗服务新模式,为百姓有序就医提供便利。经过五年发展,初步建立全国儿科四级医疗服务体系,成员单位辐射24个省份,近1800家。

(4)遥远地区开展远程医疗。典型代表是舟山群岛网络医院。远程医疗协作网,是由牵头单位与基层、偏远和欠发达地区医疗机构建立远程医疗服务网络。大力推进面向基层、偏远和欠发达地区的远程医疗服务体系建设,鼓励二级、三级医院向基层医疗卫生机构提供远程医疗服务,提升远程医疗服务能力,利用信息化手段促进医疗资源纵向流动,提高优质医疗资源可及性和医疗服务整体效率。

2015年7月,舟山群岛网络医院的蓝图在全市铺开,一个平台统一、多家远程服务中心共享、基层远程服务站点全面覆盖的远程医疗协作网逐步成形。5个远程医疗服务中心落户5家舟山市三级医院,下联52个基层远程医疗服务站点;13个专科门诊在"云端"开设;100多名副高级以上职称的专家常年坐诊,与1600多名基层医务人员"面对面"会诊、教学。一间间"云诊室"紧密连接着城市与海岛,患者不用出岛就能享受到专家的会诊服务。通过整合市、县(区)、乡镇、社区(村)四级医疗资源,浙江舟山打造了覆盖舟山群岛的远程医疗协作网,使居民就近享受大医院的优质医疗服务。

2)家庭医生制度的建立

2016年6月,国务院医改办、国家卫生计生委等7部门公布《关于推进家庭医生签约服务的指导意见》,在200个公立医院综合改革试点城市开展家庭医生签约服务,鼓励其他有条件的地区积极开展试点。现阶段家庭医生主要包括基层医疗卫生机构注册全科医生、具备能力的乡镇卫生院医师和乡村医生等。重点在签约服务的方式、内容、收付费、考核、激励机制等方面实现突破,优先覆盖老年人、孕产妇、儿童、残疾人等人群,以及高血压、糖尿病、结核病等慢性疾病和严重精神障碍患者等。签约服务后在就医、转诊、用药、医保等方面对签约居民实行差异化的政策。家庭医生团队将拥有一定比例的医院专家号、预约挂号、预留床位等资源。2021年实现家庭医生签约服务覆盖率30%以上,重点人群签约服务覆盖率60%以上。

家庭医生制度实施的典型代表是上海,采用的是"1+1+1"家庭医生签约模式。2015年11月,上海试点医疗机构组合签约的"1+1+1"模式,即居民自愿签约一名社区卫生服务中心的家庭医生和全市范围内的一家区级医院、一家市级医院。60岁以上老年人、慢性病患者、妇女、儿童等人群签约需求将被优先满足。从上海市政府发布的文件《关于进一步推进本市社区卫生服务综合改革与发展的指导意见》中可以得知,其基本任务包含基本建立家庭医生制度,要求建立有序诊疗的服务体制机制。即以自愿签约为基本原则,以优质服务为基础,逐步建立有序诊疗服务制度。各级医疗机构应该通过加强上级医疗机构与社区卫生服务中心相对接、全市预约挂号信息管理平台、畅通转诊渠道、预约平台优先转诊机制、确保签约服务对象用药医保等倾斜政策。从中可以看出上海已签约的居民可以在已签约的家庭医生工作室或社区卫生中心进行首诊,患者根据医生的诊断和建议可以自行选择转诊到上海的各大医院。同时该文件表示加大各级医疗机构联动支撑力度。整合各类资源,利用现代网络互联及各类先进技术,建立检验、影像等各个区域自有的医疗技术中心,实现资源的共享。明确指出上级医院与社区卫生服务中心对接,但是对于对接的方式和转诊的具体政策各个区有所区别。有两个具有代表性地区的转诊模式。①上海长宁通过创新家庭医生制度,各个社区服务中心对接三甲医院专家团队,畅通转诊渠道。②上海闵行各个社区服务中心在2015年9月与4家市级医院(复旦大学附属中山医院、复旦大学附属华山医院、上海交通大学医学院附属第六人民医院、上海交通大学医学院附属仁济医院南院)及复旦大学上海医学院签署协议(儿科医院与邻近的区域社区已有较为深入的合作)。

当前上海的家庭医生的服务责任制主要有三种形式:①依托门诊的服务模式。②依托划块管理的户籍家庭医生服务模式。③以服务站为依托的家庭医生服务模式。第一种的家庭医生主要由中心门诊的全科医生承担,其与中心的防保科等共同组成家庭医生协作组,所以家庭医生的主要来源是社区卫生服务中心的门诊医生,其负责范围是社区门诊中心的负责范围。第二种是每名医生负责一个居委会,几个家庭医生组成一个团队,配备护士等协助医生共同负责这数个居委会片区的工作。第三种是由各社区卫生服务站的全科医生组成家庭医生队伍。可以看出,上海的家庭医生负责制仍然是以家庭医生分片包干为主,而家庭医生仍主要是社区门诊的医生,其负责人数较多,基层全科医生人数和医疗水平都较难得到保障。

4. 构建各类医疗机构协同发展的服务体系

1）优化城市公立医院规划布局

按照《国务院办公厅关于印发全国医疗卫生服务体系规划纲要（2015—2020年）的通知》的要求及本省（区、市）卫生资源配置标准，并结合服务人口与服务半径、城镇化发展水平和群众医疗需求变化，制定区域卫生规划、人才队伍规划和医疗机构设置规划。国家、省级卫生计生部门及相关部门将区域内各方面、各层次医疗卫生资源纳入规划统筹考虑。规划的落实情况作为医院建设、财政投入、绩效考核、医保支付、人员配置、床位设置等的依据，定期向社会公示规划执行情况。从严控制公立医院床位规模、建设标准和大型医用设备配备，对超出规模标准的公立医院逐步压缩床位。控制公立医院特需服务规模，提供特需服务的比例不超过全部医疗服务的10%。

2）推进社会力量参与公立医院改革

推进营利性医疗机构与非营利性医疗机构分开，按照区域卫生规划和医疗机构设置规划，鼓励企业、慈善机构、基金会、商业保险机构等社会力量办医，扩大卫生资源总量。鼓励采取迁建、整合、转型等多种途径将部分城市二级医院改造为社区卫生服务机构、专科医院、老年护理和康复等机构。鼓励社会力量以出资新建、参与改制等多种形式投资医疗，优先支持举办非营利性医疗机构。公立医院资源丰富的城市，选择部分公立医院引入社会资本进行改制试点。目前各地采取的措施主要有：①将不承担社会公共卫生职能的非营利性医院，转型为营利性医疗机构，降低民营医疗机构的准入门槛，代表城市为七台河。②在区域卫生规划和医疗机构设置规划中，为非公立医院预留空间，引入社会资本新建专科和高端特需医疗服务机构，满足不同层次的医疗卫生需求，代表城市为昆明、马鞍山。③完善和落实非公立医院发展优惠政策。在医保定点、科研立项、职称评定、继续教育等方面，与公立医院享有同等待遇，在服务准入、执业、监督管理等方面一视同仁。鼓励卫生技术人才在公立和非公立医疗机构间合理流动，代表城市为鄂州、镇江。④鼓励社会资本采取股份制、并购、合资合作、托管等多种形式参与公立医院改制。代表城市为西宁、宝鸡。⑤完善医疗机构分类管理制度，实现医疗集团向区级医疗机构和公办社区卫生服务机构延伸，提升基层医疗卫生机构技术水平，代表城市为芜湖。

3）强化分工协作机制

引导各级公立医院与基层医疗卫生机构建立目标明确、权责清晰的分工协作机制，加强公立医院与专业公共卫生机构的沟通与协作。以提升基层医疗卫生服务能力为导向，以业务、技术、管理、资产等为纽带，探索构建包括医疗联合体在内的各种分工协作模式，完善管理运行机制，并引导开展有序竞争。在统一质量控制标准前提下，实行同级医疗机构医学检查检验结果互认。可探索整合和利用现有资源，设置专门的医学影像、病理学诊断和医学检验医疗机构，促进医疗机构之间大型医用设备共享使用。

📊 本章小结

本章系统地阐述了国家卫生政策的发展历程，国家卫生政策变迁的影响因素；详细介绍了国家卫生政策各个阶段的基本特征以及我国在卫生政策取得成就的基本经验；讲述了新医改后我国国家卫生政策的设计与实施，重点讲解了公立医院改革的具体举措。

练习题

一、填空题

1. 建立法人治理结构,医院层面要建立_____,_____,_____相互制约、相互协同的机制。

2. 改革补偿渠道的核心是_____。

3. 薪酬改革的关键是实现"两个允许"。一是_____;二是_____。

4. 编制改革的关键点是_____,_____,_____。

5. 公立医院的补偿渠道由三个渠道变成两个渠道,分别是_____、_____。

6. 公立医院改革中的"腾笼换鸟"是指_____、_____、_____。

二、简答题

1. 简述我国卫生发展政策历程。

2. 简述我国卫生发展各个阶段的基本特征。

3. 简述新医改的"四梁八柱"。

4. 简述医联体建设的四种模式。

三、思考题

请你谈谈影响国家卫生政策变迁的因素还有哪些?

（丁　陶）

第四章
卫生信息化政策进展

学习目标

（1）知识目标：归纳卫生信息化的基本内涵、现状特征和发展趋势，描述我国卫生信息化建设现状和主要国家地区卫生信息化的实践探索，总结卫生信息化的发展态势和前沿应用。

（2）能力目标：灵活运用信息化新技术推动卫生管理事业的发展。

（3）素质目标：树立通过科技创新改善人民卫生健康的决心。

思政知识

1. 任务单元

了解远程诊疗等信息技术在应急医疗救援中的典型应用。

2. 思政元素

专业认同、爱岗敬业。

3. 思政素材

2008 年汶川地震中，四川一名 21 岁青年被废墟压埋 124 小时，救出后病情十分危急。解放军抗震救灾卫勤指挥部通过紧急启用卫星网远程救治系统，组织中国工程院院士、肾脏科专家、骨科专家等通过卫星视频，仔细查看伤情，针对性地做出了指导意见，有效控制了伤员的病情。

专业术语

卫生信息化：health informatization

章前案例

5G 重症监护室、无人机送药服务、线上问诊、远程门诊、远程会诊、预约检查及住院、线上开具处方及药物配送、检验单开具及结果咨询、慢性病管理及健康教育……浙江大学医学院附属第一医院互联网医院依托现代信息技术，实现了患者足不出户享受高质量医疗服务的目标。在以线下医院为基础的互联网医院服务中，重构优化了就医流程，从诊前贯穿到诊后，从医疗领域延伸至护理领域的全过程性"互联网＋"健康，成功运营了"以患者为中心"的互联网医院服务模式。

医疗卫生事业作为保障人民健康的重要工程，其信息化的发展一直得到政府的高度重视和大力支持，在国家的顶层设计中则把保障全民健康的理念融入所有政策，运用所有的信息技术资源促进全民健康,实现"数字中国"与"健康中国"深度耦合与协同发展。本章从宏观的角度对卫生信息化理论进行介绍,阐述了我国卫生信息化建设现状,分析了国内外卫生信息化的实践探索。

　　案例来源:《从"5G 急诊""互联网医院"看"互联网+医疗健康"新实践》,新华社,2019-12-30.

第一节 ┃ 卫生信息化理论

一、信息化时代基本内涵

(一) 信息化时代

信息化时代也称为后互联网时代,指培育并发展以电子计算机信息处理技术为基础、以信息传递为纽带、以社会财富创造者具备智能信息处理能力为标志的新型社会阶段,这一时代促进人类社会各方面向更高阶段的智能化变迁,称为"信息化时代"。

核心要素包括:①信息技术为主体;②创造和开发知识为重点;③工业社会发展到信息社会;④新的生产力和生产方式。

(二) 后信息化时代

"后"作为词汇学上的前缀标志着一种历史时期或状态。后信息化时代是指信息化时代的后期阶段或基本实现了信息化主要指标之后的信息时代。

信息化时代的主要特征是对信息的获取、流通及其信息自身在核心竞争力打造中具有关键作用;而后信息化时代的主要特征则变为对信息的处理和利用的能力,取代信息本身而成为关键竞争因素。

(三) 信息时代的特征

1. 信息成为最重要的资源

信息、技术、知识等无形资产是信息时代的核心生产要素,信息流成了社会发展的主要动力,信息及情报源成了新的权力源。随着信息量的加大,信息化时代的资源人人都能共享,在信息时代,信息和信息交换遍及各个地方,人们的活动更加个性化和开放化。

2. 以微电子、通信、计算机和软件等新信息技术成为主导技术

技术向着数字化、智能化、知识化、可视化、柔性化发展。

3. 带来社会系统、行业形态、社会空间的深远变革

信息产业成为信息时代支柱产业,知识成为经济社会的驱动力量。信息技术的创新影响国际经济和社会生活的各个领域,对世界产生深刻影响。产业结构以知识和信息产业为主,各行业的信息化、数字化转型加速。信息通信技术引领了全球化的进一步发展,孕育了全新的数字化经济模式。

4. 带来生产、发展、竞争的全球化

信息技术正在取消时间和距离的概念,信息技术的发展大大加速了全球化的进程。随着互联网的发展和全球通信卫星网的建立,各网络之间可以不考虑地理上的联系而重新组

合在一起。

（四）信息时代带来的影响

1. 对生活交往方式和意识形态产生巨大影响

虚拟生存、移动生存、智慧生存、线上社交等对生存方式产生变革性影响，信息技术广泛应用于社会生活各方面，引起生活方式、思维方式的改变。

2. "互联网＋"时代到来，行业融合加剧

新技术纵深发展、通信技术、计算机技术等现代信息技术与各行业、各领域全面渗透融合。

3. 催生了新的医疗服务模式和"大医疗"的理念

智慧医疗就是基于新的技术和在大数据背景下一个新技术的应用，如远程会诊、远程诊脉等医疗服务模式。未来医疗行业的发展已不再局限于疾病的治疗，而是要重视疾病预防、各环节健康管理等。

4. 云计算、大数据对医疗行业产生强劲的促进作用

云计算和大数据的应用可以整合各种医疗数据，通过对数据的有效分析，进行更好的数据背景分析，利用这些分析，可以为患者提供更精细、更细致的医疗方案。

二、信息化时代下的医疗卫生行业

（一）智慧医疗

智慧医疗是指具有信息化、互联互通化、智能化等高信息化手段集成，基于大数据、云计算平台、物联网平台、人工智能等新兴信息技术，在患者就诊服务和诊疗流程中将这些技术运用到针对性的方面，提高患者入院前、入院中、诊疗后整体的医疗服务体验和诊疗流程的效率，通过线上、线下的诊疗模式的创新，借助人工智能辅助临床诊疗和管理决策的医院建设发展模式。

在智慧医疗下，移动护理、移动查房、输液监测系统、输血监测系统、智能生命体征采集系统、防跌倒监测系统、慢性病患者随访系统等终端之间的互相连通联动，以达到医院内部诊疗手段、诊疗模式及诊疗结果的信息化的联合呈现模式，实现院内诊疗多模块的闭环管理。

（二）电子病历

电子病历系统就是用来储存和管理患者在医疗机构就诊过程中所产生的各种诊疗信息的系统。与传统的纸质病历相比，电子病历在整合患者诊疗信息、提高医疗工作效率、改进诊疗质量、规范医疗行为和辅助诊疗决策等方面有着重要的作用。

为保证病历的完整性，电子病历系统至少集成以下5个系统数据。

1. 患者信息系统

为患者生成一个唯一的标识符，包含电子病历中主要的管理类事件，如挂号、入院、出院、转科、主诉、病情记录等，能帮助完成患者的信息聚合。

2. 实验室信息系统

含有与患者医嘱相对应的检验项目、计费、化验结果。

3. 放射信息系统

建立医嘱和放射性检查之间的联系，包括患者标识、患者预约排队、结果报告和影像记录等信息。

4. 临床信息系统

支持医院医护人员的临床活动,收集和处理患者的临床医疗信息,包含医嘱录入系统、配伍禁忌提示及药品说明书查看等,提高医生的工作效率。

5. 药房系统

连接电子病历中的医嘱、计费,以及药房中的摆药、发药等流程的系统。

(三) 互联网医院

依托线下实体医院和医疗资源,借助互联网技术手段,建设具备远程会诊、远程门诊、远程病理诊断、远程医学影像诊断和远程心电诊断等功能的新型医疗机构组织形态,包括作为实体医疗机构第二名称的互联网医院,以及依托实体医疗机构独立设置的互联网医院。

(四) 远程医疗

远程医疗是通过互联网信息技术,充分利用公立医院或专科医院的医疗资源,对医疗资源匮乏的边远地区、海岛等地的患者进行远距离的医疗咨询、诊断和治疗的医疗模式。

按照服务传递方式,远程医疗可以分为异步远程医疗、远程监护和实时远程医疗。

1. 异步远程医疗

异步远程医疗是指患者获取医学数据(例如病历摘要、实验室检查、医学影像、病理报告等)并将这些医疗数据上传,医生在空闲时间再进行诊断。

2. 远程监护

远程监护是指医生和护理人员利用可穿戴设备、可视电话、移动医疗设备等收集有关血糖水平、血压或其他生命体征的数据,远程监测患者的健康状况。

3. 实时远程医疗

实时远程医疗是指患者和医生通过视频或音频实时通信,包括远程会诊、远程手术、远程教学等,医生对异地患者的健康状况进行分析和诊断。

(五) 云转诊

面对分级诊疗制度的落地和医疗资源分布不均的现实,云计算、大数据、移动互联等信息技术成为解决协调医疗资源、创新转诊模式的重要支撑。

三、信息化时代医疗卫生新趋势

(一) 服务模式向着智能化与个性化发展

在医疗服务模式中,移动互联、人工智能属于重要技术。例如,利用可穿戴医疗设备,对个人健康数据进行收集,对个体体征数据、行为数据、诊治数据进行分析;利用高位分析方法、自身量化算法等,对个体药物敏感性、疾病易感性进行预测,进而实现个性化护理和用药。

(二) 健康管理精细化、一体化、便捷化

在电子健康档案云平台中,集合了个人健康信息,并且覆盖面较广,使每个人都可以生成一份电子健康档案,以便于及时对医疗数据进行获取。电子健康档案云平台的创建,有利于传染病、慢性病、疑难杂症的在线病情跟踪和咨询,可以降低重复检查给患者带来的经济负担,提升个人健康管理的精细程度。

(三) 卫生信息化注重顶层设计

从信息化的角度一定要标准先行,把握规模,整合系统。"三个基础"是指建立全国统一的、标准化的居民健康档案,电子病历基本架构,卫生信息数据字典。同时建立中央、省和地

市三级卫生信息管理平台,实现区域内信息资源共享。

(四)临床决策与精准医学科学性提升

医疗信息化不仅是使医疗服务智能化发展,还提供给临床决策与精准医学研究可靠的支持。经过效果比较研究,对患者的体征、疗效、费用等大型数据集进行精准分析,有助于医生对最有疗效和成本最低的治疗方法进行确定。同时,通过临床决策支持系统,可以对临床医生的知识进行拓展,进而避免人为疏忽,提升医生的诊治质量与工作效率。

(五)注重患者健康数据的隐私保护

《"十四五"全民健康信息化规划》明确,全面落实网络安全和数据安全相关法规标准,加强医疗设备相关网络和数据安全监管,研究制定卫生健康信息管理办法和相应的标准规范。

第二节 | 我国卫生信息化实践

一、我国医疗卫生信息化建设现状

随着信息技术的蓬勃发展和信息化时代的到来,信息技术与医疗卫生事业的融合发展已成为必然。尤其在经历突发性公共卫生事件后,我国医疗卫生信息化迎来了新的转折点。健康医疗大数据开始进入人们的视线,同时居民健康医疗的实际需求也呼吁我国卫生信息化建设。

(一)医疗卫生信息化标准化顶层设计

《"十四五"全民健康信息化规划》提出,到2025年,我国将初步建设形成统一权威、互联互通的全民健康信息平台支撑保障体系,基本实现公立医疗卫生机构与全民健康信息平台联通全覆盖。

(二)加快电子健康档案及电子处方建设

《关于深化医药卫生体制改革的意见》指出,以建立居民健康档案为重点,构建乡村和社区卫生信息网络平台,标志着电子健康档案系统建设的开始。

《健康档案基本架构与数据标准(试行)》是我国第一部健康档案法规,为电子健康档案的标准化、规范化指明了方向。

《"健康中国2030"规划纲要》指出,到2030年,我国要实现国家、省、市、县四级人口健康信息平台互通共享、规范应用,人人拥有规范化的电子健康档案和功能完备的健康卡。

(三)医疗信息化互联互通标准建设

《"十四五"全民健康信息化规划》指出,到2025年,二级以上医院基本实现院内医疗服务信息互通共享,三级医院实现核心信息全国互通共享。人口信息、居民电子健康档案、电子病历和基础资源等数据库更加完善,将推动电子健康码"一码通用"。

(四)推进远程医疗发展

自2014年《关于推进医疗机构远程医疗服务的意见》出台以来,国家层面颁布了多项配套政策,支持远程医疗发展。

2018年,国务院办公厅颁布《关于促进"互联网＋医疗健康"发展的意见》,同年《远程医疗服务管理规范(试行)》颁布。

二、我国医疗卫生信息化建设主要成就

（一）远程医疗建设

2015年，我国第一家互联网医院——乌镇互联网医院成立以来，截至2021年，我国互联网医院数已超过1600家。江苏省已建成114家互联网医院，线上诊疗31.13万人次，成为全国首批"互联网＋医疗健康"示范省建设单位，实现预约挂号、预约检查、在线复诊、远程会诊、在线支付、线上处方、药品配送等涵盖诊前、诊中和诊后一站式就医全流程的服务。

2017年到2020年底，我国二级以上公立医疗机构开展远程医疗服务占比从43.3％上升至63.2％，远程医疗协作网覆盖所有地级市的2.4万余家医疗机构，89.5％的城市医疗集团和县域医共体，在内部实现远程医疗。

（二）居民电子健康档案系统

截至2019年，电子健康档案建档率达到80％以上，初步建立了人口信息、电子健康档案、电子病历等数据库，省级人口健康信息平台增加至29个，分别与国家平台实现互联，公共卫生信息体系基本建立。

《"十四五"时期健康北京建设规划》指出，北京市目前已完成全市2000万人电子健康档案。

（三）区域卫生信息化平台

全部省份、85％的市、69％的县建立了区域全民健康信息平台，各地建立健全了全员人口信息、居民电子健康档案、电子病历和基础资源等数据库，全国7000多家二级以上公立医院接入区域全民健康信息平台，2200多家三级医院初步实现院内医疗服务信息互通共享，全民健康信息化效果正在显现。

（四）突发公共卫生事件监测系统

我国建成了全球最大的传染病疫情和突发公共卫生事件网络直报系统，突发公共卫生事件信息平均报告时间缩短到4小时以内，已经具备在72小时内检测300多种病原体的能力，同时建立了突发公共卫生事件风险评估制度。

三、国内部分地区医疗卫生信息化实践

（一）上海

1. 上海市远程会诊中心

上海大学附属孟超肿瘤医院联合上海市白玉兰远程医学管理中心，建成启动远程会诊中心，打通了全国700余家医院的优质医疗资源，推动优质医疗资源下沉，为患者提供"线上＋线下"的一站式精准诊疗，并探索升级单病种、多学科诊疗模式。

2. 徐汇区全专云医联平台

徐汇区全专云医联平台是徐汇区卫生健康委根据"互联网＋分级诊疗"要求，基于徐汇区两个紧密型医联体和7个学科项目型医联体的区域卫生资源优势开发的便捷就医服务平台。基于大数据技术，徐汇区全专云医联平台通过全科医生和专科医生在云平台上的联合诊疗、双向转诊、预约检查、康复指导、视频教学、多方会诊等形式，实现诊疗信息、检查报告、影像图片、健康档案等信息互联共享的功能，使居民享有徐汇区医联体内一体化的医疗协同和全程健康管理。

3. 长三角健康一体化战略

依据上海市健康信息网建设标准、技术等,与江苏、浙江等签约,拓展上海市健康信息网覆盖面,实现长三角健康一体化发展。

主要措施包括:长三角地区推进公共医疗服务标准化,创新跨区域服务机制,建立了应急联动机制;推进电子健康档案信息平台跨区域联通;实现双向转诊、转检、会诊、联网挂号等远程医疗服务,实现优质医疗卫生资源共享;加强基本公共卫生服务合作,推进重大传染病联防联控。

(二) 北京

1. 北京市智慧医院

北京市主要医院已全部实现覆盖门诊诊疗全流程的自助服务,患者只需扫码,即可完成挂号、取号、报到、取药、打印报告、打印发票等一系列操作。

在以首都医科大学附属北京天坛医院为代表的综合性医院中,多数医院已经开设"远程病房",通过互联网远程病房,北京市医生可以下医嘱、指导当地医护人员查房、为疑难病患者进行会诊等,每家医院每天可管理的远程患者在 20 位以上。

此外,依托北京建设的国家级疾病医疗质量控制中心,可实时汇总疾病数据、进行疾病分析。

2. "北京健康云"、智慧医保

北京市自 2014 年起建设"北京健康云",截至目前已基本实现电子病历、检验结果、居民健康档案、处方信息和电子医学影像在全市范围的共享,对汇聚的医疗健康信息进行处理后按病种整理成数据集。此外,建成北京市互联网诊疗服务监管平台,形成"1 个互联网诊疗服务监管总平台＋N 个互联网医疗子平台＋1 个互联网医院公共服务平台"的格局。

智慧医保方面,北京市在医保信息化、智慧化方面实现了基于智能审核系统的医保报销电子审核,由系统进行电子比对,实现档案电子化、单据审核智能化,缩短报销周期,解决了异地患者经办和备案问题。

(三) 江苏

江苏省在互联网医院建设方面,从顶层设计将互联网医院建设与分级诊疗平台建设进行有机融合。医联体业务联动型互联网医院除了开设面向常见病、慢性病复诊患者的"云门诊"功能,实现处方流转配送、线上预约检查、报告查询、院内导诊、自助入院办理等服务外,还重点打造了面向基层医院的"云会诊""云查房"功能,基层医生可通过互联网医院信息平台与上级医院专家实时交流互动,实现医联体内医疗资源上下贯通、信息互通共享、业务高效协同、线上线下一体化的医疗服务体系。

第三节 | 国外医疗卫生信息化实践

一、电子健康档案

(一) 集中管理模式

集中管理模式是由政府卫生健康部门统一管理,对健康数据统一采集、规范记录、安全存储和系统服务的管理模式。澳大利亚成立数字健康局负责居民健康记录,信息集合系统的运作、数据集中管理、医疗机构间共享。个人可以随时查看自己的健康信息;在授权下,医院可以查询个人健康信息进行诊断。截至 2020 年,91%的公民注册使用了电子健康信息系统,集中管理模式取得了显著成效。

(二) 联邦管理模式

联邦管理模式是根据联邦制国家的治理职能,由联邦政府和州政府各司其职,分别负责国家和地方的电子健康档案工作。2004 年美国政府颁布实施"我的电子健康档案"计划,大部分州政府建立健康档案平台,健康信息可在各州间实现共享。截至 2020 年,约 95%的医院能从电子健康档案中获取公民健康数据。电子健康档案数据最常用于医院质量改进、监测患者生命体征和衡量组织绩效三方面。

(三) 第三方管理模式

第三方管理模式是充分利用第三方组织机构的专业知识和技术,聘请第三方机构服务于健康档案,并受法律保护。这种模式的核心在于独立运作、权责清晰、机制有效。加拿大于 2001 年引入第三方非营利机构,负责电子健康档案的规划和技术开发,建立了加拿大卫生信息网,实现了共享健康档案、电子心理健康服务、电子处方服务等功能。卫生信息网独立运行,受法律和相关部门监督,电子健康档案服务的注册使用率超过 94%。

二、远程医疗

美国是最早开展远程医疗,也是远程医疗应用层面最广的国家。自 1996 年起,美国陆续颁布《平衡预算法案》《跨州行医示范法》《健康保险携带和责任法案》《在医疗行为中正确使用互联网标准指南》《2013 远程医疗现代化法案》等多项法律法规,使美国在监管体系、补偿标准、患者隐私保护等方面政策体系日益完善,远程医疗得到良好发展。

2020 年 3 月,美国政府宣布将远程医疗服务纳入国家卫生计划,在立法上放松对远程医疗监管要求,允许联邦医保覆盖更多远程医疗和虚拟门诊服务,按照与线下咨询相同的费率向医疗机构报销费用。

三、突发公共卫生事件

美国的突发公共卫生事件信息化系统是由相互交错的纵横结构组成的六大系统。纵向包括医院应急准备系统、疾病预防控制中心、城市医疗应急系统,横向包括现场流行病调查机动队和网络系统、全国公共卫生信息系统等。突发事件发生后,由美国疾病预防控制中心通过以上系统获取公共卫生信息数据,为政府决策提供依据。

日本长期重视公共卫生领域信息化建设,已构筑起了一个高效、周密、适合本国国情的信息化体系,体系主要涵盖两大方面:一方面从覆盖全国、功能完善、技术先进的防灾通信网络建设入手,另一方面将移动通信技术、临时无线基站、"互联网+"等现代通信技术广泛应用在公共卫生防治之中。

四、卫生信息化规划

美国政府自 2011 年开始发布第一个医疗信息化规划,对健康信息领域的发展做整体战略规划,目标为建设一个以信息武装的、提供更好服务的健康信息系统。在《美国联邦政府医疗信息化战略规划(2015—2020)》中指出。未来五年的优先事项是推动行业通过智能手机 APP 和应用程序编程接口访问更多患者的医疗健康数据。

此外,统一的医疗信息标准是实现共享的最佳途径,美国政府注重医疗信息标准化体系的构建,目前已经建立了较为完善的医疗信息标准,如医学数字成像与通信系列标准 3.0 和卫生信息交换标准。

本章总结

本章介绍了信息化时代的基本内涵,讨论了信息化时代下的医疗卫生行业,分析了信息化时代医疗卫生新趋势。对我国医疗卫生信息化建设现状进行简要介绍,并讨论主要国家和地区卫生信息化的一些经验做法。

练习题

思考题

1. 信息化时代医疗卫生具有哪些新的发展趋势?
2. 结合新型信息技术,未来卫勤保障可能会有哪些新突破?

（沙　琨、朱文烨）

第五章
医疗保险政策进展

学习目标

（1）知识目标：对我国医疗保险发展历史与成就进行描述，阐述我国多层次医疗保障体系，总结了解我国医疗保险改革进展。

（2）能力目标：能够准确理解医疗保险政策，独立掌握和运用医疗保险新知识，具备认识问题、分析问题和解决问题的基本能力。

（3）素质目标：持续关注我国医疗保险政策发展进程，坚持以人为本，保持强烈的社会责任感。

思政知识

1. 任务单元

通过本章节学习了解我国医疗保险发展历史与成就，熟悉我国多层次医疗保障体系并了解我国医疗保险改革进展和未来发展趋势。

2. 思政元素

以人为本、全民医保、公平公正。

3. 思政素材

习近平总书记在党的十八大报告中明确提出，要"整合城乡居民基本养老保险和基本医疗保险制度"。国务院在2016年1月印发《关于整合城乡居民基本医疗保险制度的意见》，就整合城镇居民基本医疗保险和新型农村合作医疗两项制度，建立统一的城乡居民基本医疗保险制度提出明确要求。这显示了政府致力于实现社会公平，提高医保效率，以及建立全民医保覆盖的决心。习近平总书记强调，要把人民健康放在优先发展的战略地位。我们建立全民医保制度的根本目的就是要解除全体人民的疾病医疗后顾之忧。党的十八大以来，在以习近平同志为核心的党中央坚强领导下，我国以前所未有的改革措施着力解决人民群众普遍反映的看病贵问题，努力实现全体人民全方位、全生命周期、高质量的医疗保障。

专业术语

（1）医疗保险政策：medical insurance policies

（2）医疗保障体系：medical security system

（3）大病保险：critical illness insurance

（4）商业医疗保险：commercial medical insurance

（5）疾病诊断相关组：diagnosis related groups，DRG

（6）按病种分值付费：diagnosis-intervention packet，DIP

章前案例

第七次全国人口普查数据显示：与 2010 年相比，我国 60 周岁以上老年人增加了 8 637 万人（截至 2022 年 1 月），增长 48.62%，占总人口的比重为 18.70%。随着我国人口老龄化呈加速态势，达到峰值后将长期处于老龄人口"高原"，而医疗保险是应对老龄化的核心制度之一。在新时期，医疗保险作为社会保险的重要组成部分，还将继续发挥其资金统筹、风险分担等作用，而随着老年人口规模的扩大，医保基金可持续性发展将面临新的风险与挑战。

案例来源：2020 年度国家老龄事业发展公报，国家卫生健康委员会，2021 - 10 - 15.

第一节 | 国内医疗保险发展历史与成就

一、我国医疗保障政策历史沿革

（一）公费劳保医疗及合作医疗制度（1978 年前）

计划经济时期，我国建立了覆盖城镇的公费和劳保医疗及合作医疗制度。1978 年，全国城镇职工有 9 499 万人，其中 8 885 万人有劳保医疗制度保护，加上享受半费待遇的部分城镇职工家属，可覆盖 1 亿人左右；农村传统合作医疗鼎盛时期，95% 的农民从中获得保障。

（二）传统医疗保障制度的转型探索（1978—1992 年）

1978 年之后，我国正式进入从计划经济向市场经济、农业经济向工业经济的双转型时期，宏观环境发生了巨大变化。这一时期可以细分为两个阶段，第一个阶段为 1978—1985 年。这一时期，政府对医疗机构投入不断减少，医疗机构营利动机强化，针对上述问题，进行了改革探索：在公费和劳保医疗中引入患者自付，一般是门诊医疗费用定额包干使用，或门诊、住院时个人自付一定比例医药费（10%～20%），同时规定自付费用限额，制定出台了公费劳保医疗用药目录，控制药品支出。第二个阶段是 1985—1992 年，调整制度适应宏观经济环境的变化。部分地区突破传统"单位"保障，对离退休人员医疗费用试行社会统筹，部分地区则开始探索职工医疗费用社会统筹。

（三）新的基本医疗保险制度探索和框架构建阶段（1993—2009 年）

1. 城镇职工基本医疗保险

1993 年，《中共中央关于建立社会主义市场经济体制若干问题的决定》明确："城镇职工养老和医疗保险金由单位和个人共同负担，实行社会统筹和个人账户相结合"的制度模式。1994 年，原国家体改委等颁布《关于职工医疗制度改革的试点意见》，决定在两个已有大病统筹制度基础的城市开展通道式"统账结合"模式的职工医疗保险改革试点，史称"两江"试点。1996 年国务院出台了《关于职工医疗保障制度改革扩大试点意见》，将试点扩大到 58 个城市，探索出了"两江"试点的通道式、板块式、三金模式三种"统账结合"模式。1998 年国务院颁布《关于建立城镇职工基本医疗保险制度的决定》，正式确立了我国城镇职工医疗保制度,即以职工医保为基础,以大额医疗费用补助、公务员医疗补助、企业补充医疗保险、特困人员医疗救助和商业医疗保险为补充组成。职工医保确定了我国基本医疗保险制度社会保险的基本模式。2006 年,原劳动保障部颁布《关于开展农民工参加医疗保险专项扩面行动的通知》,推动农民工参加职工医保制度。

2. 新型农村合作医疗

2002 年,《关于进一步加强农村卫生工作的决定》明确提出:"逐步建立新型农村合作医疗制度""对农村贫困家庭实行医疗救助",同时承诺中央和地方财政对制度进行筹资支持。2003 年,国务院转发《关于建立新型农村合作医疗制度的意见》,标志着新农合制度的逐步建立,针对农村户籍人口的基本医疗保险制度正式建立。

3. 城镇居民医疗保险

为实现基本建立覆盖城乡全体居民的医疗保障体系的目标,国务院于 2007 年起开展试点,发布《国务院关于开展城镇居民基本医疗保险试点的指导意见》,标志着基本医疗保险的最后一块空白,城镇非就业居民看病也有了制度保障。

(四)全民医疗保险制度的发展和完善(2009 年至今)

2009—2011 年,从政策全覆盖走向全民医保制度覆盖,范围不断扩大,最终实现全民医保。2009 年,《中共中央、国务院关于深化医药卫生体制改革的意见》拉开了新医改的帷幕。我国基本医疗保险制度在政策覆盖全人口的基础上,不断发展和完善实现了全民医保,是基本医疗保险制度的集中改革期。2011 年,人社部等印发《关于领取失业保险金人员参加职工基本医疗保险有关问题的通知》,将领取失业保险金人员纳入职工医保。同时,全面推开城镇居民医保制度,重点解决了城市"一老一小"、大学生和流动人口的参保问题。同时,居民医保和新农合普遍建立了门诊统筹,新农合还进行了重大疾病保障制度的探索。经办管理服务不断优化,就医便捷度不断提高。各统筹地区普遍实现了实时结算,大部分省份城镇医保实现了省异地就医联网结算,部分省份自发探索跨省异地就医管理服务协作。支付方式改革不断深化,探索总额预付,结合门诊统筹的开展探索按人头付费,结合住院门诊大病的保障探索按病种付费。统筹层次不断提升,部分地市开始城乡医疗保险统筹的探索。

2011 年至今,是全民医保制度的发展和完善时期。这一时期,支撑全民医保的"两纵"(职工医保和城乡居民基本医疗保险)、"三横"(医疗救助、基本医疗保险、商业健康保险)的基本医疗保障制度格局已基本形成并逐步完善。全民医保在一些关键领域和环节取得了突破性改革进展。制度不断完善,待遇水平不断提高。2016 年城镇居民医疗保险和新型农村合作医疗合并为城乡居民医疗保险,形成了包括城镇职工基本医疗保险、城乡居民基本医疗保险、大病保险、医疗救助、商业健康保险、补充医疗保险、慈善捐赠等内容的多层次医疗保障体系。

二、我国医疗保险改革主要成就

1. 建立完善的医疗保障体系

党的十八大以来,在以习近平同志为核心的党中央坚强领导下,我国建起了世界上最大的基本医疗保障体系,其中包括基本医疗保险、大病保险、医疗救助等多层次的制度。截至 2023 年底,基本医疗保险参保人数达 133 386.9 万人,参保覆盖面稳定在 95% 以上,参保质量持续提升。参加职工基本医疗保险人数 37 093.88 万人,参加城乡居民基本医疗保险人数 96 293.02 万人,截至 2023 年底,生育保险参保人数 24 907.06 万人,同比增加 300.41 万人。

2. 就医负担不断减轻

人民群众就医经济负担不断减轻。居民个人卫生支出占卫生总费用由 2012 年的 34.34％下降到 2021 年的 27.7％。2023 年,职工基本医疗保险基金(含生育保险)和城乡居民基本医疗保险基金分别支出 17 750.73 亿元和 10 457.65 亿元,呈现逐年增长态势。2023 年,我国城乡居民大病保险报销惠及 1 156 万人,人均减负 7 924 元,医疗救助 2.5 亿人次,2018—2023 年,医疗救助资金支出从 425 亿元增长到 745 亿元。基本医疗保险、大病保险、医疗救助三重制度累计惠及农村低收入人口就医 18 649.8 万人次,减轻医疗费用负担 1 883.5 亿元。

3. 医保服务质量和范围不断拓展

医保药品目录品种范围实现全国基本统一,新一版国家医保药品目录开始执行,现行版目录中,共计有 3 088 种西药和中成药,以及 892 种中药饮片。自 2018 年国家医保局成立以来,连续 6 年开展医保药品目录动态调整,累计 744 种药品新增进入目录范围,其中 2023 年新增 126 种。医疗保障待遇水平逐年提高,政策范围内报销比例保持在 70％以上。目前,大病保险起付标准不高于当地居民上年度人均可支配收入的 50％,支付比例不低于 60％;对低保对象、特困人员和返贫致贫人口,大病保险起付标准降低 50％,支付比例提高 5 个百分点。2023 年,救助对象从低保对象、特困人员,延伸至低保边缘家庭成员、防返贫监测对象、因病致贫重病患者。多数地区取消了低保对象、特困人员的起付线,提高了救助比例、封顶线。

4. 管理体制不断创新

2018 年,国家医疗保障局组建,旨在更好地管理、监督和运营基本医疗保险制度,更有效地保障公民的基本医疗需求,推动医保制度的改革和完善。国家医疗保障局成立后,采取了一系列措施,如加强医疗保障精准扶贫、推进抗癌药降税降价、扎实推进跨省异地就医直接结算、加强医保基金的监管等,以推动我国医保体系的进一步完善。

第二节 | 我国多层次医疗保障体系

随着我国社会经济的快速发展和人民生活水平的不断提高,人民群众对于医疗保障的需求也日益增长。为了满足人民群众多样化的医疗需求,我国建立了以基本医疗保险为主体,包括大病保险、医疗救助、商业健康保险和慈善捐赠在内的多层次医疗保障体系。这一体系为人民群众提供了全方位、多层次的医疗保障,有效提升了医疗保障水平,缓解了群众因病致贫、因病返贫的问题(图 5-1)。

一、主体层

(一) 基本医疗保险

基本医疗保险是我国医疗保障体系的基础和主体,主要包括城镇职工基本医疗保险、城乡居民基本医疗保险。这一制度实行广覆盖、低水平、保基本的原则,为参保人员提供基本的医疗保障。

1. 城镇职工基本医疗保险

1) 资金来源

①用人单位和个人缴纳的城镇职工基本医疗保险费和大额医疗救助费。②基金利息收

```
中国多层次医疗保障体系
├─ 主体层
│  ├─ 基本医疗保险
│  │  ├─ 城镇职工基本医疗保险
│  │  │  ├─ 覆盖对象 ── 企事业单位职工、灵活就业人员
│  │  │  ├─ 筹资方式 ── 用人单位缴费（工资基数6%~10%）
│  │  │  │          └─ 个人缴费（工资基数2%）
│  │  │  └─ 待遇特点 ── 设立个人账户（门诊使用）
│  │  │             ├─ 住院报销比例70%~90%
│  │  │             └─ 目录内药品/服务报销
│  │  └─ 城乡居民基本医疗保险
│  │     ├─ 覆盖对象 ── 非就业居民（含农村居民、学生等）
│  │     ├─ 筹资方式 ── 个人缴费（2023年标准380元/人/年）
│  │     │          └─ 财政补助（640元/人/年）
│  │     └─ 待遇特点 ── 无个人账户
│  │                ├─ 住院报销比例60%~75%
│  │                └─ 基层医疗机构报销比例更高
│  └─ 大病医疗保险
│     ├─ 公务员和职工大额医疗费用补助
│     └─ 城乡居民大病医疗保险
├─ 补充层
│  └─ 商业健康保险
│     ├─ 普惠型商业保险
│     │  ├─ 政府指导-商业运作
│     │  ├─ 年保费50~200元
│     │  └─ 带病可投保，报销抗癌药等
│     └─ 高端商业医疗保险
│        ├─ 覆盖特需医疗、国际部等
│        └─ 保费较高，核保严格
└─ 托底层
   └─ 医疗救助
      ├─ 救助对象
      │  ├─ 低保户、特困人员、建档立卡贫困户
      │  └─ 支出型贫困家庭（因病致贫）
      └─ 救助方式
         ├─ 参保资助（代缴基本医保费用）
         ├─ 直接医疗费用救助（门诊/住院）
         └─ 重特大疾病专项救助
```

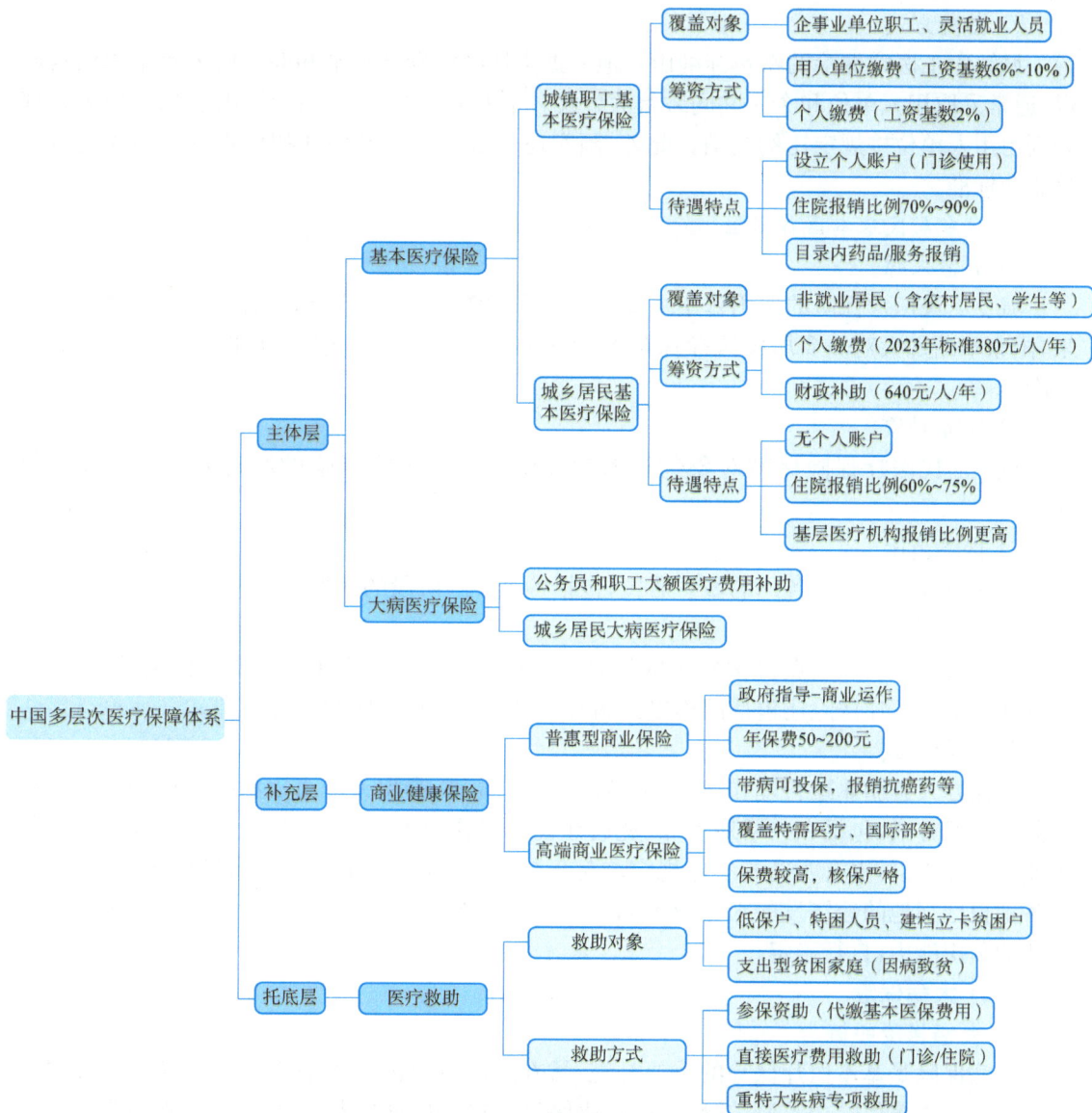

图5-1　我国多层次医疗保障体系

入。③按照规定收取的滞纳金。④财政补贴。⑤法律法规规定的其他收入。

2）保障对象

城镇各类企事业单位及其职工、退休人员及灵活就业人员等。

3）保障范围

服务范围包括基本医疗保险、大病保险、生育保险等，旨在为参保人员提供全方位的医疗保障。

4）保障待遇

城镇职工医疗保险的待遇包括基本医保和大病保险等。基本医保主要覆盖门诊、急诊、住院等医疗费用，报销比例根据医疗费用和参保人员身份等因素确定。

5）缴费方式

城镇职工医疗保险的缴费标准由各地根据当地经济发展水平和职工收入水平等因素确定，通常采取用人单位和个人共同缴费的方式。个人缴费部分由单位代扣代缴，单位缴费部分则由用人单位按规定比例缴纳。此外，国家还会根据经济发展和物价水平等因素适时调整缴费标准。

2. 城乡居民基本医疗保险

1）资金来源

城乡居民医疗保险的费用筹集主要通过个人缴费和政府补贴相结合的方式实现。近年来，国家不断加大对城乡居民医疗保险的投入力度，提高了人均财政补助标准和个人缴费标准。

2）保障对象

城乡居民医疗保险保障对象包括未参加城镇职工医疗保险的所有城镇居民和农村居民。

3）保障范围

参保范围覆盖全国各地的城乡居民，包括各个年龄阶段的人群。

4）保障待遇

参保人员在医保定点机构发生的符合规定的医疗费用，可以按照规定比例进行报销。城乡居民基本医疗保险还包括门诊慢性病及重、特、大疾病等医疗保障待遇。

5）缴费方式

参保方式遵循属地管理和"先登记，后缴费"的原则，参保人员可以根据自己的情况选择不同的参保方式，包括在户籍地参保、凭居住证在居住地参保等。同时，对于在校学生和新生儿等特殊人群，也有明确的参保规定。对于个人缴费，目前全国并没有实施统一的标准，由各地根据当地的经济发展水平及不同人群的基本医疗消费需求，并考虑当地居民家庭和财政的负担能力，自行确定。

（二）大病保险

1. 大病保险的概念

大病保险是基本医疗保险的重要补充，旨在解决群众因患大病而导致的高额医疗费用负担问题。大病保险由政府主导，采取商业保险机构承办的方式，对基本医疗保险参保人员因患大病发生的医疗费用给予保障。这一制度有效减轻了群众的经济负担，提高了医疗保障的针对性和实效性。

2. 资金来源

大病保险的资金来源主要由两部分组成：①参保人员个人缴纳的基本医疗保险费用中按比例提取的一部分。②政府财政补贴和社会捐赠等多渠道筹集的资金。这些资金共同构成大病保险基金，用于支付参保人员因患大病所产生的医疗费用。

3. 保障对象

我国大病保险制度的保障对象主要为参加基本医疗保险的城乡居民，包括城镇职工基本医疗保险和城乡居民基本医疗保险的参保人员。这些人群在遭遇重大疾病时，可以享受到大病保险所提供的医疗费用保障。

4. 保障标准

大病保险制度针对的是一些费用高昂、治疗周期长的重大疾病,如恶性肿瘤、心脑血管疾病等。其保障标准主要依据参保人员的医疗费用支出情况,设定合理的起付线和封顶线,确保参保人员能够获得必要的医疗费用保障。

5. 覆盖范围

大病保险的覆盖范围通常包括住院医疗费用、特殊门诊医疗费用等。具体来说,参保人员在患病住院治疗期间或特定门诊治疗期间产生的医疗费用,符合大病保险规定的部分,均可纳入保障范围。

6. 报销比例

大病保险的报销比例根据不同地区和不同疾病类型有所差异。一般来说,在起付线以上、封顶线以下的医疗费用,大病保险可以给予一定比例的报销。具体报销比例由各地根据当地实际情况制定,旨在减轻参保人员的经济负担。

二、托底层

(一) 社会医疗救助

1. 社会医疗救助制度的概念

社会医疗救助制度是在政府的主导下,动员社会力量广泛参与的一项面向弱势群体的医疗救助行为。它作为多层次医疗保障体系中的最后一道保护屏障,其目的是将一部分生活处于低收入甚至贫困状态的社会弱势群体网罗在医疗保障体系之中,通过实施社会医疗救助制度,为他们提供最基本的医疗支持,以缓解其因病而无经济能力进行医治造成的困难,防止因病致贫、因病返贫,增强自我保障和生存的能力。

2. 社会医疗救助的形式

1) 专项经费补助

财政每年应根据救助对象的治病需求,拨付一定的经费,专款专用,小病专用,大病补助。

2) 医疗费用减免

给医疗机构一定的经济补贴,或举办专门福利性质的医院,免费或优惠部分医疗费,为救助对象提供优惠医疗服务。如北京市规定,享受医疗救助卡的特困人员,可持医疗救助卡在社区卫生服务站就医,或经批准到北京市福利医院就医,费用按规定减免。

3) 开展义务巡诊

组织医务工作者发扬人道主义精神,定期或不定期地到社区开展义务巡诊活动,向社会弱势群体提供免费或价格低廉的医疗服务。

4) 缴纳医疗保险

①用社会医疗救助基金为救助对象缴纳医疗保险费,帮助其参加医疗保险,如镇江规定,未参加基本医疗保险的享受本市城镇居民家庭最低生活保障的职工和退休人员,由市医疗保险经办机构为其办理参加住院医疗保险的手续,所需缴纳的费用由社会医疗救助基金予以列支。②创立福利医院或慈善医院。③建立大病医疗救助基金。④开展团体医疗互助等。

（二）慈善医疗救助

1. 慈善医疗救助的概念

慈善医疗救助是我国医疗保障体系中的一种特殊形式，由慈善组织、社会团体等社会力量提供。慈善医疗救助主要针对经济困难群体中的特殊患者，如贫困儿童、孤寡老人等，通过提供医疗费用补贴、医疗物资捐赠等方式，为他们提供必要的医疗救助。这一制度充分发挥了社会力量的作用，增强了医疗保障体系的覆盖面和救助力度。

2. 慈善救助制度的主要内容

1）国家慈善救助制度

国家通过社会保障、医疗救助、住房保障等制度，对生活困难的人群进行救助和保障。同时，国家还会设立专门的慈善基金和救助机构，为特殊困难群体提供帮助和支持。

2）社会组织慈善救助制度

社会组织，如慈善机构、非营利组织、志愿者组织等，通过募集善款、物资等方式，为生活困难的人群提供救助和帮助。同时，社会组织还会开展各种公益活动，提高公众对慈善救助的认知和参与度。

3）个人慈善救助制度

个人通过捐赠、志愿服务等形式，为生活困难的人群提供帮助和支持。同时，个人还可以通过各种途径参与到社会组织和国家慈善救助的行动中。

三、补充层

（一）商业健康保险

1. 商业健康保险的概念

商业健康保险是我国医疗保障体系的重要组成部分，由保险公司提供，旨在满足人民群众多样化的医疗需求。商业健康保险包括医疗保险、疾病保险、失能收入损失保险和护理保险等多种形式，为参保人员提供全方位的医疗保障。这一制度丰富了医疗保障体系的内容，提高了医疗保障水平。

2. 我国商业医疗保险案例

城市定制普惠型商业医疗保险（"惠民保"）是商业保险参与多层次医保体系的制度创新，作为普惠性补充医疗保险，它具有低价格、低门槛、高保障的特点。

城市定制是目前的主导形式，并通过两种方式实现。一种是为"惠民保"设计专属产品，条款经过银保监会备案。另一种是将原有的产品进行包装，在现有产品的基础上通过特别约定的方式实现不同城市的责任配置，特别约定的内容包括保险金额、给付比例、免赔额等。目前大多数"惠民保"采取第二种方式来实现城市定制。

"惠民保"能够有效地降低居民医保目录内和目录外的高额医疗负担，为参保人提供更高层次的医疗费用报销，有效弥补多层次医疗保障体系的缺口，也是促进实现共同富裕的一项重要实践。它不仅为居民提供了更全面的医疗保障，还推动了保险行业的创新和发展。同时，惠民保还体现了政府与人民之间的深厚情感，是保险业进一步服务民生的新路径。

（二）企业补充医疗保险

企业补充医疗保险是企业在参加基本医疗保险的基础上，为解决企业职工基本医疗保险和大额医疗补助待遇以外的医疗费用负担，由国家给予政策支持、企业自主举办或参加的一种补充性医疗保险形式。其主要由两个制度构成：一是在国家给予税收优惠政策支持下由雇主自愿举办或参加的补充性医疗保险制度，体现的是企业的福利性质；二是由企业为职工购买的商业健康保险，一般是以团险的形式，属于市场化的福利。

第三节 | 医疗保险改革进展

一、改革成效

近年来，我国医疗保险改革取得了一系列积极成果，为提高全民医疗保障水平，推动医疗卫生事业发展，保障人民群众基本医疗需求，不断完善医疗保险制度，不断扩大医保覆盖范围，不断提高医保待遇水平，不断提高医保基金管理水平，不断增强医保基金可持续性，不断提高医保服务质量，为人民群众提供了更加全面、更加优质、更加高效的医疗保障。

（一）制度体系更加完善

以基本医疗保险为主体，医疗救助为托底，补充医疗保险、商业健康保险、慈善捐赠、医疗互助等共同发展的多层次医疗保障制度框架基本形成，更好地满足了人民群众多元化医疗保障需求。统一的城乡居民基本医疗保险和大病保险制度全面建成。基本医疗保险统筹层次稳步提高。生育保险与职工基本医疗保险合并实施。长期护理保险制度试点顺利推进。

（二）体制机制日益健全

整合医疗保险、生育保险、药品和医疗服务价格管理、医疗救助等职责，初步建立起集中统一的医疗保障管理体制。医保基金战略性购买作用初步显现，支付方式改革进一步深化，逐步推行了医保区域点数法总额预算和按病种分值付费、疾病诊断相关分组付费等多种支付方式，为提高医疗服务质量、降低医疗费用提供了有力支持。同时，医保支付方式的改革也加强了对医疗机构的监管，有效遏制了医疗服务过度消费和滥用行为，保障了医保基金的可持续发展。医保药品目录动态调整机制基本建立，定点医药机构协议管理更加规范，对医药体系良性发展的引导和调控作用明显增强。城乡居民高血压、糖尿病门诊用药保障机制普遍建立。

（三）重点改革成效显著

药品集中带量采购工作实现常态化。高值医用耗材集中带量采购改革破冰。医疗服务价格合理调整机制初步形成。基金监管制度体系改革持续推进，飞行检查形成震慑，举报奖励机制初步建立，打击欺诈骗保专项治理成效显著，综合监管格局基本形成。"互联网＋医疗健康"等新模式蓬勃发展，医疗保障支持"互联网＋医疗健康"发展的机制初步成型。

（四）基础支撑不断夯实

医疗保障信息化、标准化建设取得突破，医疗保障信息国家平台建成并投入使用，医保信息业务编码标准和医保电子凭证推广应用。制定《医疗保障基金使用监督管理条例》，医疗保障法治基础持续夯实。医疗保障经办管理服务体系初步理顺，政务服务事项实施清单管理，服务智能化、适老化程度显著提高。基金预算和绩效管理持续加强。

（五）疫情应对及时有效

加大医保基金预拨力度，及时结算医疗费用，支持医疗机构平稳运行。积极推行"不见面办""及时办""便民办""延期办""放心办",确保疫情期间群众医保服务不断线。合理降低流行病检测价格,有力支持疫情防控。

(六)群众获得感持续增强

基本医疗保险覆盖 13.6 亿人,覆盖率稳定在 95% 以上,职工和城乡居民基本医疗保险政策范围内住院费用基金支付比例分别稳定在 80% 和 70% 左右,国家组织药品和高值医用耗材集中带量采购价格平均降幅 50%。跨省异地就医住院费用直接结算全面推开,门诊费用跨省直接结算稳步试点,异地就医备案服务更加便捷。高质量打赢医疗保障脱贫攻坚战,助力近千万户因病致贫家庭精准脱贫,基本医疗有保障目标全面实现。基本医疗保险(含生育保险)五年累计支出 8.7 万亿元,2020 年个人卫生支出占卫生总费用比例下降到 27.7%。

二、发展目标

到 2025 年,医疗保障制度更加成熟定型,基本完成待遇保障、筹资运行、医保支付、基金监管等重要机制和医药服务供给、医保管理服务等关键领域的改革任务,医疗保障政策规范化、管理精细化、服务便捷化、改革协同化程度明显提升。

(一)建设公平医保

基本医疗保障更加公平普惠,各方责任更加均衡,保障范围和标准与经济社会发展水平更加适应,公共服务更加可及,制度间、人群间、区域间差距逐步缩小,医疗保障再分配功能持续强化。

(二)建设法治医保

医疗保障制度法定化程度明显提升,定点医药机构管理更加透明高效,基金监管制度体系更加完善,行政执法更加规范,全社会医保法治观念明显增强。

(三)建设安全医保

基金运行更加安全稳健,信息安全管理持续强化,防范和化解因病致贫、因病返贫长效机制基本建立,医疗保障安全网更加密实。

(四)建设智慧医保

医疗保障信息化水平显著提升,全国统一的医疗保障信息平台全面建成,"互联网+医疗健康"医保服务不断完善,医保大数据和智能监控全面应用,医保电子凭证普遍推广,就医结算更加便捷。

(五)建设协同医保

医疗保障和医药服务高质量协同发展,医保支付机制更加管用、高效,以市场为主导的医药价格和采购机制更加完善,医疗服务价格调整更加灵敏有度。

(六)健全综合监管制度

适应医保管理服务特点,建立和完善部门间相互配合、协同监管的综合监管制度,推行网格化管理。推进信息共享和互联互通,健全协同执法工作机制。对查实的欺诈骗保行为,各相关部门要按照法律法规的规定和职责权限对有关单位和个人从严、从重处理。健全打击欺诈骗保行刑衔接工作机制。医疗保障部门负责监督管理纳入医保支付范围的医疗服务行为和医疗费用,规范医保经办业务,依法依规查处医疗保障领域违法违规行为。卫生健康部门负责加强医疗机构和医疗服务行业监管,规范医疗机构及其医务人员医疗服务行为。市场监管部门负责医疗卫生行业价格监督检查,药品监管部门负责执业药师管理,市场监管部门、药品监管部门按照职责分工负责药品流通监管、规范药品经营行为。审计机关负责加强医保基金监管相关政策措施落实情况跟踪审计,督促相关部门履行监管职责,持续关注各类欺诈骗保问题,并及时移送相关部门查处。公安部门负责依法查处打击各类欺诈骗保等犯罪行为,对移送的涉嫌犯罪案件及时展开侦查。其他有关部门按照职责做好相关工作。

📑 本章小结

　　本文主要介绍了中国医疗保险政策的发展历程、医疗保障体系、医疗保险改革进展等内容。国内医疗保险政策经过多年的探索发展,从公费医疗等传统医疗保障制度到新的基本医疗保险制度,逐步建立起以基本医疗保险为主,包括大病保险、医疗救助、商业健康保险等在内的覆盖全民的多层次医疗保障体系。在医疗保险改革取得显著成效的同时,也需要未来做更多的努力,不断完善医疗保险制度,不断提高医保服务质量,为人民群众提供了更加全面、更加优质、更加高效的医疗保障。

📑 练习题

一、选择题

1. 哪项不是常用的医保的支付方式?(　　　)

A. 按人头付费　　　　B. 按病种付费　　　　C. 工资制　　　　D. 定额付费

2. 医疗保障体系的核心部分是?(　　　)

A. 医疗救济　　　　B. 社会福利　　　　C. 慈善救助　　　　D. 医疗保险

二、填空题

1. 我国基本医疗保险制度由_____、_____、_____构成。

2. 当前各国主要的医疗保障体系包括_____、_____、_____、商业健康保险、慈善救助等。

三、简答题

我国医疗保险改革有哪些创新?

四、思考题

请思考我国医疗保险政策的变革与发展趋势,这些变化的目的是什么?

(王胤丞、董成功)

第六章
公共卫生应急政策进展

学习目标

（1）知识目标：概括公共卫生应急政策的概念与内容，识别并能描述公共卫生应急政策的分类与目的。

（2）能力目标：联系公共卫生应急政策的制定原则并能灵活运用公共卫生应急保障政策的评估。

（3）素质目标：以我国公共卫生应急政策为切入口，通过深入剖析我国公共卫生政策在保护人民群众安全的作用，培养家国情怀和认同感。

思政知识

1. 任务单元

了解我国公共卫生政策的优势，深入理解我国公共卫生政策在保护人民群众安全的作用。

2. 思政元素

坚持党的领导和中国特色社会主义制度，树立人文关怀精神。

3. 思政素材

党的十八大以来，党中央明确了新时代党的卫生健康工作方针、把为群众提供安全、有效、方便、价廉的公共卫生和基本医疗服务作为基本职责，成功防范和应对了甲型 H1N1 流感、H7N9 型禽流感等突发疫情，主要传染病发病率显著下降。党的十九届四中全会提出"强化提高人民健康水平的制度保障"的要求，将加强公共卫生服务体系建设、及时稳妥处置重大新发突发传染病作为治理体系和治理能力现代化的重要目标和任务：强调预防为主，加强公共卫生防疫和重大传染病防控，稳步发展公共卫生服务体系。在实现"两个一百年"奋斗目标的历史进程中，发展卫生健康事业始终处于基础性地位，同国家整体战略紧密衔接，发挥着重要支撑作用。了解我国公共卫生政策的优势，深入理解我国公共卫生政策在保护人民群众安全的作用，坚持党的领导和中国特色社会主义制度，才能使公共卫生政策紧密围绕人民群众的健康需求展开，制订针对性的防控和治疗措施，实现满足人民群众健康需求这一目标。最终打造以人民健康为中心的公共卫生政策理念，完善以人民健康为中心的公共卫生政策机制，加大以人民健康为中心的公共卫生政策投入，强化以人民健康为中心的公共卫生人才培养，创新以人民健康为中心的公共卫生政策手段，突出"以人为本"的人文关怀精神。

专业术语

（1）公共卫生风险防御：public health risk prevention

（2）公共卫生应急响应：public health emergency response

（3）公共卫生应急保障：public health emergency support

（4）政策一致性指数模型：policy modeling consistency index，PMC

（5）层次分析法：analytic hierarchy process，AHP

（6）数据包络分析法：data envelopment analysis，DEA

（7）随机实验：randomized trial

（8）自然实验：natural experiment

（9）合成控制法：synthetic control method，SCM

（10）双重差分法：differences-in-differences，DID

（11）倾向得分匹配法：propensity score matching，PSM

章前案例

随着国际交流日益频繁，新的病原微生物正加速出现，大规模传染病的预防难度也越来越大。"X 疾病"这一未知病原体近期已被多次提及，世界卫生组织多次就"X 疾病"暴发的可能性发出公开警告，称下一次大流行病暴发"并非是否会发生的问题，而是什么时候发生的问题"，呼吁为应对"X 疾病"做好准备。实际上，"X 疾病"并非当下真实存在的特定疾病。根据世界卫生组织的解释，"X 疾病"指一种未知的病原体引发严重国际大流行的可能性。它有机会在任何时间、由多种来源触发，恐会夺去数百万人的生命。构建起强大的公共卫生体系，全面加强公立医院传染病救治能力建设，将有助于抗击未来可能出现的新发突发传染病大流行。

公共卫生应急政策是保障人民健康生活、促进经济发展、维护社会稳定的重要组成部分。如今，"健康中国"建设作为国家战略，把"共建共享、全民健康"放在优先发展的战略地位，但我国公共卫生应急体系建设仍存在短板，需要制定差异化的公共卫生应急政策以提升公共卫生应急体系防范和化解公共风险的能力，包含增加基础设施、人员、传染病诊疗承载力等资源总量，加快医疗机构间、医院与疾控间信息资源融合和各部门科研资源的有效整合，梳理联防联控、平战结合、医防融合和监测预警的运行机制，加强政策的支撑引领和财政保障。

案例来源：世卫组织多次警告的"X 疾病"是什么？羊城晚报·羊城派，2024 - 2 - 23.

第一节 ｜ 公共卫生风险防御政策

一、公共卫生风险防御的定义及意义

公共卫生风险是指对公众健康造成或可能造成的潜在威胁或危害。包括自然灾害、传

染病、化学品泄漏、核事故等多种情况。公共卫生事件往往具有突发性、群体性、严重性、复杂性和深远性的特征。中国疾病预防控制中心发布的《突发事件公共卫生风险评估技术方案》将公共卫生风险分为五个等级，即极低、低、中等、高、极高。对于罕见、几乎无潜在影响和脆弱性很低的风险，定为极低风险；不容易发生、潜在影响小、脆弱性低的风险，定为低风险；居于高水平和低水平之间的定为中等风险；易发生、潜在影响大、脆弱性高的风险，定为高风险；极易发生、潜在影响很大、脆弱性非常高的风险，定为极高风险。

公共卫生风险防御是政府保护公众健康和安全的重要职责，有效的公共卫生风险防御有助于预防和控制疾病、减少健康问题和改善公众健康。习近平总书记强调"要放眼长远，总结经验、吸取教训"。因此，在全球化、跨区域的复杂人口流动背景下，提高突发公共卫生事件应急响应和防控能力，编制整体协同、快速响应、保障有力的公共卫生政策成了当务之急。

二、公共卫生风险防御政策概念

公共卫生风险防御政策是一系列措施，旨在识别、评估和处理公共卫生风险。该政策通常包括风险评估、风险管理、预防响应、风险监管和效果评估。

风险评估是识别和评估公共卫生风险的过程。目的是确定风险程度，帮助决策者制定风险管理策略。目的是识别公共卫生风险，确定风险程度，为决策者提供决策依据。风险评估的步骤包含定义风险评估范围、收集和分析数据、评估风险、确定风险等级、确定管理策略等。重大公共卫生事件的风险评估，主要是对引发重大公共卫生事件的风险源，病毒及疫情的传染性、传播速度、传播链条，对人体健康的损害程度，病毒引发疫情的趋势及其可控性进行评估。重点在于健全重大公共卫生事件风险评估的专业队伍，提高风险评估的专业化和权威性。重大公共卫生突发事件往往在初期有不确定性和难以识别性，需要国家卫生健康委和国家疾控中心，从病毒学、流行病学、临床学等不同学科和专业进行会商，做出科学的风险评估结论，从而为科学决策提供医学依据。风险评估分为定性评估、定量评估及定性与定量相结合的评估方法。定性评估通常是根据评估专家的知识、经验，对某一突发事件可能存在的公共卫生风险及相关风险因素进行识别、分析、判断或推理，按照一定的规则，用描述性语言描述风险评估结果。定性评估方法较为粗糙，但在监测信息不够充分甚至无监测资料时（如某种新发传染病）特别适用。其中专家会商法、德尔菲法和分析流程图法使用较多。定量风险评估是以公共卫生监测、专题调查、文献综述等收集的数据为基础，从可能性和后果两个方面确定模型的输入变量（或参数），通过一定的数理统计模型或模拟技术，最终得出风险的估计值（或预测值）的过程。定量风险评估可以尽量减少定性风险评估的经验判断所致的结果不稳定性，降低不确定性因素的影响，同时还可以输出风险的定量值，是各领域风险评估工作者努力的方向和目标。然而，由于定量风险评估需要完善的数据基础做支撑，所需时间较长，需投入的人力和物力也较大，要有效实现较为困难。神经网络技术、决策树评估技术和概率风险评估等定性评估可以作为今后公共卫生风险定量评估的借鉴。定性方法虽然所需的评估时间、费用和人力较少，但评估结果不够精确；定量方法的评估结果虽然较精确，但实施起来较为复杂，所要解决的困难也较多，成本高，所需时间也长。因此，形成了定性与定量相结合的综合评估方法。风险矩阵法和层次分析法在公共卫生领域的应用较多。需要指出的是，并不是所有方法都适用于公共卫生风险评估领域，使用时要充分了解各种方法的具体运作过程及其优缺点,并结合待评估问题的复杂性和资源的可获得性,以权衡选择最优的评估方法。可靠的评估结果是建立在人们对事件及其相关特征深刻认识的基础上,因此,需要尽可能全面地识别关键风险要素,并建立完善的公共卫生监测体系。

风险管理是采取措施降低公共卫生风险的过程,旨在确保公共卫生安全和保护公众健康。风险管理策略包含控制风险源、减少风险效应、增加对风险的耐受性和提高社会应对能力。风险管理体系包括制度体系、标准体系、技术体系、人力资源体系、财政体系、安全文化和物资保障体系等内容。考虑到社会进步和合作关联性的进一步加深,对环境的影响和社会的长远利益也需要考虑。最后还应考虑政治问题、公益捐赠及物资管理问题、志愿者和社会组织的管理问题等在内的管理体系。在制定相应的风险管理政策时,应该充分考虑到这些因素特别是政治因素所带来的后果。比如没有科学凭证的对某些地区的人员和物品等采取特别的控制措施。新闻媒体对社会公众形成某些不正确的引导或刻意淡化事件影响,也会造成社会产生隔离和分化。

预防响应是指采取减少或避免公共卫生风险的预防措施和应急响应措施。预防措施包括加强公共卫生基础设施、实施健康教育和健康促进活动、实施传染病防治措施、加强食品和药物安全管理等。应急响应措施包含制定应急预案、建立应急响应机制、训练应急响应人员和加强医疗卫生救援能力等。2003年"非典"疫情暴发后,中国疾控中心组建了一套覆盖全国的传染病与突发公共卫生事件监测信息系统,以便在医院接诊传染病患者或疑似患者后,能够快速上报、审核、分析和决策。虽然各省市哨点医院传染病报告综合质量呈现上升趋势,但由于哨点布局数量不合理,基层重视程度不够,报告人员配置不足,监测病种单一和医院疾控信息对接不畅等问题,依然存在漏报和报告不完整的情况,无法反映突发疫情的全貌。并且由于医务人员日常工作压力较大,公共卫生应急演练常被忽视,缺乏联合多家医疗机构、多政府部门的社会范围的联合性演练。故亟须出台政策完善公共卫生事件的预警系统,建立公共卫生应急演练制度,实现医院、疾控中心、海关等多部门公共卫生信息数字化资源共享互通。

风险监管是指对公共卫生风险管理过程和措施的监督和管理,旨在确保风险管理过程的有效性和风险控制措施的质量。监管的目的在于确保风险管理过程的有效性,确保风险控制措施的质量和提高风险管理水平。

效果评估是指对风险管理过程和措施的定期评价,旨在确定风险管理的效果和可持续性。从而确定风险管理的效果,确定风险管理的可持续性并持续改进风险管理。

三、公共卫生风险防御合理性的要求

风险防御措施具有双重特性,即预防性与干预性,过度的风险预防会侵犯公民的基本权利。风险预防措施不仅需要考虑风险自身的危害程度,还应该衡量各种法益。当行政机关在采取相关风险预防措施时,可能会对公民的基本权利做出限制。在风险防御措施的执行过程中,执行的手段和目的也会发生冲突和偏离。《中华人民共和国突发事件应对法(2024修订)》第七十条明确规定发布突发事件警报的人民政府应当根据事态的发展,按照有关规定适时调整预警级别,并重新发布。

有事实证明不可能发生突发事件或危险已经解除的,发布警报的人民政府应当立即宣布解除警报,终止预警期,并解除已经采取的有关措施。风险防御措施在执行过程中应当有

界限,不能漫无边际、随意扩大解释,应当严格遵守比例原则,守住法治底线。

当前,社会公众对公共卫生领域中适用风险防御理念是基本达成共识的,风险预防也为行政主体的相关行政行为正当性提供了法律依据。公共卫生领域中适用风险预防理念的相关进路可以这样进行完善:首先,需要健全风险防御法律体系。其次,需要优化风险预警机制,加强风险交流机制。最后,在风险防御措施的执行过程中,应当全程秉持比例原则。

第二节 | 公共卫生应急响应政策

一、公共卫生应急响应政策概述

公共卫生应急响应是指在公共卫生事件发生并对人类健康和环境造成威胁的情况下,政府和社会组织迅速协调起来采取措施防范、控制和消除危害的过程。公共卫生事件包括传染病的暴发、环境污染事件、核事故等。公共卫生应急响应的目的是快速评估威胁的范围和程度,通过有效的预防、控制和治疗措施来减少或防止对人类健康和环境的影响,快速向公众发布有关卫生应急响应的信息和指导,加强防范和应对公共卫生危机的能力。而公共卫生应急响应政策是通过制订相应政策科学组织协调、通信协作和人员培训等措施,预防、遏制和控制公共卫生危机,保护公众健康和安全。科学有效的公共卫生应急响应政策可以快速有效地响应突发公共卫生事件,防止事件的扩散和控制其后果,有利于恢复正常的生活秩序。此外,公共卫生应急响应政策的宣传还有助于增强公众对公共卫生事件的认识和预防意识,提高公众对公共卫生事件的防范能力。

公共卫生应急响应是一个跨部门的协调活动,其责任主体主要是政府,包括国家卫生健康部门和地方政府。同时,医疗机构、社区卫生服务机构、企事业单位等也有责任参与公共卫生应急响应。合理协调包括政府、医疗机构、公共卫生部门、社区卫生服务机构、企事业单位等方面的力量,可以提高公共卫生应急响应的效率。公共卫生应急响应是政府的重要职责,因此有相关的法律法规。例如《中华人民共和国传染病防治法》《中华人民共和国突发事件应对管理法》等法律法规对公共卫生应急响应有明确的规定。这些法律法规既保障了公共卫生应急响应的合法性,又保障了公共卫生应急响应的有效性。

二、公共卫生应急响应政策制定原则和内容

公共卫生应急响应政策制定需要遵循以下原则:①全面性。要考虑到公共卫生事件的全面性,保障公众的安全。②协调性。要协调各方面的力量,包括政府、医疗机构、公共卫生部门等。③快速性。要快速有效地采取措施,防止公共卫生事件的扩散。④科学性。要基于科学的原则,采取有效的应对措施。

公共卫生应急响应政策包含三个部分:预防措施、应对措施和恢复措施。预防措施包括强化公共卫生系统的防范能力、相关人员培训和加强公众防护意识等内容。应对措施包括启动应急预案、派出应急响应团队、启动医疗救治等内容,重点在于协调机制和通信协作。恢复措施包括恢复正常的生活秩序、应急响应评估与评价和长期开展防范公共卫生事件工作等内容。突发事件发生之后,恢复重建的目的是尽快推进社会正常生产和建立正常的社

会生活秩序。往往需要给予受灾企业必要的经济援助,组织调节物资供应渠道,及时供给日常急需用品,强化相关社会福利政策实施等。

另外,要注意基层党组织在公共卫生事件中的战斗堡垒作用,发挥临时党支部引领、组织、宣传、监督和服务作用,充分发挥政治核心功能,确保公共卫生应急响应工作大局稳定、方向正确。

三、公共卫生应急响应演练与评价

公共卫生应急响应预案、训练和演练是提高公共卫生应急响应能力的重要手段。预案要明确各组织的职责和协作机制,明确应对各种公共卫生事件的应急措施和应急流程,明确应急物资储备和资金投入等问题。预先制订的行动方案,模拟针对可能的重大事故(件)灾害,能够迅速、有序、有效地开展应急与救援行动,降低事故损失。预案应具有假设性、应急性、程序性、规范性和可操作性。训练内容包括应急措施的操作技能和预案的执行能力等。训练要模拟实际情况,让参训人员在压力下练习应对各种公共卫生事件的能力。演练要模拟真实情况,评估应急响应预案的合理性和可行性,检验各组织协作的效果。通过演练和评价,可以发现和改进预案中的不足,提高公共卫生应急响应的效率。

公共卫生应急响应的评价是评估公共卫生应急响应能力的重要手段。评价内容包括应急预案的完备性、应急响应设备和物资的充足性、应急响应人员的素质和能力等。评价结果可以为改进公共卫生应急响应能力提供有力的依据。根据评价结果和实际需要,可以制订相应的改进措施,如加强应急预案的完备性、提高应急响应人员的素质和能力、提高应急响应设备和物资的充足性等。

目前对公共卫生事件应对能力评价研究方法有以下几种:①德尔菲法。德尔菲法是在专家专业性的认知和判断下研究问题的系统分析,打破传统的数量分析界限。通过设计咨询问卷、选择专家、寄送咨询问卷、统计结果,在专家之间就研究问题达成共识。②经典测验理论。信度是指利用同样的研究方法进行相同实验并进行反复训练,得到相同结果的可能性。主要有三种信度,重测信度、内部信度和评分者间信度。通常对问卷的重复信度和内部信度分析较多。③权重确定层次分析法。在专家调查基础上进行权重计算时,用两两比较的结果推导出综合权重值的过程。④模糊层次分析法。找到有关突发事件应急管理影响因素,建立评价指标体系,构建模糊综合评价模型。⑤扎根理论指标体系。对收集的数据采用因子分析法构建综合评价模型。

四、公共卫生应急响应政策完善方向

公共卫生应急响应政策应完善以下几个方面:①提高应急预案的完备性。②提高应急响应人员的素质和能力。③提高应急响应设备和物资的充足性。④提高公共卫生应急响应的效率和水平。⑤研究和应用新技术,如大数据分析、人工智能、网络医疗等。⑥加强国际合作与互助。⑦加强与其他应急响应体系的协调配合,如环境应急响应、交通应急响应等。

公共卫生应急响应不是一个国家可以独立完成的任务,需要国际的合作与互助。国际合作内容包括共享应急预案、共享应急响应经验、交流应急响应技术、合作应急响应演练等。国际合作可以提高公共卫生应急响应的效率,降低公共卫生应急响应的风险,提高公共卫生应急响应的水平。

第三节 | 公共卫生应急保障政策

一、公共卫生应急保障政策概述

公共卫生应急保障政策是指在公共卫生事件发生时，保证公共卫生系统的运转正常，确保公众健康和安全的政策。公共卫生应急保障政策旨在通过规划预备、备份应急、协调资源等措施，保证在公共卫生事件中，公共卫生系统的顺利运转，为公众提供及时、有效的医疗服务。

二、公共卫生应急保障政策的运行机制

公共卫生应急保障政策由法律保障、技术保障、物资保障、经费保障、通讯与交通保障、人员保障和其他保障组成。按照"统一组织、平急结合、因地制宜、分类管理、分级负责、协调运转"的原则，根据灾害灾难、传染病疫情、中毒、核辐射等不同类别的紧急医学救援组建医疗应急队伍，以有效应对辖区内发生的突发事件，必要时根据有关指令开展辖区外处置支援。各级各类医疗机构根据本单位的职能，成立相应的应急队伍。医疗应急队伍以现场救援、转运后送、院内救治为主要任务。

（一）法律保障

法律、法规、预案等是突发公共卫生事件应急管理的重要法律依据。2003年5月颁布的《突发公共卫生事件应急条例》以立法的形式建立突发公共卫生事件应急机制，对各级政府、有关部门、医疗卫生机构、社会公众在应对突发公共卫生事件中的权利、责任和义务做出了明确规定。《中华人民共和国传染病防治法》《中华人民共和国突发事件应对法》《中华人民共和国基本医疗卫生与健康促进法》《突发公共卫生事件应急条例》《国家突发公共事件总体应急预案》《国家突发公共卫生事件应急预案》《国家突发公共事件医疗卫生救援应急预案》《突发事件医疗应急工作管理办法》等国家有关法律法规、规章制度和工作预案，初步形成了突发公共卫生事件应急法律和法规体系。

（二）技术保障

1. 直报系统

传染病和突发公共卫生事件网络直报系统是突发公共卫生事件应急处置的前端哨点。

2. 应急预案体系

相继制订、完善的所有应急预案和技术方案，有力指导了突发公共卫生事件的应急处置工作。

3. 专家库的建立

专家库系统尽量覆盖医疗救治、流行病学、检验学等学科和领域的专家，是有效处置各类突发公共卫生事件的有力支持和技术保障。

4. 卫生应急队伍

卫生应急队伍建设是突发公共卫生事件应急机制软件建设中十分重要的内容，要制订和完善卫生应急队伍管理规范，不断增加人数、提高质量。

5. 实验室检测技术

根据当前突发公共卫生事件防控的需求，逐渐建立国家、省、市、县4级实验室网络体

系,达到信息互联、资源共享、相互支持、相互协作的作用。其中县级公共卫生实验室要求能达到承担常见病原的筛选、样品保存及运输工作;市级公共卫生实验室要求能达到承担病原检测和鉴定工作,同时要做好现场快速检测、监测技术和方法的储备。

（三）物资保障

物资储备原则是"统一规划、分级储备、确保急需、突出重点、品种齐全、动态储备",确保应急所需物资和生活用品的及时供应、补充、更新,加强对物资储备的监督、管理。应储备的卫生应急物资包括现场工作装备、现场检测、检验装备、现场生活保障装备等,并根据突发公共卫生事件特点,分类建立应急物资储备目录,同时加强动态管理,保证及时补充和更新。

（四）经费保障

县级以上人民政府应当将突发公共卫生事件应急处置经费列入本级财政预算,包括法律、法规及标准的制定、修订,以及突发公共卫生事件预防、监测、预警、调查处置、宣传、补偿、应急物资储备、应急专业人员培训、恢复生产保护等体系运转专项经费,保证紧急状态防控、救助、善后救济和恢复生产的费用,保障公众生命和健康安全及经济发展。

（五）通信与交通保障

卫生应急队伍根据实际工作需要配备通信设备和交通工具,建立健全应急通信、应急广播电视保障工作体系,完善公用通信网,建立有线和无线相结合、基础电信网络与机动通信系统相配套的应急通信系统,实现信息无障碍传输。承担突发公共卫生事件应急处理所需紧急运输的车船,应当使用《紧急运输通行证》,按照国家有关规定免交车辆通行费、船舶过闸费,并优先通行。

（六）人员和其他保障

主要是做好突发公共卫生事件应急处置人员和受影响群众的基本生活保障工作,确保疫区群众有卫生安全的衣食住行,疫情处置人员得到较好的生活保障、公共安全和设施保障、保险和社会捐赠保障。

三、公共卫生应急保障政策规划原则

公共卫生应急保障政策的原则包括:①充分保障公共卫生系统的运转正常。②确保公众的健康和安全。③积极预防公共卫生事件的发生。④及时有效地应对公共卫生事件。⑤协调资源,确保公共卫生服务的高效性。公共卫生应急保障政策的规划是指在公共卫生事件发生前,通过规划为应对公共卫生事件做好准备,包括:①规划公共卫生应急响应体系。②预备公共卫生应急资源。③开展公共卫生应急培训。④建立公共卫生应急演练制度等。

四、公共卫生应急保障政策评估体系

公共卫生应急保障政策的评估评价是指在公共卫生事件发生后,通过评估和评价的方式,对公共卫生应急保障政策的实施效果进行评估和评价,包括:①评估公共卫生应急保障政策的实施效果。②对公共卫生应急保障政策的不足之处进行评价。③对公共卫生应急保障政策进行改进和完善。

公共卫生政策评估是政策过程中至关重要的一环,只有通过评估,不断发现公共卫生政策制定和执行过程中存在的问题,并及时修正和完善,才能确保公共政策在既定的轨道上平稳运行,将各项决策部署落地见效。一项公共卫生政策的成功需要在政策前、中、后环节对全过程生命周期的所有阶段展开科学的评估工作,确保公共政策在每个阶段都运行在正确的轨道上。近年来,政策建模一致性指数模型、层次分析法、数据包络分析、随机实验、自然实验、合成控制法、双重差分法、倾向得分匹配-双重差分法等公共政策评估方法与技术逐渐成熟,成为公共卫生政策评估有力手段。当然,无论是理论性的政策评估逻辑体系,还是工具性的政策评估方法与模型,都应该结合中国的政策实践和具体场景进行本土化的改造,构建中国特色的政策评估体系,加快公共政策评估的制度化对实现中国式现代化具有重要意义。

公共卫生应急保障政策是确保公共卫生系统在公共卫生事件发生时能够顺利运转,为公众提供及时、有效的医疗服务的重要措施。因此,应该积极落实公共卫生应急保障政策,保证公共卫生系统的稳定性和安全性。不断改进和完善公共卫生应急保障政策,以适应不断变化的公共卫生需求。加强与其他相关部门的协调和合作,保证公共卫生应急保障政策的有效实施。提高公众对公共卫生应急保障政策的认识,以便在公共卫生事件发生时能够采取适当的预防措施。总之,公共卫生应急保障政策是为了保障公共卫生系统在公共卫生事件发生时的正常运转,并确保公众的生命安全,具有十分重要的意义。

本章总结

建设具有充分风险防范和化解能力的公共卫生系统,重点在于建设体系、完善机制、强化能力、加强保障。公共卫生体系在战略层面上实施差异化的保障机制,针对传染病,要"养兵千日用兵一时",实行全额预算、高薪精兵。针对慢性病,要"自力更生、平战结合",推行差额预算、绩效考核等方式。

我国公共卫生政策彰显了中国的制度优势。坚持党的领导和中国特色社会主义制度,坚持我国集中力量办大事的制度优势,是打赢突发性公共卫生事件的重要保障。建立符合国情的中国特色社会主义现代化公共卫生应急系统,才能最大限度地减少突发性公共卫生事件对国民安全、经济发展等方面产生的重大负面影响,才能提升公共卫生治理效能。

未来的公共卫生政策制定需要更多的跨学科研究和大数据与人工智能介入,推进全周期公共卫生政策研究。人口学、行为学、社会学、管理学、医学、信息学、法学等多学科介入将互相补充丰富公共卫生政策的内涵与效能。大数据、云计算和人工智能等新技术可以更好地获取公共卫生政策信息并进行数据归纳,通过融合定性研究和定量研究,梳理出公共卫生政策各阶段的普适规律和演绎模型。公共卫生政策的研究不仅需要聚焦于突发公共卫生事件后的防御、响应和保障,还需要对公共卫生应急体系、基本医疗保障体系、公共卫生法律法规、公共卫生服务体系、公共筹资保障机制等全方位、全领域、长周期的考量,推进全周期公共卫生体系优化和治理能力提升。构建中国特色的公共卫生政策评估理论与方法体系,才能更好地为中国式公共卫生政策的制定与完善提供有力保障。

练习题

一、选择题

1. 突发公共卫生事件应急响应的终止需要符合的条件为(　　　)

A. 突发公共卫生事件控制后,其隐患或相关危险因素已消除

B. 突发公共卫生事件已初步得到控制

C. 突发公共卫生事件已通报至最高应急指挥中心

D. 最后一例传染病病例发生后，经过一个疾病潜伏期基本无新的病例出现

2. 各级政府和有关部门要针对各种可能发生的突发事件，完善（　　　）机制，开展风险分析。

A. 信息报告　　　　　B. 预测预警　　　　　C. 信息发布　　　　　D. 疫情处置

3. 以下不属于卫生应急管理工作的重点任务的是（　　　）

A. 提高医疗卫生专业人员应对突发公共卫生事件的能力

B. 推进国民经济的高速发展

C. 完善卫生应急体系

D. 完善卫生应急预案

4. 我国突发公共卫生事件的特点不正确的选项是（　　　）

A. 突发公共卫生事件频发

B. 与社会经济发展相关的突发公共卫生事件增多

C. 食品污染和食物中毒事件时有发生

D. 突发公共卫生事件逐渐减少

5. 在公共卫生事件信息发布与通报机制建设中与媒体的沟通至关重要，以下说法错误的是（　　　）

A. 媒体在公共卫生事件的管理中扮演着非常重要的角色，影响极为显著

B. 正确有效的媒体报道不仅可以及时监视导致公共卫生事件发生的潜在影响因素，还可以在事件发生和处理过程中可以为政府和公众沟通信息、疏导情绪。

C. 与媒体沟通的内容尽量以稳定人心为主，防止造成社会秩序混乱，可以将事件的影响危害淡化。

D. 通过与媒体的有效沟通，使其能在政府与公众之间形成有效的信息传播纽带，防止错误的舆论导向。

二、填空题

1. 公共卫生风险防御政策包括_____、_____、_____、_____和_____。

2. 公共卫生应急响应政策包含三个部分：_____、_____和_____。

3. 公共卫生应急保障政策由_____、_____、_____、_____、_____和其他保障组成。

三、判断题

1. 目前我国的监测系统分类有疾病监测系统和健康危害因素监测系统。（　　　）

2. 公共卫生事件是指造成或可能造成社会公众健康严重损害的重大传染病疫情、群体性不明原因疾病、重大食物和职业中毒及其他严重影响公众健康的事件。（　　　）

3. 国家建立食品安全风险监测制度的目的之一是为食品安全相关执法监督管理部门查处食品生产经营违法行为提供依据。（　　　）

四、简答题

简述公共卫生应急响应政策制定需要遵循的原则。

（夏　冬）

第七章
卫生法与卫生政策进展

学习目标

（1）知识目标：概括卫生法的概念、特征、作用和基本原则；归纳卫生政策的基本内涵、特征和作用；描述卫生法的法律渊源，卫生法在法律体系中的地位，卫生法和卫生政策的发展。

（2）能力目标：灵活运用卫生法的性质和作用，掌握卫生法和卫生政策的联系和区别。

（3）素质目标：通过对卫生法与卫生政策进展的相关介绍，养成家国情怀和专业认同感。

思政知识

1. 任务单元

了解卫生法，理解卫生法与卫生政策的性质、作用、联系与区别。

2. 思政元素

专业认同、遵纪守法、响应国家政策、共建法治医疗。

3. 思政素材

中国共产党十八届四中全会作出了全面推进依法治国若干重大问题的决定，提出了建设中国特色社会主义法治体系、建设社会主义法治国家的总目标。党的十九大进一步提出坚持全面依法治国的重大战略部署。习近平总书记多次强调要坚定不移走中国特色社会主义法治道路，要在法治轨道上推进国家治理体系和治理能力现代化建设，为中华民族伟大复兴的中国梦提供法治保障。卫生健康事业是重要的社会民生事业，关系到国家安全和可持续发展，推进卫生健康治理法治化，是国家治理体系建设的重要内容。作为卫生健康工作的参与者和管理者，有必要了解和掌握卫生法和卫生政策的基本内容，不断提高我国的卫生健康事业治理水平。

专业术语

（1）卫生法：health law

（2）卫生政策：health policy

章前案例

《中华人民共和国基本医疗卫生与健康促进法》（以下简称《基本医疗卫生与健康促进法》）已由中华人民共和国第十三届全国人民代表大会常务委员会第十五次会议于2019年12月28日通过，自2020年6月1日起施行。习近平总书记多次强调要把人民健康放在优先发展的战略地位,加快推进"健康中国"建设,为实现"两个一百年"奋斗目标、实现中华民族伟大复兴的中国梦打下坚实的健康基础。该法在基本医疗卫生服务、医疗卫生机构和人员、药品供应保障、健康促进、资金保障、监督管理和法律责任等方面都作了具体规范。《基本医疗卫生与健康促进法》的公布施行,是贯彻党的十九大和十九届四中全会精神,推进卫生与健康领域治理体系和治理能力现代化的重要举措,首次在法律层面上明确提出健康是人的基本权益,是国家实施人民健康是中国建设战略目标之一,确立了"健康中国"实施的基本原则、基本方针。

《基本医疗卫生与健康促进法》总结了我国医药卫生体制改革的经验,就落实党中央、国务院在基本医疗卫生与健康促进方面的战略部署作出了顶层的、制度性的、基本的安排,是我国卫生与健康领域的第一部基础性、综合性法律,对于推动我国卫生与健康领域法治建设,在卫生与健康工作中落实全面依法治国方略具有基础性和全局性的作用,对于构建中国特色基本医疗卫生制度,全方位、全周期保障人民健康,推进"健康中国"建设具有重要意义。《基本医疗卫生与健康促进法》明确了我国医疗卫生与健康事业应当坚持以人民为中心,为人民健康服务,规定了医疗卫生事业应当坚持公益性原则,确立了健康优先发展的战略地位,强调健康理念融入各项政策,体现了卫生与健康工作理念从"以治病为中心"到"以人民健康为中心"的转变。

资料来源:中华人民共和国基本医疗卫生与健康促进法(2019 年 12 月 28 日第十三届全国人民代表大会常务委员会第十五次会议通过),中国人大网,2020 - 1 - 2.

第一节 | 卫 生 法 进 展

卫生法是调整在卫生活动过程中所发生的社会关系的法律规范的总称。其目的在于保护和发展人的健康权益,维护和促进卫生秩序。卫生法进展主要介绍了卫生法的概念、特征及其渊源,卫生法的基本原则,卫生法在法律体系中的地位与作用。

一、卫生法的概念及特征

(一) 卫生法的概念

卫生法是指由国家制定或认可,并由国家强制力保证实施的,在保护人体健康活动中具有普遍约束力的社会规范的总和。卫生法是国家法律体系中的一个重要组成部分,是依法治国中不可缺少的一环。它具有法律的一般属性,又有特定的调整对象,并具有自己的特征而有别于其他法律。我国的卫生法是根据宪法的原则制定,是卫生监督的主要依据,主要涉及国家卫生管理体制,卫生机构设置,任职资格,职权范围,公民、法人及其他组织在卫生活动中的权利与义务,行政责任与行政处罚等。卫生法包括以下几层含义。

1. 卫生法是国内法

基于世界各国在政治、经济、文化和历史传统上的差异,决定了各国的卫生事业与管理有着极大的,甚至是本质的差异。因此,卫生法不是一般国际社会所公认的国际法,而是由主权国家的立法机关以宪法为依据所制定的适用于本国的法律规范。作为国内法,卫生法不具有国际效力,不需要国际公认。

2. 卫生法调整的对象是卫生社会关系

卫生法是调整卫生社会关系的法律规范的总称。从卫生法所调控的国家卫生事业发展过程来看,卫生法所涉及的基本社会关系主要有以下几点。

1) 调整中央与地方卫生行政机关的管理权限和分工关系

例如,《中华人民共和国医师法》第八条规定:"国家实行医师资格考试制度。医师资格考试分为执业医师资格考试和执业助理医师资格考试。医师资格考试由省级以上人民政府卫生健康主管部门组织实施。医师资格考试的类别和具体办法,由国务院卫生健康主管部门制定。"

2) 调整政府与医疗机构的关系

例如,《医疗机构管理条例》第九条规定:"单位或个人设置医疗机构,按照国务院的规定应当办理医疗机构批准书的,应须经县级以上地方人民政府卫生行政部门审查批准,并取得设置医疗机构批准书。"

3) 调整医疗机构与患者的关系

例如《中华人民共和国护士管理办法》第二十四条规定:"护士在执业中得悉就医者的隐私,不得泄露,但法律另有规定的除外。"

4) 调整政府与从业人员的关系

例如,《乡村医生从业管理条例》第五条规定:"地方各级人民政府应当加强乡村医生的培训工作,采取多种形式对乡村医生进行培训。"

5) 调整政府与药品药械经营企业的关系

例如,《中华人民共和国药品管理法》第四章第四十一条:"从事药品生产活动,应当经所在地省、自治区、直辖市人民政府药品监督管理部门批准,取得药品生产许可证。无药品生产许可证的,不得生产药品。药品生产许可证应当标明有效期和生产范围,到期重新审查发证。"

卫生法调整的是一种纵向的,以命令与服从为基本内容、以隶属性为基本特征的卫生行政关系。在这一关系中,政府的存在及其行政权力的行使是一个必要条件。一方面,政府是国家行政权力的行使者,是行政活动的主体;另一方面,行政机关一经成立,其行为就具有某种强制力,因此其具体行政行为的实施必须遵循一定的规则和程序。当然,卫生行政法也给予卫生行政关系的其他主体一定的法律地位,规定其活动权利与活动的方式,使其符合国家意志和公益性的要求。

3. 卫生法的立法目的

卫生法的立法目的在于维护国家安全,维护卫生事业的公益性地位,及时有效地控制突发性公共卫生事件,维护卫生事业健康有序地发展。作为卫生法,国家立法的首要目的是以法律这一武器,来控制和杜绝传染性疾病及不利于公民健康的病源向我国的流入;其次,是依法维护国家卫生事业的社会公益性地位,防止其步入"市场化"歧途;再次,是通过立法使有关部门能够在发生突发性公共卫生事件时,有法可依、组织协调、工作有序,以及时、有效地控制疫情;最后,是通过立法,建立健全国家卫生法律法规,维护国家卫生事业健康有序地发展。

(二) 卫生法的特征

1. 卫生法是行政、民事和刑事法律规范相结合的法律

从内容上看,卫生法主要是一部行政法律规范、民事法律规范和刑事法律规范相结合的法律。卫生法作为一个重要的法律部门,有着与其他法律部门不同的特点。卫生法以调整卫生社会关系为主要内容。卫生社会关系既存在于卫生机构、卫生人员与卫生行政部门之间,也存在于卫生机构内部管理层与卫生人员之间;既存在于卫生行政部门与企业事业单位、社会团体和公民之间,也存在于卫生机构、卫生人员与患者之间,还存在于其他产生卫生社会关系的主体之间。同许多国家一样,在我国卫生机构和卫生人员提供卫生服务时,其与患者的关系多是由行政法律规范来调整的,但这并不妨碍医患关系受民事法律规范的制约。如患者权利主要具有民事性质,但我国将患者的权利纳入了行政法律规范,同时又规定侵害患者权利的行为要承担一定的民事赔偿责任,对严重的侵权行为还要追究相应的刑事责任。因此,从这一角度来说,卫生法是多元的。国外卫生法学将卫生法解释为与卫生保健及与卫生保健直接有关的一般民事法、行政法及刑法的法律规范的总称。

2. 卫生法是在医学发展演变基础上逐步形成的专门法律

从卫生法的发展过程上看,卫生法是在医学发展演变基础上逐步形成的一种专门法律。卫生法既是法律的一个分支,又与医学密切相关,是法学与医学相结合的产物。因此,卫生法具有浓厚的技术性。医学的进步为卫生法的发展提供了广阔的空间,而卫生法的发展则推动了社会文明的进程。从医学实践中总结出来的反映客观规律的医学技术成果不断被卫生法所吸收,是卫生法生命力的源泉。卫生法的内容中含有大量的医学技术成果,既显示了卫生法的技术性、专业性,又说明了卫生法的普遍性、广泛性。医学技术成果是卫生法的立法依据,也是卫生法的实施手段。离开了医学技术,卫生法是难以生存和发展的。所以,在卫生法中,医学技术规范是不可缺少的重要组成部分,占有十分突出的地位。卫生法的技术性,一方面要求人们要了解卫生法的具体内容,另一方面要求人们要具有一定的医学知识。否则,人们就无法熟悉卫生法、遵守卫生法和适用卫生法。

3. 卫生法是强制性规范与任意性规范相结合的法律

从卫生法的规范性质上看,卫生法是一种强制性规范与任意性规范相结合的法律。按照对人们行为规定或限定的范围或程度,法律规范可以分为强制性规范与任意性规范。卫生法中的规定,既有强制性的,又有非强制性的,但以强制性的规范为主。在现代社会,卫生已在商品经济活动中占有重要地位,影响着社会生活的各个方面。所以,卫生法作为调整卫生社会关系的专门法律,具有鲜明的国家干预性。其目的是保证卫生行政部门有效地行使职权,以维护社会安全和卫生秩序,保障公民健康。如果卫生机构可以任意设立、任意解散、任意开展业务范围,势必会造成卫生秩序的混乱。当然,卫生法在突出强制性规范的同时,按照当事人自主原则,也允许人们在规定范围内自行选择或者协商确定"为"还是"不为"、"为"的方式及法律关系中具体的权利和义务。卫生法中有许多"可以"条款,对这些条款,管理相对人可以选择适用,也可以放弃适用。

4. 卫生法是具有一定国际性的国内法

从卫生法所确认的规则看,卫生法是具有一定国际性的国内法。卫生法虽然在本质上属于国内法,但由于对卫生本身共性的、规律性的普遍要求,特别是随着各国之间人员往来、贸易与合作的快速发展,任何一个国家或地区都不可能置身于世界之外,而只能从自身利益

的互补性出发,去适应世界经济一体化的发展趋势。因此,各国卫生法在保留其个性的同时,都比较注意借鉴和吸收各国通行的卫生规则,使得与经济发展密切相关的卫生法具有明显的国际性。

二、卫生法的法律基础

卫生法的渊源又称卫生法的法源,是指卫生法律规范的外部表现形式和根本来源。我国卫生法的渊源有以下几种形式。

(一)宪法

宪法是国家的根本大法,具有最高法律效力,是所有立法的依据。宪法作为卫生法的法源,其包含的卫生法规范主要有:①国家发展医疗卫生事业,发展现代医药和我国传统医药,鼓励和支持农村集体经济组织、国家企业事业组织和街道组织举办各种医疗卫生设施,开展群众性的卫生活动,保护人民健康(第二十一条)。②国家推行计划生育,使人口的增长同经济和社会发展计划相适应(第二十五条)。③中华人民共和国公民在年老、疾病或者丧失劳动能力的情况下,有从国家和社会获得物质帮助的权利。国家发展为公民享受这些权利所需要的社会保险、社会救济和医疗卫生事业(第四十五条)。④婚姻、家庭、母亲和儿童受国家的保护(第四十九条)。

(二)卫生法律

卫生法律是指由全国人民代表大会及其常务委员会制定的卫生方面的专门法律。如《中华人民共和国药品管理法》《中华人民共和国传染病防治法》《中华人民共和国职业病防治法》《中华人民共和国医师法》等。这些卫生法律被称为单行法。作为卫生法渊源的法律除了专门的卫生法律外,还包括有卫生法规范的其他非专门卫生法律。

(三)卫生行政法规

行政法规是国务院依宪法授权制定的规范性法律文件。它的法律效力低于法律而高于地方性法规。到目前为止,专门的卫生行政法规已有 40 个之多,分布于卫生领域的各个方面。同法律一样,卫生法规范也大量存在于非专门的卫生行政法规中。在 2000 年《中华人民共和国立法法》(下称《立法法》)实施前,卫生方面的行政法规发布有两种形式:一种是由国务院直接发布,如《公共场所卫生管理条例》《血液制品管理条例》《医疗机构管理条例》等;另一种是经国务院批准,由国务院卫生行政部门单独或者与有关部门联合发布,如《化妆品卫生监督条例》《学校卫生工作条例》《中华人民共和国传染病防治法实施办法》等。在研究卫生法时,要注意行政法规发布形式的前后变化。

(四)地方性卫生法规

地方性卫生法规是指省、自治区、直辖市及省会所在地的市人民代表大会及其常务委员会,经国务院批准的较大的市的人民代表大会及其常务委员会,在不与宪法、法律、行政法规相抵触的前提下所制定的规范性卫生法律文件的总称。

(五)自治条例与单行条例

自治条例与单行条例是指民族自治地方的人民代表大会依法在其职权范围内根据当地民族的政治、经济、文化的特点,制定发布的有关本地区政治、经济、文化管理方面的法律文件,其中涉及卫生领域的法律规范属于卫生法渊源。

（六）卫生规章

国务院卫生行政部门单独或者与国务院有关部门联合制定发布的规范性文件,称为卫生规章。如《医疗机构管理实施条例》《医师资格考试暂行办法》等。规章不得与宪法、行政法规相抵触。规章作为卫生法法源,其数量远比行政法规、地方性法规多。

（七）法律解释

法律解释是国家机关对卫生法律、行政法规、规章所作的解释,通常也视为卫生法的法源。由于卫生法具有技术控制和法律控制的双重性质,因此卫生标准、卫生技术规范和操作规程就成为卫生法源的重要组成部分。全国人民代表大会常务委员会《关于加强法律解释工作的决议》对法律解释工作有如下规定。

（1）凡关于法律、法令条文本身需要进一步明确界限或作出补充规定的,由全国人民代表大会常务委员会进行解释或用法令加以规定。

（2）凡属于法院审判工作中具体应用法律、法令的问题,由最高人民法院进行解释。凡属于检察院检察工作中具体应用法律、法令的问题,由最高人民检察院进行解释。最高人民法院和最高人民检察院的解释如果有原则性的分歧,报请全国人民代表大会常务委员会解释或决定。

（3）不属于审判和检察工作中的其他法律、法令如何具体应用的问题,由国务院及主管部门进行解释。

（4）凡属于地方性法规条文中本身需要进一步明确界限或做补充规定的,由制定法规的省、自治区、直辖市人民代表大会常务委员会进行解释或做出规定。凡属于地方性法规如何具体应用的问题,由省、自治区、直辖市人民政府主管部门进行解释。学理解释和非有权机关进行的解释不是卫生法法源。

（八）卫生国际条约

卫生国际条约是卫生法的一种特殊法源。卫生国际条约是指我国与外国缔结的或者我国加入并生效的有关卫生方面的国际法规范性文件。卫生国际条约可以由全国人大常委会决定同外国缔结,或者由国务院按职权范围同外国缔结。卫生国际条约虽然不属于我国国内法的范畴,但其一旦生效,除我国声明保留的条款外,对我国具有约束力。

三、卫生法的基本原则

卫生法的基本原则,是指反映卫生法立法精神、适用于卫生法律关系的基本原则。卫生法以增进个人和社会健康、均衡个人和公共健康利益为宗旨,以发展卫生事业、保护患者权利、提高国民健康素质为己任。因此,卫生法的基本原则是卫生立法的指导思想和基本依据,是卫生法所确认的卫生社会关系主体及其卫生活动必须遵循的基本准则,在卫生司法活动中起指导和制约作用。

（一）生命健康权保障原则

生命健康权保障原则是卫生法的首要基本原则,要求卫生法对于人的生命健康权予以充分、优先的保障,该项原则集中体现了卫生法的根本目的、核心理念和价值追求。在现代国家,生命健康权是受到法律保护的最重要权益,在我国宪法和法律塑造的权利体系中,具有最高的地位。全世界有超过 2/3 的国家将健康权视为一项基本权利写入宪法,主要以健康状况与卫生保障为内容,覆盖范围包含卫生保健与卫生条件领域。卫生保健领域包括医药保健、食品卫生保健、儿童预防保健、孕前孕后卫生保健精神保健等,卫生条件领域包括清洁用水、充分营养食品、职业卫生与健康有关信息等。宪法之外,重要卫生法律均直接规定公民享有健康权。我国宪法虽然尚未直接明确规定"公民健康权"这一概念,但我国宪法承认并保障公民在患病时有从国家获得医疗服务的权利,并明确国家要通过发展医疗卫生服务等方式,积极履行保护公民健康的义务。《中华人民共和国基本医疗卫生与健康促进法》明确提出了"健康权"的概念,这是宪法原则规定的深化和发展,这一基础性、综合性法律,对于我国卫生与健康领域的法治建设、全方位保障人民健康、推进"健康中国"建设具有重要意义。

(二)预防为主原则

卫生法实行预防为主原则,首先是由卫生工作的性质所决定的。预防在本质上是积极、主动与疾病作斗争。预防的目的是建立和改善合乎生理要求的生产和生活环境,保护人体健康,防止疾病的发生和流行。其次是由我国经济社会发展水平所决定的。我国是发展中国家,医疗保障水平还不高,人们医疗费用支付能力比较低,所以,卫生工作只能把重点放在预防上。实践证明,预防为主不仅是费用低、效果好的措施,而且能更好地体现党和政府对人民群众的关心和爱护。预防为主原则有以下几个基本含义。

(1)任何卫生工作都必须立足于防,无论是制定卫生政策、采取卫生措施,还是考虑卫生投入,都应当把预防放在优先地位。

(2)强调预防,并不是轻视医疗,预防与医疗不是一对矛盾,也不是分散的、互不通联的、彼此独立的两个系统,而是一个相辅相成的有机整体。

(3)预防和医疗都是保护人体健康的方法和手段。无病防病,有病治病,防治结合,是预防为主原则总的要求。

(三)公平原则

所谓公平原则就是以利益均衡作为价值判断标准来配置卫生资源,协调卫生服务活动,以便社会成员普遍能得到卫生服务。它是伦理道德在卫生法上的反映,是社会进步、文明的体现。公平原则的基本要求是合理配置可使用的卫生资源。任何人在法律上都享有平等地使用卫生资源的权利,但是,个人可以使用的卫生资源的范围和水平,客观上要受到卫生资源分布和分配的影响。所以,如何解决卫生资源的缺乏和合理分配问题是卫生法的一个主要课题。公平是配置卫生资源的基础,合理配置卫生资源是公平的必然要求。不公平就不会有合理的卫生资源配置,只有合理的卫生资源配置才是真正的、实质上的公平。著名的伦理学家汤姆·比彻姆(Tom L. Beauchamp)指出:"医疗卫生的历史性梦想就是实现社会正义的梦想。"健康治理的核心使命在于通过改善健康增进人类福祉,尤其是通过关注最弱势群体的需求来达成这一目标。正如联合国《变革我们的世界:2030年可持续发展议程》特别关注"不让任何一个人掉队",呼吁各国政府关注那些最有可能错失其所需和应得的医疗卫生服务的人群。习近平总书记指出:"没有全民健康,就没有全面小康。"《"健康中国2030"规划纲要》《健康中国行动(2019—2030年)》提出,"健康中国"行动的总体目标是到2030年,基本实现健康公平。《中华人民共和国基本医疗卫生与健康促进法》规定,要保障公民公平地获得基本医疗卫生服务、基本药物。可见,实现健康公平也是中国人的梦想与目标。

但需要指出的是,这里的公平不是指人人获得相同数量或者相同水平的卫生服务,而是指人人达到最高可能的健康水平。要达到这样一种健康水平,政府就对人民负有一种责任,即通过采取适当的经济、法律、行政等措施来保证广大人民群众能够获得基本的卫生服务，缩小地区间的差别。从这个意义上说，公平不是一个单一的、有限的目标，而是一个逐步改善的过程。

（四）保护社会健康原则

保护社会健康原则，本质上是协调个人利益与社会健康利益的关系，它是世界各国卫生法公认的目标。人具有社会性，要参与社会的分工和合作，所以就要对社会承担一定的义务。这个义务就是个人在行使自己的权利时，不得损害社会健康利益。这是个人对公众的责任。社会健康利益是一种既涉及个人利益但又不专属于任何个人的社会整体利益。这种对社会整体利益的保护有可能导致对个人权利的限制，如对某些传染病患者，法律规定其不得出境或者入境。由于社会健康的日益重要性，国家在社会经济生活中的卫生介入不断增加，如对某些传染病患者、病原携带者或者疑似传染病患者，法律规定在治愈前或者排除传染病嫌疑前，不得从事易使该传染病扩散的工作。在个人和社会之间寻找有碍健康的直接因素有时是比较困难的，所以，法律采取的措施往往既针对生产经营者，也针对消费者。例如为了控制吸烟，国家干预烟草的生产、广告和销售，并且禁止在某些公共场所吸烟；为了防止与交通安全有关的车祸，国家不准驾驶员酒后驾驶、疲劳驾驶，并强制系安全带等。

（五）患者自主原则

保护患者权利的观念是卫生法的基础，而患者的自主原则是患者权利的核心。所谓患者自主原则，是指患者经过深思熟虑后就有关自己疾病的医疗问题做出合理的、理智的并表示负责的自我决定权，包括：①有权自主选择医疗机构、医生及其医疗服务的方式。②除法律、法规另有规定外，有权自主决定接受或者不接受某一项医疗服务。③有权拒绝非医疗性服务等。一般认为，在卫生服务中，对患者做出各种限制是不可避免的，但这些限制原则上须经患者同意，并尽可能减少至最低程度，而且这些限制应当具有法律基础。20世纪70年代以来，卫生法发生了一个新的变化，即许多国家越来越重视患者权利的保护问题，有的国家甚至制定了专门的患者权利保护法，如荷兰、丹麦、美国等。与此同时，还出现了两个比较明显的趋势：①患者的权利迅速扩大。一些传统的观念和惯例发生了改变，如患者享有可以查阅甚至复制本人病历资料的权利等。②把医疗卫生人员的职责转化为患者的权利。如医务人员履行告知和说明的义务转化为患者的知情同意权。这一情况的改变与卫生人员的道德规范的影响力下降有直接关系。我国目前还没有专门的患者权利保护法，但我国现行的卫生法律、行政法规都从不同角度对患者权利，如医疗权、知情权、同意权、选择权、参与权、隐私权、申诉权、赔偿请求权等，做了明确、具体的规定。

四、卫生法的外部关系

卫生法在法律体系中占有重要地位，因为它与每一个人都有密切关系。从人出生到死亡，卫生法都在为维护人的健康权益而服务，而这些是其他法律所不能取代的。然而，法是一个有机的统一体系。在这个体系中，各个部门法既有分工又有合作，形成独特的对应关系。这种对应关系决定了各部门法的地位。

（一）卫生法与行政法

卫生法从性质上说属于行政法，都是调整以命令服从为特征的行政社会关系。所不同的是,卫生法调整的是卫生方面的行政社会关系,而行政法调整的则是包括卫生方面的行政社会关系在内的所有行政社会关系。由于行政社会关系的复杂性和广泛性,所以,行政法的一般规定比较原则、概括,在具体运用中,需要根据不同情况加以具体化。对卫生法来说,它就是行政法在卫生领域的具体化法。一方面,卫生法保证了行政法所确立的基本思想、基本制度、基本原则等在卫生领域的贯彻实施;另一方面,它又根据卫生领域的实际情况对这些思想、制度、原则等进行细化,也有力地促进了行政法的发展。

(二) 卫生法与民法

卫生法与民法调整的社会关系的性质和范围不相同。卫生法调整的是以命令服从为特征的行政社会关系,民法调整的是以平等为特征的民事社会关系。此外,两者在调整方式上也不相同。卫生法确认卫生行政管理者与被管理者的不同地位,强调被管理者对卫生行政管理者的服从;而民法确认民事主体的平等地位,反对一方强迫另一方成立民事关系。卫生法要求卫生行政机关依法行政,将卫生行政机关的合法行政行为作为行政法律关系发生的唯一依据;而民法要求尊重当事人的自主意志,将双方通过平等协商形成的共同意志行为作为民事法律关系发生的重要依据。卫生法只允许被管理者通过行政复议、行政诉讼等两种途径解决行政纠纷;而民法允许民事主体通过诉讼、仲裁、第三人调解、自行和解等多种途径解决民事纠纷。行政责任具有惩罚性,而民事责任具有补偿性。

(三) 卫生法与刑法

卫生法和刑法都属于实体法,但前者是调整型实体法,后者是保护型实体法。卫生法通过建立权利义务模型体系,对人的行为进行正面引导,其职能是通过调整现实的卫生社会关系,建立理想的卫生社会秩序。而刑法通过法律制裁的威慑力量,禁止人实施反常行为,其职能之一是保护卫生法所确认的卫生社会关系,维护卫生法所建立的卫生社会秩序,卫生法规范表现为强制性规范(也有部分任意性规范),而刑法规范表现为禁止性规范。卫生法对所确认的卫生行政法律关系也建立了自己的法律责任制度,但是,它的制裁手段仅限于财产剥夺、行为限制等行政处罚,有关刑事处罚需要适用刑法。卫生法受到刑法建立的刑事法律制度的保护。

五、卫生法的规范效力

卫生法在社会生活中的作用是多方面的,归纳起来,可以概括为以下三个方面。

(一) 维护社会卫生秩序

卫生社会关系是丰富的、复杂的,也是矛盾的、冲突的,所以,它需要不断被调节、整理,使之条理化、秩序化。调整卫生社会关系主要有两条途径:①市场途径,即由市场进行调节,如用供给与需求的市场力量来满足高层次的医疗需求等;②政府途径,即由政府进行干预,如用行政手段来解决卫生资源配置不合理问题等。但是,无论是市场调节还是政府干预,都离不开卫生法。一方面,卫生法通过建立市场的卫生秩序,约束市场的卫生主体,规范市场的卫生行为,维护市场的卫生安全;另一方面,卫生法通过界定政府干预卫生的范围与程度,使政府对卫生的干预既不失市场的活力,又不失卫生的本质,实现国家对卫生的宏观目标。卫生法中的禁止性规范、强制性规范、授权性规范或任意性规范在调整卫生社会关系上的角度、力度不同,但目的是一致的,就是要把各种卫生社会关系纳入符合公平正义要求的秩序中去。

（二）保障公共卫生利益

国家发展卫生事业的目的是满足社会卫生需求，实现公共卫生利益，而要实现这样的目标，需要整合社会卫生资源，组织卫生管理活动。卫生法作为一种手段承担着这样的使命，即通过调整卫生社会关系来保证这一目标的实现。利益在法律上的表现形式是权利，公共卫生利益在卫生法上表现出来的就是公共卫生权利。卫生法有关公共卫生权利既体现在公共卫生领域，也体现在医疗保健领域；既体现在个人身上，又体现在群体身上。所以，从这个意义上也可以说卫生法是权利法。在卫生法上，除了授予公民、法人和其他组织依法取得各种行为资格，赋予他们依法取得包括民事权利在内的各种权利外，还规定了他们在行使自己的权利或者履行自己的义务时，不能侵害公共卫生利益。卫生法为保护公共卫生利益及公共卫生利益关系人的权利，建立了完善的权利救济制度。

（三）规范卫生行政行为

法律是社会关系的"调节器"，但是，"调节器"本身并不会自动运行，需要人或组织来操作，而且运行的好坏也主要取决于这些操作的人或组织是否遵守操作规程。卫生行政部门是卫生法的主要操作手之一，它代表国家运用公共权力维护卫生社会关系权利主体的权利，强制卫生社会关系义务主体或责任主体履行其义务、承担其责任，最终实现卫生法调整卫生社会关系的目的。因此，卫生行政部门必须在法律规定范围内行使自己的职权；同时，也必须按照法律规定的程序和要求行使自己的职权。在行使职权的过程中，卫生行政部门要把维护社会卫生秩序和保障公共卫生利益作为宗旨，切实做到合法行政、合理行政、程序正当、高效便民、诚实守信、权责统一，防止违法、滥用行政权力，并把自己的行政行为始终置于社会监督之下。

第二节 ｜ 卫生法与卫生政策的性质与作用

法律在现代社会发展中发挥着越来越重要的作用，是维护经济社会正常发展的基础和根本，是推进社会治理的重要手段和工具。卫生健康事业治理同样需要基于法治化手段，推动卫生健康工作规范、有序发展。卫生法是指由国家制定或认可，并以国家强制力保障实施，保护人的生命健康、调整卫生健康活动中各种社会关系的法律规范的总和。卫生法通过规定各方在医学发展、维护生命健康活动中的权利与义务，调整、确认、保护和发展各种卫生法律关系，维护正常的卫生健康活动秩序，是国家进行卫生健康事业管理、推进医药卫生体制改革、不断提高人民健康水平、推动经济社会正常发展的重要工具。

政策体系是规范和引导社会各方行为的重要制度系统，与法律体系和社会道德规范共同构成了整个社会的行为规范和约束体系，是社会治理制度体系的重要组成部分。卫生政策属于公共政策的一个范畴，是指政府或权威机构以公众健康为根本利益依据，制定并实施的关于卫生事业发展的战略与策略、目标与指标、对策与措施的总称。卫生政策是各层次的决策组织用以引导卫生事业发展方向，调节卫生资源配置，协调各相关群体利益、矛盾等，以最终改善健康状况、维护社会稳定、推动社会发展的手段或途径。归根到底，卫生政策是对健康相关领域的某种价值的调整和再分配。卫生政策为卫生领域的活动提供指南，为相关群体的利益调节提供杠杆，实现执政者开办卫生事业、提高国民健康水平的内在使命。随着社会经济和各领域的发展,卫生工作面临着更加紧迫的形势和更加艰巨的任务。构建符合社会发展要求的卫生体系,研究符合社会发展规律和人民健康需求的卫生政策,关系到整个卫生事业的发展方向和人民群众的切身利益。

卫生法与卫生政策的基本目的是保护生命健康,卫生法与卫生政策均是国家的上层建筑的组成部分。从卫生法与卫生政策的基本性质和作用看,两者共同在卫生健康领域中发挥着基础性和引领性的重大作用。

一、卫生法与卫生政策性质

(一)国家制定认可的社会规范

中国的卫生法与卫生政策是根据保护人民卫生健康、发展卫生健康事业需要,分别由立法机关、行政机关和执政党、国家和政府机构等根据程序,确认卫生改革实践中成熟的发展理念、指导思想、体制机制、政策措施、具体制度及国际条约和国际惯例制定的。其本质是国家制定或认可、推动全体人民利益最大化的基本社会准则和规范。卫生法的目的是维护国家安全,维护卫生事业的公益性地位,及时有效地控制突发性公共卫生事件,维护卫生事业的健康有序地发展。卫生政策的目的是解放和发展卫生健康生产力,解决卫生健康领域的不平衡、不充分的基本矛盾。

(二)国家权力保障的行为规范

卫生法作为调整相关方在卫生健康活动中的行为规范,主要内容是规定各方的权利和义务,明确可以做什么、鼓励做什么、必须做什么、禁止做什么,以此来维护卫生健康领域的社会关系和社会秩序,实现保障健康权和发展卫生健康事业的根本目的。当然部分法律也具有倡导性,如《中华人民共和国献血法》第二条规定,国家提倡18~55周岁的健康公民自愿献血。卫生政策则是强调通过引导、教育及市场等手段,推动相关方按照政策规定或倡导的方式开展活动,规范行为。部分卫生政策也具有一定的强制性,如针对传染病的隔离措施等。道德规范则是主要通过教育、劝说、舆论等形式引导个体行为,不具有强制性,与卫生法和卫生政策有较大区别。

(三)国家权力保障的规则标准体系

卫生法与卫生政策规定了卫生健康领域的基本规则和标准,各个行为主体必须按照相关的规则和标准开展活动、提供产品或服务等,并由国家权力保证实施,具有较强的约束性。例如,药品管理方面的法律法规规定公安、检察院、法院等机关依法使用强制手段禁止伪劣药品和产品在市场流通。临床路径管理政策规定某一特定疾病的诊疗程序和服务标准等,相关的卫生健康行政部门可以根据上述标准考核和评估医疗服务行为的合理性,促进医疗服务更加科学高效。

二、卫生法与卫生政策作用

(一)保障公民健康权益

卫生法与卫生政策的根本目的是保障和提高公民健康权益,宪法规定国家发展医疗卫生事业,保护人民健康。其他相关法律通过规范约束企事业单位、社会团体、医疗卫生机构和公民的行为,规定相关方在开展活动过程中可以做什么、不能做什么或建议做什么,促进相关行为人遵守卫生标准、规范等,按照正确的行为方式开展活动,并通过国家强制力和行政权力保证实施,从而保障公民生命健康。我国的医药卫生体制改革提出建立基本医疗卫生制度,提高卫生健康服务的公平性和可及性,主要目的也是维护居民的健康权益,不断提高健康水平。

(二)规范和引导相关方行为

总体上说,卫生法通过授权性、禁止性、命令性等规范,引导人们在法律允许的范围内活动,并对违反卫生法律规范的行为人进行处罚。因此,卫生法具有引导行为、规范行为、评价行为等作用。卫生政策则是通过市场手段、经济手段、教育、行政管理等措施,引导和规范相关方的行为,如医疗保险的差异化报销政策规范和引导居民的就医行为、加强医疗机构的均衡设置、促进医疗服务资源的均衡布局。

(三)引领和促进卫生健康事业发展

引领和推动卫生健康事业发展也是卫生法与卫生政策的重要作用。卫生法可以规范医学科技发展,保证新技术、新成果造福人类;按照国际公约要求,制定并落实相关措施,推动建设共同发展的卫生健康体系。卫生政策通过明确卫生健康工作发展目标、实施路径、政策措施,主要目的是保证卫生健康服务体系及社会各方沿着既定的轨道运行。例如,通过卫生规划,确定每千人口的床位数量,对于过度增加医疗服务机构规模给予一定的限制和约束;通过建立完善的医疗保障体系,基于收入水平确定筹资额度,可以实现按支付能力支付,提高收入分配公平性;通过转变投入补偿机制,改革医疗服务价格,取消以药补医,开展预约诊疗、日间手术、网上诊疗及互联网医疗,提高医院运行效率。

第三节 ｜ 卫生法与卫生政策的关系

卫生法和卫生政策是我国法律体系和公共政策体系的重要组成部分,以国家法律和政策的形式体现的以工人阶级为领导、工农联盟为基础的全体人民的意志,主要目的是维护和增进人民健康水平。两者具体的表现形式和作用机制有所不同,因此,卫生法和卫生政策之间既有联系又有区别。

一、卫生法与卫生政策之间的联系

(一)同为国家卫生制度体系组成部分

卫生法与卫生政策都是卫生治理体系的重要组成部分,是发展卫生健康事业的重要手段。例如,2019年12月28日,经十三届全国人大常委会第十五次会议表决通过,于2020年6月1日实施的《中华人民共和国基本医疗卫生与健康促进法》是为了发展医疗卫生与健康事业,保障公民享有基本医疗卫生服务,提高公民健康水平,推进"健康中国"建设,根据宪法制定的法律。同时,《中华人民共和国基本医疗卫生与健康促进法》是国家为了落实宪法关于发展国家医疗卫生事业、保护并提高人民健康水平,实现人人享有基本医疗卫生服务的目标而制定的,均反映了人民的基本利益。这是我国卫生与健康领域第一部基础性、综合性法律。2024年6月6日,国务院办公厅印发《深化医药卫生体制改革2024年重点工作任务》,从深入推广三明医改经验、进一步完善医疗卫生服务体系、推动公立医院高质量发展、促进完善多层次医疗保障体系等7个方面提出22条具体任务。《深化医药卫生体制改革2024

年重点工作任务》聚焦医保、医疗、医药协同发展和治理,推动卫生健康事业高质量发展,提高人民群众的获得感、幸福感、安全感。

(二)相互转化与支撑

我国的卫生方针和战略是卫生法的基础,卫生法的内容要体现国家宏观卫生战略和发展思想,是国家宏观卫生理念的具体化、法律化和制度化。例如,为了完善"三孩生育政策配套措施",中共中央、国务院有关决定提出修改《中华人民共和国人口与计划生育法》的工作安排。同时,卫生法也是卫生政策制定的依据和实施的保障,如根据《中华人民共和国母婴保健法》,制定了预防出生缺陷、降低孕产妇死亡率等政策措施。

(三)具有保护生命与健康的共同目的

维护生命健康权益、提高健康水平是卫生法与卫生政策的共同目标和基本目的。我国宪法提出了保护人民健康的规定,相关卫生法律体系落实宪法要求,提出控制传染病、提高妇幼保健水平、发展精神卫生事业等一系列具体的法律制度。我国的卫生政策同样以保护公民的生命健康权益为目标,如"健康中国"建设提出"把人民健康放在优先发展的战略地位",显著提高人均健康预期寿命等。

二、卫生法与卫生政策的区别

(一)制定主体和程序不同

根据我国的立法程序,具有立法(本处的法包含法律及法规等)权限的主体主要为全国人民代表大会及其常务委员会,国务院及其部、委、局,以及《立法法》授权的地方人民代表大会和地方人民政府。卫生政策则是卫生健康行政机关根据卫生健康事业发展需要制定。两者制定的主体有所不同,制定的程序也有所差别。《立法法》规定的国家和政府机构及人民代表大会的代表团或30名以上的人民代表联名可以提出卫生立法草案,全国人民代表大会审议立法议案,由全国人民代表大会或全国人民代表大会常务委员会表决通过后发布。卫生政策制定则是党中央、国务院和卫生健康等行政部门根据工作需要,经过政策方案研制、论证、征求意见等过程后发布。

(二)不同的效力和强制力

卫生法是由《立法法》规定的国家机关和行政机关制定和颁布,以国家强制力保证实施的行为规范,具有较为普遍的约束性和强制性。如果违反相应规定,会受到与之相应的惩戒。卫生政策的贯彻落实既有依靠社会教育、市场等非强制性手段,也有强制检疫和隔离等手段,以引导社会行为,实现政策目标。

(三)不同的调整范围卫生法

通过法律等规范性文件,明确规定人们的权利和义务,调整的范围比较具体,或者明确经过实践检验确认的政策措施,规范的内容往往涉及重要环节或重要领域。卫生政策则通过决定、纲要、意见等形式表现出来,内容比较概括,调整的社会关系更广泛、更全面。

(四)不同的稳定性和调整周期

卫生法是对卫生政策领域较为成熟、确定的做法和经验,通过法律条文的形式予以固化和规范,调整的周期相对较长。卫生政策则有较强的时效性和灵活性,随着形势的发展而变化,不断调整具体的政策措施。

三、卫生法与卫生政策的新发展

我国卫生事业的发展与国家的命运紧紧联系在一起,随着我国社会经济的快速发展,医疗卫生事业也得到了长足发展,居民健康状况和水平显著改善和提高。中国的卫生发展经验曾经成为世界卫生发展,尤其是发展中国家的楷模。随着社会的进步和政府执政理念的变化,卫生事业逐步回归到其本质规律,即以人民健康为中心。同样,卫生政策从来不是一个孤立的政策体系,而是深嵌于整体的政治经济社会制度中,受特定的意识形态和宏观制度的影响,并服务于当时的经济社会发展需要,同时也反映着不同社会发展阶段的特征与民众健康诉求。

(一)卫生法的发展

我国卫生法发展历史悠久,早在殷商时期就有相关记载。随着社会越来越关注健康问题,卫生法在现代社会中的地位和作用更加突出。中华人民共和国成立后,党和国家不断推动卫生法制发展进程,特别是改革开放后,我国卫生法律体系逐步建立,法治化建设取得突破性发展。全面推进"法治中国"和"健康中国"建设,需要不断完善卫生法基础理论,落实以人民健康为中心的发展理念并夯实卫生法发展的基础条件。

1. 近十年卫生法的深化和提升

2014 年 10 月 20—23 日,中国共产党第十八届中央委员会第四次全体会议审议通过了《中共中央关于全面推进依法治国若干重大问题的决定》,要求全面推进依法治国,建设中国特色社会主义法治体系,建设社会主义法治国家。2016 年 8 月 19—20 日,全国卫生与健康大会在北京举行。习近平总书记出席会议并在讲话中指出,没有全民健康,就没有全面小康。要把人民健康放在优先发展的战略地位,以普及健康生活、优化健康服务、完善健康保障、建设健康环境、发展健康产业为重点,加快推进健康中国建设,努力全方位、全周期保障人民健康。

"法治中国"和"健康中国"战略的全面推进,使我国卫生立法面临新的机遇和挑战,需要从"医疗卫生"立法迅速提升至"大健康"的层次,国家也陆续颁布了许多法律法规和规范性法律文件,最为重要的就是 2019 年颁布的《中华人民共和国基本医疗卫生与健康促进法》,其在我国卫生法中处于基础性和综合性地位,是我国卫生法体系的基础。

2. 卫生法理念从"治病"转向"健康"

中华人民共和国成立之初,全国卫生资源比较匮乏,广大农村地区普遍缺医少药,传染病、地方病横行,所以早在 1952 年就将"预防为主"作为卫生工作方针之一,并一直延续至今。自改革开放之后,我国卫生工作的重点是恢复工作秩序,增强医疗卫生机构活力,提高卫生服务供给能力,在此期间医疗资源快速增加,医疗服务能力大幅提升,更加注重公民健康。

2016 年 8 月 19—20 日召开的全国卫生与健康大会要求"将健康融入所有政策",把人民健康放在优先发展的战略地位,努力全方位、全周期保障人民健康。2016 年 10 月 25 日,中共中央、国务院发布了《"健康中国 2030"规划纲要》,其明确指出,要以人民健康为中心,坚持健康优先原则,把健康摆在优先发展的战略地位,立足国情,将促进健康的理念融入公共政策制定实施的全过程,加快形成有利于健康的生活方式、生态环境和经济社会发展模式,实现健康与经济社会良性协调发展。2019 年 12 月 28 日出台的《中华人民共和国基本医疗卫生与健康促进法》及时将"健康中国"战略、"健康入万策"理念和健康优先原则等上升为法律。因此,未来的立法重点也将从"治病"转向"健康"。

(二) 卫生政策的发展

1. 卫生政策形成背景

中华人民共和国成立后到改革开放前是中国计划经济体制与社会主义建设时期。在此期间,将"公平"作为优先发展理念,政府把卫生事业视为一项社会福利,制定了带有普惠性质的卫生政策。改革开放后,中国整体政治经济体制发生巨大变化,国民社会经济政策的走向也影响了同时期卫生政策的特征。2009 年,新一轮医改提出"坚持公共医疗卫生的公益性质""把基本医疗卫生制度作为公共产品向全民提供""人人享有基本医疗卫生服务",突出强调了卫生事业向公益性的回归。2016 年 8 月,习近平总书记在全国卫生与健康大会上,提出了"以基层为重点,以改革创新为动力,预防为主,中西医并重,将健康融入所有政策,人民共建共享"的新时期卫生健康工作方针,这成为今后我国卫生政策制定的出发点与落脚点。同年 10 月,《"健康中国 2030"规划纲要》正式发布。随后,党的十九大报告明确提出实施"健康中国"战略,把为人民群众提供全方位、全周期的健康服务作为卫生健康事业的目标和任务。

2. "健康中国"卫生治理的全面化发展

深化医药卫生体制改革的核心内容是建立医疗、医保、医药"三医"联动工作机制。2019年 7 月,国务院印发《关于实施健康中国行动的意见》,国家层面成立健康中国行动推进委员会并发布《健康中国行动(2019—2030 年)》,以"大卫生、大健康"为理念,坚持预防为主、防治结合的原则,以基层为重点,以改革创新为动力,中西医并重,把健康融入所有政策,针对重大疾病和一些突出问题,聚焦重点人群,实施 15 个重大行动,政府、社会、个人协同推进,建立健全健康教育体系,促进以治病为中心向以健康为中心转变,提高人民健康水平。此外,于 2020 年 6 月 1 日起开始实施的《中华人民共和国基本医疗卫生与健康促进法》是我国卫生与健康领域第一部基础性、综合性的法律,它的颁布与实施,对我国今后卫生领域秩序的建立及卫生政策的制定有着重大引领作用。与此同时,基于信息化时代和"互联网+"的背景,大数据、云计算、物联网等信息化技术也在卫生政策中体现,对我国医疗卫生服务模式和管理模式产生了深刻影响。

新一轮医改以来,特别是党的十八大以来,我国卫生健康事业改革发展步入了快车道,各项改革扎实推进,成效显著。新一轮医改把建设覆盖城乡居民的公共卫生服务体系和医疗服务体系作为中国特色基本医疗卫生制度的重要内容:以提升服务能力为导向,改革完善运行机制为核心,基层医疗卫生服务体系进一步夯实;公立医院综合改革步伐明显加快,探索建立现代医院管理制度;多种形式的医联体建设全面推行,分级诊疗就医格局开始形成;覆盖全民的公共卫生服务网络不断健全,预防为主的工作方针不断得到落实;社会办医活力正在有效激发,健康服务业得到长足发展。

3. 公共卫生治理的全民化发展

2020 年 5 月,国家发展和改革委员会、国家卫生健康委员会和国家中医药管理局制定了《公共卫生防控救治能力建设方案》,对公共卫生防控救治能力建设任务提出了具体的要求。同年 11 月,国务院发布《关于深入开展爱国卫生运动的意见》,要求充分发挥爱国卫生运动的制度优势、组织优势文化优势和群众优势,将爱国卫生运动与传染病、慢性病防控等紧密结合,全面改善人居环境,有效保障人民群众健康。深化医药卫生体制改革明确提出强化改革系统联动,促进优质医疗资源扩容和均衡布局,统筹疫情防控与公共卫生体系建设等,着力推动把以治病为中心转变为以人民健康为中心,着力解决"看病难、看病贵"等民生关切的问题。

2021年是中国共产党成立100周年,也是实施"十四五"规划、开启全面建设社会主义现代化国家新征程的开局之年,通过系统地梳理中华人民共和国成立以来卫生政策的变迁与发展情况,反映制度变迁的外在过程及内在逻辑,以期为我国下一阶段卫生健康事业的发展提供参考。

本章小结

本章主要介绍了卫生法的概念、特征及其渊源,卫生法的基本原则,卫生法在法律体系中的地位与作用。叙述了卫生法与卫生政策的性质与作用,卫生法与卫生政策的联系和区别。卫生法和卫生政策的本质重点体现在国家在卫生健康领域的意志和利益,作用则重点体现在引导和规范方面,具有较大的相似性。卫生法和卫生政策的区别主要体现在约束性和强制力的差别。概述了卫生法和卫生政策学科的发展。未来全面推进"法治中国"和"健康中国"建设,需要进一步完善卫生法和卫生政策。

知识拓展

卫生法和卫生政策对我国的卫生健康事业发展具有重要影响,建议学习者关注"国家法律法规数据库"(https://flk.npc.gov.cn)、中国政府网(www.gov.cn)和"中华人民共和国国家卫生健康委员会"(www.nhc.gov.cn),了解最新卫生法律法规、卫生政策和发展动向。

练习题

一、选择题

1. 卫生法的最基本原则是(　　　)

A. 公平原则　　　　　　　　　　　B. 生命健康保障原则

C. 患者自主原则　　　　　　　　　D. 预防为主原则

2. 下列哪项不是卫生法的作用(　　　)

A. 维护社会卫生秩序　　　　　　　B. 保障公共卫生利益

C. 惩罚卫生犯罪的依据　　　　　　D. 规范卫生行政行为

3. 我国深化医药卫生体制改革的总体目标是(　　　)

A. 建立健全覆盖城乡居民的基本医疗卫生制度

B. 建立健全覆盖城乡居民的基本医疗保险制度

C. 为群众提供安全、有效、方便、低廉的医疗卫生服务

D. 建立健全覆盖城乡居民的基本医疗卫生制度,为群众提供安全、有效、方便、价廉的医疗卫生服务

二、判断题

1. 卫生法是调整在卫生活动过程中所发生的社会关系的法律规范的总称,其目的在于保护和发展人的健康权益,维护和促进卫生秩序。(　　　)

2. 卫生法与卫生政策的基本目的是保护生命健康,卫生法与卫生政策均是国家的上层建筑的组成部分。(　　)

3.《中华人民共和国基本医疗卫生与健康促进法》已于 2019 年 12 月 28 日由第十三届全国人民代表大会常务委员会第十五次会议审议通过,自 2020 年 6 月 1 日起施行。这是我国卫生与健康领域第一部基础性、综合性法律。(　　)

三、简答题

1. 什么是卫生法? 有哪些特征?

2. 卫生法的基本原则有哪些?

3. 简述卫生法与卫生政策之间的联系?

四、思考题

1. 疫情防控中保障生命健康权的优先地位,突发重大疫情威胁着人的生命和健康。然而,为保障生命健康权而采取的疫情防控措施,会与其他人权和公共利益的实现方式发生一定冲突。例如,防止疫情蔓延的医治、隔离和限制出行措施会对相关人员行使人身自由权构成一定限制,对感染者的流行病学调查和信息发布会涉及个人隐私权,对民间设施和物资的临时征用会涉及个人财产权,要求企业停工停产会对经济发展、公共福利和工作权的实现造成负面影响。在疫情防控中,国家将保障人民的生命健康权置于优先地位,实施严格的防控措施阻断病毒传播,将感染率和病死率压到最低限度。

为什么卫生法基本原则首先是保障公民健康?

2. 2009 年 3 月,《中共中央、国务院关于深化医药卫生体制改革的意见》提出的改革目标是建立健全覆盖城乡居民的基本医疗卫生制度。经过多年的改革实践,我国建设基本医疗卫生制度的改革成效不断显现,公共卫生体系和医疗卫生服务体系建设不断加强,医疗保障制度和药品供应保障制度逐步完善。2016 年 10 月发布的《"健康中国 2030"规划纲要》提出"健康中国"建设包含普及健康生活、优化健康服务、完善健康保障、建设健康环境、发展健康产业五大重点工作任务。经过改革实践检验,上述相关政策在 2019 年 12 月全国人民代表大会常务委员会颁布的《中华人民共和国基本医疗卫生与健康促进法》以基础性、综合性法律的形式固定下来。

分析卫生政策与卫生法律的区别在哪?

(赵若琳)

第二篇

方 法 篇

第八章
多准则决策分析在卫生政策的应用

学习目标

（1）知识目标：总结多准则决策分析、政策偏好、不确定性的基本概念。

（2）能力目标：灵活运用多准则决策分析用于价值识别、整合政策偏好的基本方法以及多准则决策分析用于不确定性处理的常见几种不确定性类型；运用多准则决策分析中的层次分析法来解决整合政策偏好问题。

（3）素质目标：对多准则决策用于价值识别、整合政策偏好的基本方法以及不确定性处理有清晰的认识，逐步培养新时代背景下自我科学的评价意识，以及养成经世济民、爱岗敬业、家国天下的高尚情怀。

思政知识

1. 任务单元

在了解多准则决策分析（multi-criteria decision analysis，MCDA）、政策偏好等基本概念的基础上，对多准则决策用于价值识别、整合政策偏好的基本方法及不确定性处理有清晰的认识，学会运用层次分析法来解决整合政策偏好问题，逐步培养新时代背景下自我科学的评价意识。

2. 思政元素

科学评价、经世济民、爱岗敬业、家国天下。

3. 思政素材

2023年3月中共中央办公厅、国务院办公厅印发《关于进一步完善医疗卫生服务体系的意见》，明确提出以习近平新时代中国特色社会主义思想为指导，深入贯彻党的二十大精神，把保障人民健康放在优先发展的战略位置，贯彻新时代党的卫生与健康工作方针，坚持以人民健康为中心，坚持预防为主，坚持医疗卫生事业公益性，推动医疗卫生发展方式转向更加注重内涵式发展、服务模式转向更加注重系统连续、管理手段转向更加注重科学化治理，促进优质医疗资源扩容和区域均衡布局，建设中国特色优质高效的医疗卫生服务体系，不断增强人民群众的获得感、幸福感、安全感。MCDA目前已经广泛应用于卫生决策、卫生技术评估等方面，对于进一步优化资源配置，加强人才队伍建设，推进能力现代化以及构建我国体系完整、分工明确、功能互补、连续协同、运行高效、富有韧性的整合型医疗卫生服务体系具有重大的推动作用，体现了医疗卫生服务的公平性、可及性和优质的服务供给能力，可以促进人民群众健康水平显著提升。

专业术语

(1) 多准则决策分析：multi-criteria decision analysis，MCDA
(2) 多属性决策：multi-attribute decision making，MADM
(3) 多目标决策：multi-objective decision making，MODM
(4) 政策偏好：policy preferences
(5) 层次分析法：analytic hierarchy process，AHP
(6) 摆幅置权法：swing weighting method
(7) 离散选择实验：discrete choice experiments，CDEs
(8) 转移性激素敏感性前列腺癌治疗：metastatic hormone-sensitive prostate cancer
(9) 敏感性分析：sensitivity analysis

章前案例

上海市医保局自2018年11月成立以来，深入贯彻落实党中央、国务院关于深化医疗保障制度改革部署，始终坚持以人民为中心，统筹"保民生"和"助发展"，深化医保、医疗、医药协同发展和治理，多层次医保制度体系更加健全完善，待遇保障、筹资运行、医保支付、基金监管等关键机制改革取得明显进展，对医药卫生事业高质量发展引导促进作用持续增强，对生物医药产业创新发展的支撑效应持续放大，社会"稳定器"和经济"助推器"作用持续凸显，人民的获得感、幸福感、安全感不断增强。

今年是"长三角"一体化发展上升为国家战略5周年。从异地就医门诊费用直接结算、长护险延伸试点，到区域药品联合集采、"长三角"信用就医——5年来，上海市医保局坚持改革精神和问题导向，以项目化推进一体化，积极发挥龙头带动作用，突破壁垒、创新机制，医保一体化建设取得明显成效。

5年来，上海以数字化转型为抓手，持续优化医保经办服务，提高医保经办的便捷性。深度融入"两张网"建设，先后将65项医保经办事项上线"一网通办"平台，医保业务实现"掌上办""指尖办"；在全市率先上线医疗费报销"一件事"，实现"减环节、减时间、减材料、减跑动"；在全市各级各类医疗机构推广应用"医保电子凭证"和"医保电子记录册"，实现定点医药机构"脱卡就医""刷码购药"全覆盖，全市公立医疗机构实现"免册就医"；推进"120急救车医保直接结算"实事项目，实现全市所有120急救车上医保移动支付，极大方便市民看病就医和费用报销，受到广泛好评。

案例来源：民生"安全网" 社会"稳定器" 经济"助推器"——上海医保部门坚持以改革保民生促发展，奋力谱写"城市，让生活更美好"新篇章，解放日报（特22版），2023-12-18.

第一节 | 多准则决策分析用于价值识别

一、基本概念

(一) 决策

决策既是管理的基本职能之一,又是管理工作的本质。何为决策?不同的学者有不同的见解,杨洪兰(1996)认为决策就是"从两个以上的备选方案中选择一个方案的过程。"周三多等人(1999)较为具体地对决策进行了定义,提出:"所谓决策,是指组织或个人为了实现某种目标而对未来一定时期内有关活动的方向、内容及方式的选择或调整过程。"车文博(2001)提出决策是信息搜集、加工,最后做出判断、得出结论的复杂的思维操作过程。目前较为普遍接受的决策含义是:管理者识别、解决问题及利用机会的过程。基于以上学者对决策的不同定义,可知明确的目标、两个以上备选方案、付诸实践是以解决问题为目的的决策不可或缺的。

1. 明确的目标

决策的目的就是为了解决问题,只有明确具体目标才能解决所面临的问题。

2. 两个以上的备选方案

决策要在对比中选择,"两优择其重,两劣取其轻",至少有两个的方案,人们才能通过对比、选择,最后选取较为满意的行动方案。

3. 付诸实践

决策是一个行动的过程,如果决策仅仅停留在选择备选方案而不付诸行动,问题就不会得到真正解决。

(二) 多准则决策分析

MCDA 已广泛应用于卫生决策、卫生评估技术及药物经济学方面的研究。Keeney(1993)对 MCDA 进行了定义,指出 MCDA 是将包含多种相互冲突的准则试图合并成一个单一整体进行评估的方法学。Baltussen 等(2006)指出 MCDA 是在考虑所有相关透明的准则下,建立一套区分准则的标准,以进行综合排序的一种系统方法。目前较为公认的是国际药物经济学与结果研究学会(International Society for Pharmacoeconomics and Outcomes Research. ISPOR)对 MCDA 进行的定义:"多准则决策分析是采用结构化、明确的方法,可以提升决策的质量的根据多个准则进行系统化、科学化决策的技术。"在医疗卫生领域,MCDA 是在考虑多个与医疗卫生相关属性的前提下,选择最优的医疗备选方案或对医疗备选方案进行排序的一种决策方法。

MCDA 应用情形主要包含以下特征:①决策问题的目标多于一个。②量纲的不一致性,即各目标没有统一的衡量标准或计量单位,因而难以进行比较。③绝大部分多目标决策问题的各个备选方案在各目标之间存在某种矛盾。④定性指标与定量指标相混合。MCDA 主要包括问题构建和模型构建两部分,同时 MCDA 三种最常用的方法为价值测量、目标规划和优序法。本章节侧重于目前医疗卫生领域文献中常用的方法,即价值测量法。应用 MCDA 价值测量法的步骤主要包括:明确决策问题、选择和建立评估准则、测量绩效、对备选方案打分、对准则赋权重、计算总得分、处理不确定性、报告撰写及结果审查这 9 个步骤。

此外,根据决策问题中备选方案的数量是否有限个,将 MCDA 分为多属性决策(multi-attribute decision making, MADM)和多目标决策(multi-objective decision making, MODM)两类。

(三) 价值

"价值"有多种含义,经济学上的价值指的是"凝结在商品中的一般的、无差别的人类劳动。"具体到医学领域,一般认为"价值"是指在医疗卫生服务过程中投入的成本与获得的健康结果的比值,其体现的是以人为中心提供质量、安全、有效、及时、公平、效率的综合性服务。2017 年,美国提出以成本和临床结果的关系广义价值框架,指出了广义的价值核心指标在于成本和临床的关系。其中,成本包括直接成本、间接成本、节约的成本、净成本。临床结果包括健康产出、治疗效果、与其他治疗方法的比较效果。在借鉴国外的价值医学的经验之后,中国提出了具有本土化的"价值医疗 5E 框架",即疗效(efficacy)、效率(efficiency)、效益(effectiveness)、患者赋能(empowerment)和医患同心(empathy)。

(四) 多属性决策

MADM 是在考虑多个属性的情况下,选择最优备选方案或根据属性矩阵分析评价以进行方案排序的决策。MADA 中的决策变量为离散型的,即为有限个数量的备选方案,有时又称为有限方案多准则决策或有限方案多目标决策。

(五) 多目标决策

MODM 需要同时考虑两个或两个以上目标的决策。与多属性决策的变量不同的是,多目标决策中的变量为连续型的,即存在无限多个备选方案,有时又被称为无限方案多准则决策或无限方案多目标决策(表 8-1)。

表 8-1 多属性决策与多目标决策的对比

	多属性决策	多目标决策
决策变量	离散型	连续型 $x = (x_1, x_2, \cdots x_n)$
方案类型	$X = \{x_1, x_2, \cdots x_m\}$	$X = \{x \mid g_i \leqslant 0, i = 1, 2, \cdots, m, x \in R^N\}$
属性集	$Y = \{y_1, y_2, \cdots y_m\}$	用目标函数 $f_j(x), j = 1, 2, \cdots, n$ 表示
决策目标	只包括分析评价,根据属性矩阵进行分析评价的主要目的是对方案排序	包括系统建模、有模型生成方案,分析评价主要是求解多目标规划问题,要从非劣解中集中获取偏好解

二、多准则决策分析用于价值识别的主要内容

随着社会不断发展,价值识别作为一种重要的思维方式,已经成为现代社会中人们解决问题不可或缺的一部分。同时,随着人们对于卫生政策相关价值的认知不断发生改变和升华,在实际的卫生政策的价值识别过程中,常常会面临多个决策标准的问题,这时候 MCDA 就是一种非常有效的解决方案。将 MCDA 应用于价值识别中,可以将多个决策标准看作是不同的价值观,通过一定的权重分配和综合价值评价,将这些价值观加以权衡和综合,得出更加全面和客观的价值认知。

(一) 价值判断

在 MCDA 进行价值识别的分析中,要通过准则进行价值判断,就需要通过定性的方法

将其转化为定量信息进行处理。在这个过程中涉及的价值判断主要有：

（1）明确决策问题时决策者主观的爱好、性格、教育经历等因素都会影响问题的态度、界限、解决方式及问题相对应的准则。

（2）选择和建立评估准则中，准则的表现形式已经确定用何种准则模型的关键变量会受到决策者的价值影响。

（3）对备选方案进行打分、对准则赋权重时，决策者的偏好及价值观会参与到价值识别之中。

例如为应用 MCDA 从多角度探讨药品的综合价值，我国相关领域专家制定《多准则决策分析应用于罕见病药品临床综合评价的专家共识（2022）》，为罕见病药品临床综合评价提供规范性的方法指导，大大提高了 MCDA 在卫生医疗领域的应用价值（表 8-2）。

表 8-2　共识拟解决的关键问题及推荐意见

序号	临床问题	推 荐 意 见
1	为什么将 MCDA 应用于罕见病药品临床综合评价	罕见病药品常缺乏充足的临床数据和明确的标准治疗，临床价值及经济学评价难以用普通药品的标准衡量，其特殊性使得传统卫生技术评价面临困境。此外，伦理和社会因素应作为罕见病药品临床综合评价的决策因素 MCDA 以明确的标准、透明的决策过程，可从多角度探讨药品的综合价值，引导不同利益相关者之间达成平衡和一致意见，为解决罕见病药品临床综合评价难题、提高决策的严谨性和透明性提供了潜在解决方案。理论和实践均表明，MCDA 适用于罕见病药品临床综合评价（共识度：100%）
2	MCDA 如何实施，应当遵循怎样的流程	推荐 MCDA 用于罕见病药品临床综合评价的实施流程按照定义决策问题、选择和构建评价准则、测量绩效、评分、对评价准则赋予权重、计算总得分、处理不确定性、撰写报告和审查结果 8 个关键步骤进行，并对每项操作步骤进行验证和报告（共识度：100%）
3	MCDA 应用于罕见病药品临床综合评价的利益相关者包括哪些	根据罕见病 MCDA 决策目的确定不同利益相关者的构成比例和数量。其中，利益相关者应重点纳入决策者（政府部门或医疗机构）、医生、药师、卫生经济学与卫生政策专家、患者代表（患者或患者家属）、公众代表，此外，还可考虑纳入伦理学专家、企业代表（共识度：100%）
4	MCDA 应用于罕见病药品临床综合评价的准则包括哪些方面	推荐应用证据与价值对决策的影响的基础框架进行罕见病药品临床综合评价，准则设计分为核心模型准则和情境化准则，核心模型准则包括 6 个一级准则、15 个二级准则；情境化准则包括 2 个一级准则、6 个二级准则（共识度：100%）
5	如何确定评价准则的权重分配和评分方法	①MCDA 用于罕见病药品临床综合评价研究可采用价值测量法、优序法和参考模型法，常用的价值测量法通过准则的权重和评分的乘积之和决定药物的总体价值（共识度：100%）；②MCDA 用于罕见病药品临床综合评价研究通常采用基于证据与价值对决策的影响框架的加权和评分方法，常用的加权方法包括简单线性相加法和层次分析法，常用的评分方法核心模型准则中定性准则在 0~5 分范围，定量准则在 -5~5 分范围，情境化准则为 -1、0、1 分（共识度：95%）
6	如何对研究结果进行解读	对 MCDA 评估结果可以进行不同方式的解读。根据不同的决策目的，采取不同的 MCDA 研究方法，可对待评价药品进行价值衡量，也可对待评价药品进行价值排序并作出优先选择。采用 MCDA 模型衡量不同背景的利益相关者的价值偏好，探索不同情境下的决策结果。最终的研究结果为政府部门或医疗机构制订罕见病药品相关决策提供参考（共识度：95%）

（续表）

序号	临床问题	推 荐 意 见
7	如何保证评价结果的稳健性	①对每一步操作过程进行充分验证。②利益相关者应具有代表性。向不同背景的利益相关者提供技术信息培训，确保其透彻理解和实质性参与。③证据质量可靠。证据来源于目前可获得的最佳临床证据，研究结果科学、真实可靠。④推荐对每一操作步骤进行不确定性分析(共识度：100%)

（二）价值识别的执行

运用 MCDA 在探讨价值过程中，关键是要将复杂的问题进行简单化、科学化处理。例如，在使用 MCDA 来计算卫生医疗技术的综合价值时，需要使用函数来将各项准则的权重和以这些准则为基础的技术得分结合起来，来度量决策者对卫生医疗技术的偏好。具体可以使用加法模型和乘法模型以用于综合价值的估计。

1. 加法模型

在医疗卫生领域，MCDA 最经常使用的是加法模型，它以线性加权的原理为基础，更容易为决策者所了解和所接纳，通常的计算公式具体为：

$$V_j = \sum_{i=1}^{n} S_{ij} \cdot W_i$$

公式中：V_j 代表的是医疗卫生技术 j 的综合价值，S_{ij} 代表的是医疗卫生技术 j 在准则 i 的得分，W_i 代表的是准则 i 的权重。在准则为优先独立的情况下，建议采用相加模式。

2. 乘法模型

如果准则没有优先独立性，或某个准则在医疗技术的偏好确定中起到关键作用，则可以采用乘法模式。该乘数模式假定个人的健康获益为 0，即医疗技术不具有任何价值。乘法模型公式为：

$$U = U_h(1 + W_1 D_1 + W_2 D_2 + \cdots + W_n D_n)$$

公式中：U 代表的是医疗卫生技术的综合价值，U_h 代表的是医疗卫生技术对个人健康影响的分值，D_n 代表的是医疗卫生技术在准则 n 的得分，W_n 代表的是准则 n 的权重。

但是，这两个模型并不适合层次分析法对指标进行赋权的研究。由于层次分析法是以成对对比的方式对所选择的对象进行选择，所以在这种情况下，应该采用矩阵函数方法。此外，Angelis 等人围绕新技术价值评估的现实问题，以及如何将卫生技术评估证据更好地运用于决策，不断完善 MCDA 在价值识别方面的应用，其通过整合 MCDA 的多属性效用理论、多属性价值理论和常用的线性加权法，细化 MCDA 的流程，如准则选取、技术价值权衡等方面，为 MCDA 在医疗卫生领域的价值应用提供了指南。

三、多准则决策分析用于价值识别的意义

当前，各级医疗卫生决策者在满足利益相关者的要求和约束时，面临越来越多的价值选择困境，在医疗卫生决策中采用 MCDA 用于价值识别，具有确保采用的决策准则与机构的使命和价值的一致性的重大意义：①MCDA 用于价值识别中可以为个体患者提供疗效佳、安全性高的医疗类型。②最大化地利用公平分配满足群体需求，有利于大多数个体获利，体

现卫生技术的人本价值。③通过对整体价值的衡量为医疗卫生决策准则的排序和决策资源的合理利用提供基础,可以促进有持续的卫生体系的建立。

第二节 | 多准则决策分析用于整合政策偏好

一、基本概念

政策偏好是指个人或团体可能基于其信仰、价值观、经济利益、社会地位、文化背景等因素,对某种特定政策的倾向程度。政策偏好对于决策的提出和政策制定具有重要影响,因为政策制定者需要考虑到不同群体的偏好和利益,以最大公约数制定出最符合整体利益的政策。

二、多准则决策分析用于整合政策偏好的方法

MCDA 可以应用于各种政策制定领域,包括环境政策、健康政策、经济政策等。MCDA 可以帮助政策制定者权衡不同的政策偏好,并制定最佳政策。例如,在卫生政策制定中,政策制定者需要考虑多个因素,如公众的参与度、个体家庭经济收入、公众的受教育程度等。MCDA 可以帮助政策制定者权衡这些因素,并制定最佳政策。本书重点介绍整合政策偏好的四种常用方法:直接评级、层次分析法、摆幅置权法、离散选择实验(discrete choice experiments,DCEs)。

(一)直接评级

证据与价值对决策的影响框架是直接评级方法的典型应用,该框架主要用于评估医疗干预措施的综合价值,作为 MCDA 模型与标准化卫生技术评估报告结合的产物,证据与价值对决策的影响框架已更新到第 10 版,该框架以患者、群体、可持续性为总体目标构建,由 2 个层面,7 个维度和 20 个准则组成(表 8-3)。

表 8-3 证据与价值对决策的影响框架评估内容

层面	维度	准则
通用准则	干预的必要性	疾病严重程度
		目标人群
		未满足的需求
	干预的相对效果	相对有效性
		相对安全性或耐受性
		相对患者感知的健康或患者报告结局
	干预获益的类型	预防获益的类型
		治疗获益的类型
	干预的经济性	相对成本——干预的成本
		相对成本——其他医疗成本
		相对成本——非医疗成本
	对干预的认识	证据质量
		专家共识或临床实践指南

（续表）

层面	维度	准则
情景化准则	规范的情景化准则	卫生系统的任务和范围 人群的优先性和可及性 共同目标和特定利益 环境影响
	可行性情景化准则	卫生系统能力和干预措施的合理使用 政治、历史和文化背景 机会成本与负担能力

在实际应用中,耿劲松等人采用文献分析、专题小组讨论和定性访谈构建了适用于医保报销的证据与价值对决策的影响框架,通过专家咨询对准则直接评级(表 8-4)。

表 8-4　证据与价值对决策的影响框架应用于医保报销决策的通用准则

准则	子准则	权重	参考评分
技术的需要	疾病的严重程度	4.21	5—非常严重 0—不严重
	影响的人群范围	4.50	5—常见病 0—极罕见的疾病
	技术的益处类型	4.38	5—治愈、挽救生命,或确诊疾病 0—无治疗或诊断益处
	已报销技术未满足的要求	4.00	5—许多未满足的要求 0—没有未满足的要求
技术的比较结果	相对有效性	4.64	5—显著优于对照 0—无差别 −5—显著差于对照
	相对安全性或耐受性	4.43	5—显著优于对照 0—无差别 −5—显著差于对照
	患者感知或报告结果	3.50	5—显著优于对照 0—无差别 −5—显著差于对照
技术的经济性	技术成本	4.57	5—显著减少预算 0—不改变预算 −5—显著增加预算
	经济学评价的结果	4.50	5—具有成本效果 0—不具成本效果

证据与价值对决策的影响框架将直接评级与加权有效结合,在医疗保险报销、临床实践决策、医疗机构药品遴选、卫生政策制定等方面应用广泛,有效提高了决策的科学性、公平性、透明性,但需要注意的是如果准则的测量值与得分之间存在连续的变量关系,证据与价值对决策的影响框架的模型中没有包含分类量表节点上的差异,可能造成部分信息的丢失,同时准则的权重是由专家主观判断得出,当面对广泛存在的分歧观点时,会影响权重的赋值

评分,为确保权重赋值普遍接受,这就需要聆听所有政策参与者的声音。

(二) 层次分析法

层次分析法是由 Saaty 等人在 20 世纪 80 年代提出的,1989 年 Dolan 将其引入医疗保健领域。作为系统分析的数学工具之一,层次分析法按照思维、心理的规律把决策过程层次化、数量化,是一种定性和定量相结合的、系统化的、层次化的分析方法。

层次分析法的权重计算 5 步骤:

1. 建立系统的递阶层次结构

运用层次分析法建立系统的递阶层次结构,整个层次模型将决策问题分为 3 个或多个层次,一般地 3 个层次包含最高层(总目标层)、中间层(准则层、指标层)和最低层(方案层)(图 8-1)。

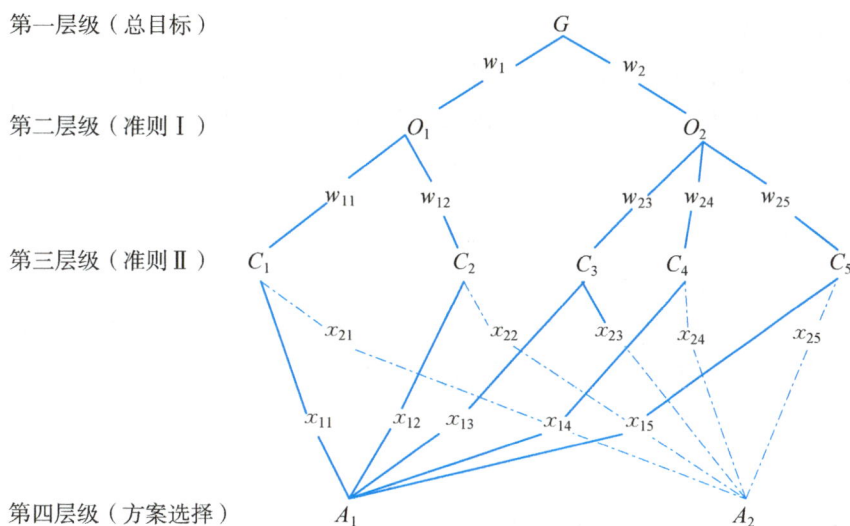

图 8-1 系统的递阶层次结构

2. 构造两两比较判断矩阵(正互反矩阵)

设某层有 n 个因素,$X = \{x_1, x_2, \cdots, x_n\}$ 要比较它们对上一层某一准则(或目标)的影响程度,确定在该层中相对于某一准则所占的比重(即把 n 个因素对上层某一目标的影响程度排序)。上述比较是两两因素之间进行的比较,比较时取 $1 \sim 9$ 尺度($1 \sim 9$ 标度法,表 8-5)。用 a_{ij} 表示第 i 个因素相对于第 j 个因素的比较结果,则:

$$A = (a_{ij})_{n \times n} = \begin{bmatrix} a_{11} & a_{12} & \cdots & a_{1n} \\ a_{21} & a_{22} & \cdots & a_{2n} \\ \cdots & \cdots & \cdots & \cdots \\ a_{n1} & a_{n2} & \cdots & a_{nn} \end{bmatrix}$$

表 8-5 两两比较判断矩阵 1—9 标度法

标度	含义
1	表示两个元素相比,具有同样的重要性
3	表示两个元素相比,前者比后者稍重要
5	表示两个元素相比,前者比后者明显重要
7	表示两个元素相比,前者比后者极其重要
9	表示两个元素相比,前者比后者强烈重要
2,4,6,8	表示上述相邻判断的中间值
倒数:若元素 i 和元素 j 的重要性之比为 a_{ij},那么元素 j 与元素 i 的重要性之比为 $a_{ji} = 1/a_{ij}$	

A 称为成对比较矩阵。

对于要比较的因子而言,你认为一样重要就是 $1:1$,强烈重要就是 $9:1$,也可以取中间数值 $6:1$ 等,两两比较,把数值填入,并排列成判断矩阵(判断矩阵是对角线积是 1 的正反矩阵即可)。

例如某患者想要去本地医院就诊,现有三个备选医院(方案):医院 P_1、医院 P_2 和医院 P_3。假如选择的标准和依据(行动方案准则)有 5 个:患病严重程度、治疗费用、就医环境、医院等级和就医距离。则常规的思维方式如下:

设准则层包含 5 个准则:患病严重程度 C_1、治疗费用 C_2、就医环境 C_3、医院等级 C_4、就医距离 C_5。相对于目标层:选择就医医院,进行两两比较打分。

$$A = \begin{array}{c} \\ C_1 \\ C_2 \\ C_3 \\ C_4 \\ C_5 \end{array} \begin{array}{ccccc} C_1 & C_2 & C_3 & C_4 & C_5 \\ \begin{pmatrix} 1 & 1/2 & 4 & 3 & 3 \\ 2 & 1 & 7 & 5 & 5 \\ 1/4 & 1/7 & 1 & 1/2 & 1/3 \\ 1/3 & 1/5 & 2 & 1 & 1 \\ 1/3 & 1/5 & 3 & 1 & 1 \end{pmatrix} \end{array}$$

同时可以构造所有相对于不同准则的方案层判断矩阵。

$$B_1 = \begin{array}{c} \\ P_1 \\ P_2 \\ P_3 \end{array} \begin{array}{ccc} P_1 & P_2 & P_3 \\ \begin{pmatrix} 1 & 2 & 5 \\ 1/2 & 1 & 2 \\ 1/5 & 1/2 & 1 \end{pmatrix} \end{array} \quad B_2 = \begin{array}{c} \\ P_1 \\ P_2 \\ P_3 \end{array} \begin{array}{ccc} P_1 & P_2 & P_3 \\ \begin{pmatrix} 1 & 1/3 & 1/8 \\ 3 & 1 & 1/3 \\ 8 & 3 & 1 \end{pmatrix} \end{array} \quad B_3 = \begin{array}{c} \\ P_1 \\ P_2 \\ P_3 \end{array} \begin{array}{ccc} P_1 & P_2 & P_3 \\ \begin{pmatrix} 1 & 1 & 3 \\ 1 & 1 & 3 \\ 1/3 & 1/3 & 1 \end{pmatrix} \end{array}$$

$$B_4 = \begin{array}{c} \\ P_1 \\ P_2 \\ P_3 \end{array} \begin{array}{ccc} P_1 & P_2 & P_3 \\ \begin{pmatrix} 1 & 3 & 4 \\ 1/3 & 1 & 1 \\ 1/4 & 1 & 1 \end{pmatrix} \end{array} \quad B_5 = \begin{array}{c} \\ P_1 \\ P_2 \\ P_3 \end{array} \begin{array}{ccc} P_1 & P_2 & P_3 \\ \begin{pmatrix} 1 & 1 & 1/4 \\ 1 & 1 & 1/4 \\ 4 & 4 & 1 \end{pmatrix} \end{array}$$

备注:B_1 表示相对于患病严重程度的判断矩阵,B_2 相对于治疗费用的判断矩阵,B_3 表示相对医院等级的判断矩阵,B_4 表示相对于医院等级的判断矩阵,B_5 表示相对于就医距离的判断矩阵。

3. 层次单排序

所谓层次单排序是指,对于上一层某因素而言,本层次各因素的重要性的排序。具体计算是:对于判断矩阵 B,计算满足 $BW = \lambda_{max} W$ 的特征根与特征向量。式中 λ_{max} 为 B 的最大特征根,W 为对应于 λ_{max} 的正规化的特征向量,W 的分量 w_i,即相应元素单排序的权值。其中,在决策问题中,通常要把变量 Z 表示成变量 $x_1, x_2, \cdots, x_n$ 的线性组合:$Z = w_1 x_1 + w_2 x_2 + \cdots w_n x_n$,其中 $w_i > 0$,$\sum_{i=1}^{n} w_i = 1$ 则 $w_1, w_2, \cdots, w_n$ 叫各因素对于目标 Z 的权重,$W = (w_1, w_2, \cdots, w_n)^T$ 叫权向量。需要说明的是,$x_1, x_2, \cdots, x_n$ 并非只是表示基数变量,也有可能是序数变量,如患病严重程度或满意度之类。

利用判断矩阵计算各因素 C 对目标层 Z 的权重(权系数)。

a. 将 A 的每一列向量归一化得:$\widetilde{W}_{ij} = a_{ij} / \sum_{i=1}^{n} a_{ij}$

b. 对 $\widetilde{W}_{ij}$ 按行求和得:$\widetilde{w}_i = \widetilde{w}_i / \sum_{j=1}^{n} \widetilde{w}_{ij}$

c. 将 $\widetilde{W}_{ij}$ 归一化 $w_i = \widetilde{w}_i / \sum_{i=1}^{n} \widetilde{w}_i$,$w = (w_1, w_2, \cdots, w_n)^T$,即为近似特征根(权向量)

d. 计算 $\lambda = \frac{1}{n} \sum_{i=1}^{n} \frac{(Aw)_i}{w_i}$,作为最大特征根的近似值。

例:$A = \begin{bmatrix} 1 & 2 & 6 \\ 1/2 & 1 & 4 \\ 1/6 & 1/4 & 1 \end{bmatrix}$ $\xrightarrow{\text{列向量归一化}}$ $\begin{bmatrix} 0.6 & 0.615 & 0.545 \\ 0.3 & 0.308 & 0.364 \\ 0.1 & 0.077 & 0.091 \end{bmatrix}$ $\xrightarrow{\text{按行求和}}$ $\begin{bmatrix} 1.760 \\ 0.972 \\ 0.268 \end{bmatrix}$

$\xrightarrow{\text{归一化}}$ $\begin{bmatrix} 0.587 \\ 0.324 \\ 0.089 \end{bmatrix} = w$ $Aw = \begin{bmatrix} 1.769 \\ 0.974 \\ 0.268 \end{bmatrix}$ $\lambda = \frac{1}{3}\left(\frac{1.769}{0.587} + \frac{0.974}{0.324} + \frac{0.268}{0.089}\right) = 3.009$

得到排序结果:$w = (0.587, 0.324, 0.089)^T$,$\lambda_{max} = 3.009$

矩阵与向量的乘积计算:

$$AW = \begin{vmatrix} a_{11} & a_{12} & a_{13} \\ a_{21} & a_{22} & a_{23} \\ a_{31} & a_{32} & a_{33} \end{vmatrix} \times \begin{vmatrix} W_1 \\ W_2 \\ W_3 \end{vmatrix}$$

$$AW_1 = a_{11} \times W_1 + a_{12} \times W_2 + a_{13} \times W_3$$
$$AW_2 = a_{21} \times W_1 + a_{22} \times W_2 + a_{23} \times W_3$$
$$AW_3 = a_{31} \times W_1 + a_{32} \times W_2 + a_{33} \times W_3$$

由此可得:

$$Aw = \begin{bmatrix} 1 & 2 & 6 \\ 1/2 & 1 & 4 \\ 1/6 & 1/4 & 1 \end{bmatrix} \begin{bmatrix} 0.587 \\ 0.324 \\ 0.089 \end{bmatrix} = \begin{bmatrix} 1.769 \\ 0.974 \\ 0.268 \end{bmatrix}$$

4. 进行一致性检验

判断矩阵通常是不一致的,但是为了能用它的对应于特征根的特征向量作为被比较因

素的权向量,其不一致程度应在容许的范围内,其范围确定主要包含以下步骤:

a. 一致性指标:$CI = \dfrac{\lambda - n}{n - 1}$,$CI = 0$ 时 A 一致;CI 越大,A 的不一致性程度越严重。

b. 随机一致性指标 RI:

n	1	2	3	4	5	6	7	8	9	10	11
RI	0	0	0.58	0.90	1.12	1.24	1.32	1.41	1.45	1.49	1.51

c. 一致性比率(用于确定 A 的不一致性的容许范围)

$CR = \dfrac{CI}{RI}$,当 $CR < 0.1$ 时,A 的不一致性程度在容许范围内,此时可用 A 的特征向量作为权向量。

例:

$$A = \begin{pmatrix} 1 & 1/2 & 4 & 3 & 3 \\ 2 & 1 & 7 & 5 & 5 \\ 1/4 & 1/7 & 1 & 1/2 & 1/3 \\ 1/3 & 1/5 & 2 & 1 & 1 \\ 1/3 & 1/5 & 3 & 1 & 1 \end{pmatrix}$$

其中 $a_{14} = 3$,$a_{43} = 2$,得到 $a_{13} = a_{14}a_{43} = 3 \times 2 = 6$,根据前述公式,可得最大特征根:$\lambda_{\max} = 5.073$,$CI = \dfrac{\lambda_{\max} - n}{n - 1} = \dfrac{5.073 - 5}{5 - 1} = 0.01825$,查表知平均随机一致性指标 RI,从而可检验矩阵一致性:

$$CR = \frac{CI}{RI} = \frac{0.01825}{1.12} = 0.016295 < 0.1$$

同理,对于第二层次的患病严重程度、治疗费用、就医环境、医院等级和就医距离五个判断矩阵的一致性检验均通过。

利用层次结构图绘出从目标层到方案层的计算结果:

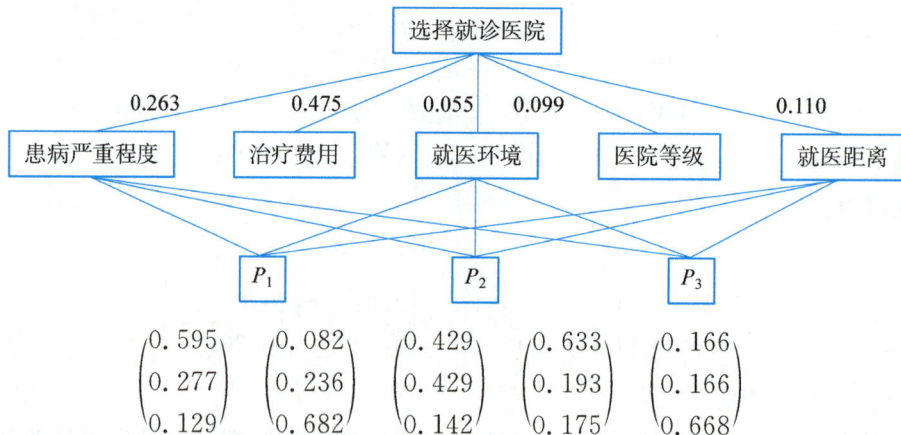

$$\begin{pmatrix} 0.595 \\ 0.277 \\ 0.129 \end{pmatrix} \begin{pmatrix} 0.082 \\ 0.236 \\ 0.682 \end{pmatrix} \begin{pmatrix} 0.429 \\ 0.429 \\ 0.142 \end{pmatrix} \begin{pmatrix} 0.633 \\ 0.193 \\ 0.175 \end{pmatrix} \begin{pmatrix} 0.166 \\ 0.166 \\ 0.668 \end{pmatrix}$$

以 $W_k^{(3)}$ 为列向量构成矩阵：

$$W^{(3)} = (W_1^{(3)}, W_2^{(3)}, W_3^{(3)}, W_4^{(3)}, W_5^{(3)})$$

$$= \begin{pmatrix} 0.595 & 0.082 & 0.429 & 0.633 & 0.166 \\ 0.277 & 0.236 & 0.429 & 0.193 & 0.166 \\ 0.129 & 0.682 & 0.142 & 0.175 & 0.668 \end{pmatrix}$$

5. 层次总排序

通过上述计算的各个方案优先程度的排序向量为：

$$W = W^{(3)}W^{(2)} = \begin{pmatrix} 0.595 & 0.082 & 0.429 & 0.633 & 0.166 \\ 0.277 & 0.236 & 0.429 & 0.193 & 0.166 \\ 0.129 & 0.682 & 0.142 & 0.175 & 0.668 \end{pmatrix} \begin{pmatrix} 0.263 \\ 0.475 \\ 0.055 \\ 0.099 \\ 0.110 \end{pmatrix} = \begin{pmatrix} 0.300 \\ 0.246 \\ 0.456 \end{pmatrix}$$

选择就诊医院的决策结果是首选医院 P_3，其次为 P_1，再次为 P_2。

（三）摆幅置权法

摆幅置权法又称摇摆赋权法，作为 MCDA 中的一种，最早由 Von Winterfeldt 和 Edwards 提出，它是根据各指标的重要程度进行优先级排列，从而得到各指标权重的方法。决策制定者通常由一些专业人士担任，他们以经验、偏好、期待为基础，根据组织的竞争性模式和经营战略，运用"向右摇摆"的方式来打分。尽管摆幅置权方法存在着一些主观性，但是它可以反映出决策者的决策意愿以及目标与计划之间的相关性，并且很直观地指出了每个指标的相对重要性。它的本质在于通过吸收外界的专业人士的知识与经验，来形成适合于组织自身特征的决策方案。摆幅置权法与层次分析法比较，具有两个优点：①该方法易于被调查者所了解，易于实施。②评价结果具有高度的可信度，重要性排序一目了然。

摆幅置权法要求决策者考虑一个所有指标均处于最差水平为假设方案情形。设一个多指标综合评价问题评价指标集合：$(C_1, C_2, \cdots C_m)$（m 为指标个数），待评价方案集合：$(A_1, A_2, \cdots A_n)$（n 为待评价方案个数），摆幅置权法的具体步骤如下：

（1）确定方案。决策者根据所有待参评方案的具体指标值，确定出最佳方案（在每一个指标上的指标值都是待参评方案中相对指标的最佳值）和最差方案（在每一个指标上的指标值都是待参评方案中相对指标的最差值）。

（2）方案赋权。决策者从最差方案出发，请专家从 m 个指标中选出一个最先希望改进的最差方案指标 C_j（$j \in [1, m]$），将其由最差值改为最佳值，并将改进好的价值偏好值设为 100，（即 C_j 的最初权重）。然后对剩下的指标最差值价值根据相对于指标上的价值偏好值（100），做出介于 0 到 100 之间的估值（即相应指标的初步权重）按照希望改变的顺序依次进行改进。

（3）权重归一化。对根据上述方法得出的指标初步权重进行归一化，得出指标的归一化权重，即最终权重。

$$W_j = \frac{W_j}{\sum\limits_{j=1}^{m} W_j}, j \in [1, m]$$

（四）离散选择实验

离散选择实验最早由 Lancaster 和 McFadden 创立，是一种用于评估不同选项之间的优劣的实验方法。在离散选择实验中，参与者需要从几个选项中选择一个最喜欢的选项，通常只考虑一个或几个评价指标。这种实验方法在运输经济学和市场营销领域逐步得到应用，以帮助决策者了解人们对不同选项的偏好和需求，从而做出更好的决策。离散选择实验在卫生服务领域应用方面，国际上主要应用于卫生技术人员工作选择偏好，患者和医生对医疗卫生服务提供、利用方式或治疗方案的偏好，医疗保险（付费）方案偏好等研究。国内在医药卫生领域开展的离散选择实验研究，主要在基层卫生机构医护人员工作偏好、医疗机构选择偏好、患者对临床医疗方案选择偏好研究，而对于卫生服务提供或疾病治疗等方面的偏好研究较为缺乏。

例如，离散选择实验在一项关于转移性激素敏感性前列腺癌治疗（metastatic hormone-sensitive prostate cancer）的患者偏好的研究应用中，研究者从不同的选项中，选择一个自己更喜欢的治疗方案，而不是直接从单个变量的不同水平中做出选择来反映自己的偏好，为此研究者设计了选择方案偏好（表 8-6）。被试需要在治疗方案 A 和 B 之间作出选择，"选择"一栏各项就是实验的不同变量或属性，治疗方案中各项即是特定场景下某个变量的某个水平，即被试在离散选择实验中选择的是不同变量特定水平的集合。在这项研究中一共有 6 个属性，除了"执行方式"有两个变量水平以外，其余属性都有 4 个变量水平。

表 8-6　转移性激素敏感性前列腺癌治疗方案偏好选择

选择	治疗方案 A	治疗方案 B
执行方式	口服一天一次	静脉注射三周一次
疲劳感	1％风险	15％风险
治疗效果	16 个月有效	32 个月有效
骨痛	止痛药完全解决	止痛药不完全解决
恶心或呕吐	5％风险	10％风险
免疫系统感染	1％风险	10％风险

离散选择实验作为一种测量离散变量的实验方法，以随机效用理论作为理论基础，通过决策参与者对选项权衡决策，有利于确定决策参与者对准则内和准则之间的变化偏好，在卫生服务领域具有高度有效性和适用性。但需要明确的是离散选择实验的属性种类受限于实验应用的情形，允许仅在假设的实验情景下量化受试者的选择偏好，但无法反映其他情形下存在的属性对受试者选择偏好的产生的影响。

三、多准则决策分析用于整合政策偏好的评价

MCDA 是一种用于整合政策偏好的有效方法，MCDA 可以帮助政策制定者权衡不同的政策偏好，并制定最佳政策。MCDA 具有许多优点，如整合多个政策偏好和利益相关者的意见，提高政策制定的透明度和可信度，减少政策制定的不确定性和风险等。然而，MCDA 也存在一些局限性，如需要大量的数据和信息支持，可能会受到政治和利益相关者的影响，可能会忽略一些非量化的因素等。未来研究可以探索如何开发更有效的 MCDA 方法，减少政治和利益相关者的影响，以及如何将非量化的因素纳入 MCDA 中。

第三节 | 多准则决策分析用于不确定性处理

一、基本概念

不确定性是一个涉及多学科的概念,一般来说,不确定性指的是人们对于是否产生或者产生几种可能的某个事件或决策结果的未知。不确定分析常用的方法有盈亏平衡分析、敏感性分析、概率分析等。MCDA 有价值判断参与其中,因此其并不是一门精确的决策方法,对 MCDA 而言,构建的模型、准则的权重赋予方式、在某种假设条件下输入的分数、证据质量都会存在"不确定性"。

二、多准则决策分析用于不确定性处理的原则

在应用 MCDA 中不确定性分析不可避免地存在,为确保 MCDA 用于不确定性处理的结果的有效性与可信度,在应用 MCDA 进行不确定性处理时需把握以下原则。

(一)确定不确定性来源

使用 MCDA 进行决策分析中,不确定性来源具有多样性,例如数据不确定性、模型不确定性、环境不确定性等。需要按照一定的规律对不确定性的来源进行一定程度的整理与归类,以便更好地处理它。

(二)考虑不确定性的影响

不确定性可能会对 MCDA 决策结果产生影响,研究者需要考虑不确定性的有利影响的最大化,确保利益相关者获得最大的利益,将不利影响降到最低,以便更好地评估决策方案。

(三)提高决策的透明度和可解释性

因来源的不确定性,对 MCDA 模型的结果造成不同程度的影响,但每一种结果都值得特别关注。采用敏感性分析可以帮助研究者评估不确定性对决策结果的影响程度,以提高决策的透明度和可解释性。

三、多准则决策分析用于不确定性处理的类型

在实施 MCDA 的过程中,对于提出的决策问题要有价值,并能依托理论清晰解释选取的准则和赋予的权重。在此基础上,通过准则对卫生技术进行科学化评估,运用评价的结论和权重来评价医疗技术的整体价值,以达到通过方法学关键点来解决其不确定性问题的目的。在 MCDA 包含的 9 个步骤中,本节重点对于提出问题、评分、加权中的不确定性进行处理。

(一)提出问题的不确定性

利益相关者提出重要的决策问题。在这些关系中,患者、医生、支付方、医院的行政管理人员及社会公众都可以成为利益相关者。利益相关者可能是另一个人,也可能是政策制定者本身。所需做出解决的问题可能是一蹴而就的(例如,选择治疗方案),也可能是具有重复性质的(例如,卫生监督局的报销决策)。

利益相关者(患者、医生、支付方、管理者等)对于 MCDA 中准则选择的不确定性,反映出他们的不同观点,会影响到他们对提出的问题是一次性的还是重复性的。为减少提出问

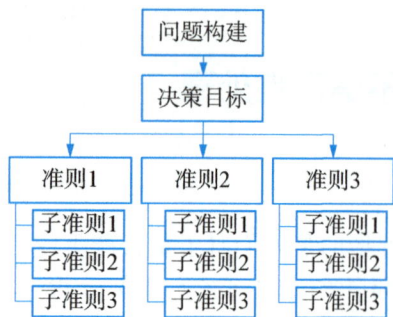

图 8-2 价值决策树

题的不确定性,一是利益相关者在选择准则的时候需把握准则的完备性、非冗余性、互相独立、可操作性、可聚类;二是可以通过德尔菲法进行准则的选择以增强准则的权威性。在准则确定完毕后,问题构建过程的下一步即是要以价值决策树(图 8-2)呈现准则可能出现的结果。为保证结果达成一致,决策者首先要列出含有不同准则的集合列表,将准则划分为不同的层次结构。问题提出时,价值树与准则集是确定的,但价值树以何种形态呈现、准则的类型、准则结构则是不确定的。

MCDA 是一种决策方法,它考虑了多个准则或目标,并通过对这些准则进行加权或优先级排序来选择最佳决策方案。在问题构建中,MCDA 面临着目标不确定性、数据不确定性、模型不确定性、环境不确定性等多种不确定性,这些不确定性表现为以下几点。

1. 目标不确定性

在 MCDA 中,每个准则都代表着一个目标,但这些目标可能存在不确定性。例如,某个目标可能难以量化或定义,或者可能与其他目标存在冲突。

2. 数据不确定性

多准则决策需要依赖数据来评估不同方案的表现,但这些数据可能存在不确定性。例如,数据可能不完整、不准确或不可靠。

3. 模型不确定性

多准则决策需要使用模型来将数据转化为决策方案的评估结果,但这些模型可能存在不确定性。例如,模型可能无法准确地反映实际情况,或者可能存在偏差或误差。

4. 环境不确定性

MCDA 的结果可能受到环境因素的影响,例如市场变化、政策变化或技术进步等。这些因素可能难以预测或控制,从而增加了决策的不确定性。

因此,在进行 MCDA 时,需要考虑提出问题过程中蕴含的不确定性因素,并采取相应的措施来降低不确定性的影响,例如使用敏感性分析、风险评估或模拟等方法来评估决策方案的可靠性。

(二) 主观评分的不确定性

随着社会的发展和科技的进步,人们在进行决策时需要考虑的因素越来越多,而且这些因素之间往往存在着相互制约和相互影响的关系。MCDA 作为一种有效的决策方法,可以帮助人们在复杂的决策环境中进行科学的决策。在 MCDA 中,主观评分是一个重要的环节,但是由于主观评分的不确定性,会对决策结果产生一定的影响。尤其在对一些临床备选方案在不同准则上进行评判时,临床证据和专家的不同意见都可能带来评分的不确定性,究其原因,主观评分的不确定性主要来源于以下几个方面:①评分者的主观认知和经验水平不同,导致评分结果存在差异。②评分者对评价对象的了解程度不同,导致评分结果存在差异。③评分者的情绪、偏见等因素的影响,导致评分结果存在差异。④评分者对评价指标的理解和解释不同,导致评分结果存在差异。

针对主观评分的不确定性,研究者提出了多种处理方法,主要包括以下几种。

1. 灰色关联分析法

灰色关联分析法是一种基于灰色系统理论的方法,可以用于处理主观评分的不确定性,它可以将不确定性因素转化为灰色因素,并通过关联度分析来确定各因素的权重。该方法通过计算评分者之间的关联度,来确定评分结果的可靠性。具体来说,该方法首先将评分者的评分结果转化为灰色数列,然后计算各个评分者之间的关联度,最后得出评分结果的可靠性指标。

2. 模糊综合评价法

模糊综合评价法是一种基于模糊数学理论的方法,可以用于处理主观评分的不确定性。该方法通过将评分者的评分结果转化为模糊数,然后进行模糊综合评价,得出最终的评分结果。具体来说,该方法首先将评分者的评分结果转化为模糊数,然后进行模糊综合评价,得出最终的评分结果。

3. 层次分析法

层次分析法是一种基于层次结构的方法,可以用于处理主观评分的不确定性。该方法通过构建评价指标的层次结构,进行层次分析,得出最终的评分结果。

4. 熵权法

熵权法是一种基于信息熵理论的方法,可以用于处理主观评分的不确定性。该方法通过计算评价指标的信息熵,来确定评价指标的权重。具体来说,该方法首先计算评价指标的信息熵,然后根据信息熵计算出评价指标的权重,最后得出最终的评分结果。

主观评分的不确定性是 MCDA 研究中的一个重要问题,针对这个问题,研究者提出了灰色关联分析法、模糊综合评价法、层次分析法和熵权法等多种处理方法。在实际应用中,可以根据具体情况选择合适的方法来处理主观评分的不确定性,以提高决策的科学性和可靠性。

(三)利益相关者加权中的不确定性

在 MCDA 中,利益相关者加权是一种常见的方法,它可以将不同利益相关者的权重考虑在内,从而更好地反映决策的多样性和复杂性。利益相关者加权的基本原理是将不同利益相关者的权重进行加权平均,从而得到最终的决策结果。在利益相关者加权中,不同利益相关者的权重可以通过专家评估、问卷调查等方式进行确定。然而,加权阶段可能存在结构不确定性、参数不确定性、随机不确定性和异质性。因此在利益相关者加权中,不确定性处理是一个重要的问题,它直接影响到决策结果的准确性和可靠性。

结构不确定性受权重引导技术的影响,如决策者对于权重确定方法或卫生技术综合价值的衡量方法存在异议,就会导致决策结构的不同选择,造成不同的权重引导技术可能导致决策准则权重的估值发生差异。参数不确定性由抽样产生的可变性造成,即使内在价值相同,但决策者对于权重的标准解释不同,也会产生不同的权重。从统计方法来看,参数 $\lambda = \dfrac{1}{\sqrt{n}}$,因此样本量 n 越大,参数不确定性则越小。常用的解决参数不确定的方法主要有决定性敏感性分析和概率敏感性分析。随机不确定性指的是相同的人对于加权的估算结果所产生的不可解释的随机变化。在 MCDA 的大部分研究中,由于每个样本的加权只算一次,往往不知道样本中的随机变异性的大小。异质性是指可以用决策者群体之间的背景差异来解释的价值函数或产出结果的价值的可能差异,例如日常接触不同年龄层糖尿病患者的医生在认可患者的生存阈值可能存在不同。这种通过决策者特征来解释的人与人之间的不同,决定了异质性产生的权重差异只能被理解,而无法做到统计意义上的最小化。

MCDA 中利益相关者加权中的不确定性处理是一个重要的问题,不同类型的不确定性都会影响到决策权重结果的准确性和可靠性。结构不确定性与随机不确定性具有一定的关联性,除非对决策者解释 MCDA 方法以了解其权值的含义,或者让他们使用相同的权值导向技术来反复估算权值,否则很难将两者的不确定性降低到最小化。参数不确定性可以通过计算决策者对每一个准则的权重均值或置信区间来表示。异质性可以通过了解决策者的特征及对决策者进行分类得到解决。

四、多准则决策分析用于不确定性处理的敏感性分析

MCDA 作为考虑到不确定性因素并可以帮助决策者在多个准则下进行有效决策的支持工具,可以帮助企业在不确定性的环境下做出最优决策。然而,由于不确定性因素的存在,决策结果可能会受到影响。因此,敏感性分析是必要的,以评估决策结果对不确定性因素的敏感程度。

(一)敏感性分析的内涵及类型

敏感性分析是一种评估决策结果对不确定性因素的敏感程度的方法。敏感性分析可以帮助决策者确定哪些因素对决策结果的影响最大,从而采取相应的措施来降低不确定性因素的影响。在 MCDA 中,敏感性分析可以帮助决策者了解决策结果对准则权重、决策方案等因素的敏感程度。通过敏感性分析,决策者可以确定哪些因素对决策结果的影响最大,从而更好地制订决策方案。根据不确定性因素每次变动数目的多少,敏感性分析可以分为单因素敏感性分析和多因素敏感性分析两类。在实际应用中,MCDA 的决策结果可能会受到多个因素的影响。因此,单因素敏感性分析可能无法全面地反映决策结果的敏感程度。在这种情况下,多因素敏感性分析成为一种更加全面的分析方法。多因素敏感性分析可以帮助决策者了解决策结果对不同因素的敏感程度,从而更好地制订决策方案。

(二)敏感性分析的方法及应用

敏感性分析的方法包括参数变化法、场景分析法、蒙特卡罗模拟法等。参数变化法是一种通过改变不确定性因素的值来评估决策结果的敏感程度的方法。场景分析法是一种通过构建不同的场景来评估决策结果的敏感程度的方法。蒙特卡罗模拟法是一种通过随机抽样来评估决策结果的敏感程度的方法。

为了说明敏感性分析的应用,将通过一个案例研究来说明。假设某医院需要购买一台新的医疗器械,有两个品牌可供选择。品牌 A 的价格为 100 万元,品牌 B 的价格为 120 万元。品牌 A 的使用寿命为 5 年,品牌 B 的使用寿命为 7 年。品牌 A 的维修费用为 10 万元,品牌 B 的维修费用为 5 万元。假设医院的财务部门要求使用净现值法来评估这两个品牌的投资价值。首先,使用层次分析法来确定最佳决策方案。将决策问题分解为三个层次:价格、使用寿命和维修费用。然后,使用敏感性分析来评估决策结果对不确定性因素的敏感程度,同时使用参数变化法来评估决策结果对价格、使用寿命和维修费用的敏感程度,分别改变价格、使用寿命和维修费用的值,并计算每个品牌的净现值。最后,确定哪些因素对决策结果的影响最大,并采取相应的措施来降低不确定性因素的影响。

(三)敏感性分析的评价

敏感性分析既是研究决策过程中的不确定性,也是事后敏感性分析中最直接的方法。

因随机不确定性和结构不确定性是通过对相同问题执行不同的价值树、准则或方法来明确，若使用敏感性分析会耗时耗力，因此敏感性分析对于加权阶段中的结构不确定性并不适用。而参数不确定性或异质性是在汇总准则权重和绩效值之后评估不确定性对综合价值的影响，使用敏感性分析可以进行事后敏感性分析。

在实际运用中，不能忽视敏感性分析存在的两个缺点：①敏感性分析是以一个参数存在不确定性为前提，即每次只能改变模型的一个参数是不符合实际的。②敏感性分析是人为手动更改模型参数，未考虑模型参数自身实际存在的不确定性。为此，在医疗卫生决策中应用敏感性分析时，可以融合概率方法对存在备选方案的不确定性进行科学决策，来降低不确定性因素的影响。

本章小结

在卫生决策过程中，医疗方案的选择往往要综合考虑多个方面，对决策方案进行的综合评价的方法即为多准则决策分析。本章介绍了什么是 MCDA，以及 MCDA 在价值识别、整合政策偏好的基本方法和 MCDA 用于不确定性处理原则、常见的几种不确定性类型及处理不确定时常用的敏感性分析法。

在医疗卫生领域，MCDA 是在考虑多个与医疗卫生相关属性的前提下，选择最优的医疗备选方案或对医疗备选方案进行排序的一种决策方法。MCDA 用于价值识别需要考虑价值判断与价值执行两方面，其中价值执行过程中可以使用加法模型和乘法模型估计综合价值。MCDA 用于整合政策偏好常用直接评级、层次分析法、摆幅置权法、离散选择实验四种方法，具体使用何种方法要依据解决的问题情形灵活使用。MCDA 用于不确定性处理要明确其原则之外，还需注意对提出问题的不确定性、主观评分的不确定性、利益相关者加权中的不确定性进行有效处理。敏感性分析，尤其多因素敏感性分析有助于帮助决策者更好地制订决策方案。

知识拓展

证据与价值对决策的影响框架：由证据与价值对决策的影响协作网开发，该框架旨在使决策者能够仔细地考虑决策问题，谨慎地做出决定，以降低因个体的主观感受与推断而造成的影响。作为一种反思性的多准则决策方法，其将标准化卫生技术评估报告和 MCDA 模型有机融合，建立了基于多指标的医疗卫生技术评价体系，为健康管理提供了一种更为科学、规范的方法学工具。在应用证据与价值对决策的影响框架进行分析时，主要采取以下几个步骤：①获得评价人员对于决策准则重要性的看法，即决策准则权值。②收集、分析、整合和报告卫生技术的现有相关证据，以形成卫生技术评估报告。③对卫生技术的性能进行量化分析，并借助情境化工具对评价卫生技术进行定性分析。④依据评估的结果对卫生技术进行排序。

练习题

一、选择题

1. 证据与价值对决策的影响框架是（　　）的典型应用。

A. 层次分析法　　　　　　　　　　B. 摆幅置权法

C. 离散选择实验法　　　　　　　　D. 直接评级法

2. 层次分析法以按照思维、心理的规律把决策过程层次化、数量化为主要特征。

A. 随机化　　　　　　B. 数量化　　　　　　C. 可视化　　　　　　D. 虚拟化

3. 利益相关者加权阶段存在结构不确定性、（　　　）、随机不确定性和异质性。

A. 决策者不确定性　　　　　　　　　　B. 环境不确定性

C. 参数不确定性　　　　　　　　　　　D. 数据不确定性

二、填空题

1. MCDA 三种最常用的方法为：_____、_____、_____。

2. 应用 MCDA 价值测量法的步骤主要包括：明确决策问题、_____、测量绩效、对备选方案打分、_____、计算总得分、处理不确定性、报告撰写及结果审查这 8 个步骤。

3. MCDA 应用于政策偏好常用的四种方法：_____、_____、_____、_____。

4. 针对主观评分的不确定性，研究者提出了多种处理方法，主要包括：_____、_____、_____、_____。

三、判断题

1. 根据决策问题中备选方案的数量是否有限个，将 MCDA 分为多属性决策和多目标决策两类。（　　　）

2. 与多属性决策的变量不同的是，多目标决策中的变量为离散型的。（　　　）

3. 在 MCDA 应用与价值识别的执行过程中，加法模型、乘法模型同样适合层次分析法对指标进行赋权的研究。（　　　）

4. 利益相关者加权阶段中存在的参数不确定性可以通过计算决策者对每一个准则的权重均值或置信区间来表示。（　　　）

四、简答题

1. 在多准则决策进行价值识别的分析中，涉及的价值判断主要有哪些？

2. 在问题构建中，多准则决策面临着目标不确定性、数据不确定性、模型不确定性、环境不确定性等多种不确定性，这些不确定性的表现为？

五、计算题

某医院开展干部晋升评选，现拟从 3 名干部中选拔一名领导，选拔的标准有政策水平、工作作风、业务知识、口才、写作能力和健康状况。借助层次分析法已经构建出层次结构模型图（图 8-3）和两两比较判断矩阵（图 8-4）。请对 3 人进行综合评估，并最终完成量化排序。

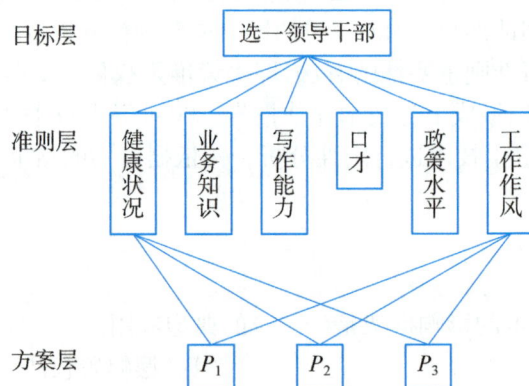

图 8-3　层次结构模型图

$$
A= \begin{array}{c} \\ \text{健康情况} \\ \text{业务知识} \\ \text{写作能力} \\ \text{口才} \\ \text{政策水平} \\ \text{工作作风} \end{array}
\begin{array}{cccccc}
\text{健康情况} & \text{业务知识} & \text{写作能力} & \text{口才} & \text{政策水平} & \text{工作作风} \\
1 & 1 & 1 & 4 & 1 & 1/2 \\
1 & 1 & 2 & 4 & 1 & 1/2 \\
1 & 1/2 & 1 & 5 & 3 & 1/2 \\
1/4 & 1/4 & 1/5 & 1 & 1/3 & 1/3 \\
1 & 1 & 1/3 & 3 & 1 & 1 \\
2 & 2 & 2 & 3 & 1 & 1
\end{array}
$$

图 8-4 两两比较判断矩阵

假设 3 名候选人关于 6 个标准的判断矩阵为：

健康情况

$$B_1^{(3)}=\begin{pmatrix} 1 & 1/4 & 1/2 \\ 4 & 1 & 3 \\ 2 & 1/3 & 1 \end{pmatrix}$$

业务知识

$$B_2^{(3)}=\begin{pmatrix} 1 & 1/4 & 1/4 \\ 4 & 1 & 1/2 \\ 5 & 2 & 1 \end{pmatrix}$$

写作能力

$$B_3^{(3)}=\begin{pmatrix} 1 & 3 & 1/3 \\ 1/3 & 1 & 1 \\ 3 & 1 & 1 \end{pmatrix}$$

口才

$$B_4^{(3)}=\begin{pmatrix} 1 & 1/3 & 5 \\ 3 & 1 & 7 \\ 1/5 & 1/7 & 1 \end{pmatrix}$$

政策水平

$$B_5^{(3)}=\begin{pmatrix} 1 & 1 & 7 \\ 1 & 1 & 7 \\ 1/7 & 1/7 & 1 \end{pmatrix}$$

工作作风

$$B_6^{(3)}=\begin{pmatrix} 1 & 7 & 9 \\ 1/7 & 1 & 5 \\ 1/9 & 1/5 & 1 \end{pmatrix}$$

六、思考题

在建设中国特色优质高效的医疗卫生服务体系过程中，医疗卫生服务体系的价值由社会价值来定义，那么将 MCDA 应用到固有的卫生决策中，体现了哪些社会价值？

（刘　兴）

第九章
信息技术在卫生政策的应用

学习目标

（1）知识目标：阐述信息技术在卫生政策制定和卫生政策评估中的应用，说出近些年卫生信息技术的变革。

（2）能力目标：能够在卫生政策领域运用最新的信息技术。

（3）素质目标：在日常的卫生政策工作中养成信息化思维。

思政知识

1. 任务单元

掌握信息技术在卫生政策制定中的应用。

2. 思政元素

专业认同、爱岗敬业。

3. 思政素材

政府机构可以利用现代信息技术，收集国家卫生政策范围内的疾病流行现象、年龄分布、性别分布、地理分布等信息，以及关于政策实施的各项信息。政府机构还可以利用信息技术，收集民众对卫生政策的评价、支持情况和建议等，为制定政策提供参考。

专业术语

卫生信息技术：health information technology

章前案例

现代信息技术可以更有效地预防和控制疾病，从而改善卫生水平。例如，可以利用信息技术更有效地实施疾病预防和控制政策并监督政策的实施情况，从而有效地改善卫生水平。此外，利用信息技术可以更快地发现疾病的流行，从而及时采取有效的措施，进而有效地防止疾病的传播。

近年来，国家颁布了一系列关于卫生信息化的政策，进一步推动了卫生信息化的发展。通过建立健康信息化网络、建立健康信息化技术体系、实施健康信息化安全技术，卫生信息化正在深入发展，为改善公众健康水平发挥着重要作用。本章从宏观的角度对卫生信息技术变革进行介绍，分析了信息技术在卫生政策制定和评估中的应用。

案例来源："十四五"全民健康信息规划，国家卫生健康委、国家中医药局、国家疾控局，2022-11-7.

第一节 ｜ 卫生信息技术变革概述

近年来,科技的发展使得卫生信息化技术变革取得了突飞猛进的发展。以信息技术为驱动,以改善社会结构、提高服务质量为目标,国家发展卫生信息化技术,以达到更好地协调卫生资源分配和有效管理卫生资源的目的。

一、卫生信息政策概述

信息政策是政府对信息活动进行指导的方针和行动准则,是推动信息事业发展的行动纲领。广义的信息政策包括信息法律在内,狭义的信息政策则通常指"信息产业政策"或"信息技术政策"。卫生信息政策(health information policy)属于信息政策和卫生政策相互交叉的范畴,是由卫生行政管理部门在国家总的方针政策和信息政策的指引下,结合卫生信息工作领域的需求和工作特点而制定和执行的一类指导卫生信息工作的文件,其实质是相关政策在卫生信息领域的应用和扩展。卫生信息政策通过一定的原则和方法,指导各种卫生信息活动与卫生信息管理实践,其作用突出表现为可以进行卫生信息事业的组织、信息流的处理与传播、信息活动的评价等,影响到卫生信息机构与团体、卫生信息职业与卫生信息工作者,是卫生信息资源管理的重要手段。

二、卫生信息政策体系结构

(一) 卫生信息政策研究

在卫生信息政策研究方面,英国国家卫生服务制度(national health service,NHS)自1948年初步建成以来,一直被认为是最为完善、覆盖人群最为广泛的医疗卫生服务系统之一。2006年,中国医学科学院卫生政策与管理研究中心成立,编辑出版《中国卫生政策研究》杂志,建有卫生政策知识服务平台,围绕卫生政策与管理领域中政府和社会关心的重大理论与实践问题开展研究,为卫生决策提供信息服务和决策支持。

(二) 卫生信息政策基本框架

1993年英国政策研究中心莫尔(Nick Moore)提出的分析信息政策的二维矩阵模型,将信息政策体系结构划分为产业政策、组织政策、社会政策等层次,以及信息技术、信息市场、信息管理、人力资源、信息法规等因素。广义的卫生信息政策涉及的主要领域包括卫生信息技术(计算机技术、通信技术、微电子技术、传感技术、信息系统技术、人工智能技术等)、卫生信息人员(信息教育与人才培养、人才交流与引进、继续教育培训、人力资源配置、资格认定、人员使用等)、卫生信息管理(卫生信息的获取、存储、交流,政府信息公开,信息资源共享,卫生信息标准,系统安全保障等)、卫生信息产业(通信、软件、信息服务、广告、电子产品、出版发行等)和卫生信息法律法规(法律、法规、规章、规范性文件等),这些内容共同构成卫生信息政策体系结构。

三、我国现行卫生信息政策

（一）指导思想和基本原则

我国不断推动卫生信息化技术的发展，探索建立健康信息化体系，构建健康信息化的技术框架，改善医疗服务质量，提高健康水平。在此过程中，国家大力支持和推动卫生信息化技术的发展，充分发挥卫生信息化技术的作用，实现普惠医疗、普惠健康，为提高公众健康水平发挥着重要作用。

国家卫生信息政策制定应围绕卫生事业发展和卫生信息化建设的总体目标，立足现实，着眼未来，统筹规划，资源共享，应用主导，面向市场，安全可靠，务求实效。我国卫生信息政策的制定必须遵循一定的原则：①从实际出发的务实性原则；②协调一致的原则；③动态弹性原则，从而保证我国卫生信息政策具有针对性、系统性和前瞻性。

（二）顶层设计和重点领域

我国制定了一系列政策，推动健康信息化的发展。《"十四五"国民健康规划》，明确提出要推进健康信息化；《关于加强卫生信息化建设的指导意见》，明确指出要实施卫生部健康信息化规划；《"十四五"全民健康信息化规划》，提出了实施健康信息化的具体措施；《关于加强全民健康信息标准化体系建设意见》，明确要求建立健康信息化网络；《信息安全技术　健康医疗数据安全指南》，明确提出了健康信息化安全技术的指导原则。

我国采取了一系列措施，推动健康信息化的发展。其中，建立健康信息化网络，使政府、医疗机构、社会组织和公民之间形成信息共享和互助的机制，实现全民健康信息的安全共享；建立健康信息化技术体系，进一步提高医疗信息化水平；实施健康信息化安全技术，确保健康信息的安全。

国家卫生信息主管部门在"十二五"期间，在卫生信息化建设"46312 工程"的基础上，进一步提出"十三五"期间我国医疗健康信息化发展"46312"总体框架，要深化、拓展三级卫生信息平台建设，加快区域卫生各层级平台之间的互联互通，建立"互联网＋医疗健康"应用平台（或子平台）建设，如大数据、物联网、分级诊疗平台、远程医疗平台等重点应用的子平台；在数据的采集上，针对各种可穿戴设备、各种智能终端的广泛应用，要加强对实时数据的采集和集成；此外，要进一步完善卫生信息法律法规和监管体系建设，形成两个保障体系，即信息标准与安全体系和法律法规与监管体系。

"十三五"期间我国医疗健康信息化建设围绕以下 10 项重点任务展开：①全民健康信息化一期工程——国家卫生健康数据中心建设。②省级医疗健康信息平台建设与互联互通。③加快以电子健康档案为核心的区域医疗健康信息平台建设。④加快以电子病历为核心的医院信息平台建设。⑤加快推进居民健康卡建设。⑥推进远程医疗与"互联网＋医疗健康"发展。⑦推进统计直报与生命登记、医改监测、国家药管平台、委属管医院监管系统、药品和医疗服务价格监测系统及住院医师规范化培训系统等关键信息系统建设。⑧加强信息支持下的医疗、医药、医保"三医联动"。⑨强化卫生信息标准研发与应用。⑩加强网络安全和信息安全体系建设。为了完成上述目标和任务，必须加强医学信息队伍建设和人才培养，在专业设置、教育层次、课程优化设置、实训平台与实训基地、师资队伍、教材与教学手段等方面加强教育教学改革，为我国卫生信息化建设培养更多的复合型人才。

第二节 ▍ 信息技术在卫生政策制定中的应用

随着现代社会的发展,健康信息技术在卫生政策制定中的应用越来越受到重视。利用现代信息技术,可以更好地收集、组织和分析卫生信息,以及有效地传播政策信息,实现政策更快、更有效的实施。

一、基本概念

(一)卫生信息政策分析

政策分析(policy analysis)是凭借推理和证据的运用,在一组备选方案中选择出最好的政策的过程。政策分析是一种研究过程和研究方法,因此又称政策科学,其核心问题是对备选政策的效果、本质及其产生原因进行分析。卫生信息政策分析则侧重于对卫生信息领域中的问题的性质进行分析,从而发现新的政策方案和解决途径。卫生信息政策分析是卫生信息政策制定的前提和基础,分析的范畴主要包括:卫生信息政策与政策环境的关系、卫生信息政策的主体与客体关系,以及卫生信息政策的运行机制等。

(二)卫生信息政策制定的主要方式

由于决策者所面临的问题不同,拥有的资源不同,所处的环境不同,以及决策者自身的思想认识和知识水平不同,因此世界各国制定信息政策所采用的模式和方式并不相同。我国目前所采取卫生信息政策制定模式是政府推动模式下的综合决策方式。例如 2014 年 5 月,国家卫生计生委关于印发《人口健康信息管理办法(试行)》的通知,2015 年 8 月国务院常务会议讨论通过的《促进大数据发展行动纲要》等政策的相继出台,都是政府推动模式下的综合决策方式的具体体现。

(三)卫生信息政策制定的基本模式

制定卫生信息政策通常有三种方式:①理性决策方式,决策的质量高,可以最大限度地利用人们的智慧,避免决策失误。②经验决策方式,优点是决策所需要的时间比较短,决策过程所消耗的人力物力也比较少,有时候也能作出正确的决定。③综合决策方式,即把理性决策方式和经验决策方式混合使用来解决一个问题或一组问题。政府推动模式下的综合决策方式是我国卫生信息政策制定的正确选择,一般应按以下政策制定科学程序进行:政策问题确认→政策问题根源分析→政策方案研制→政策方案可行性论证→严密政策执行程序→政策系统评价→确定政策去向。

二、信息技术对卫生政策研究的作用

(一)收集和整理卫生信息

现代信息技术可以有效地收集、整理和分析卫生信息,为卫生政策制定提供必要的数据支持。政府机构可以利用现代信息技术,收集国家卫生政策范围内的疾病流行现象、年龄分布、性别分布、地理分布等信息,以及关于政策实施的各项信息。政府机构还可以利用信息技术,收集民众对卫生政策的评价、支持情况和建议等,为制定政策提供参考。

（二）实施卫生政策

信息技术可以有效帮助卫生系统实施政策,提高政策的执行效率。信息技术可以用于管理政策的实施,以及政策的评估和监督,使政策的实施变得更加有效。例如,借助现代信息技术,可以快速准确地收集卫生信息,从而大大提高卫生政策的执行效率。此外,借助信息技术,可以快速准确地对政策的实施进行监督和评估,从而使政策的效果更加明显。

（三）推广卫生政策

利用现代信息技术可以更有效地推广卫生政策,从而有效地影响社会及其他影响因素,提高卫生政策实施的效果。借助现代信息技术,可以利用网络、社交媒体等方式快速准确地传播卫生政策的信息,从而推广卫生政策,使其能够更有效地影响社会。

三、信息技术对卫生政策运行的作用

（一）信息技术在政策管理中的应用

利用信息技术可以实现政策的有效管理,以保证政策的有效实施。例如,利用现代信息技术,可以对政策的实施进行实时监测和评估,及时发现问题并及时采取补救措施,从而有效地确保政策实施的有效性。

（二）信息技术在病症预防和控制中的应用

现代信息技术可以更有效地预防和控制疾病,从而改善卫生水平。例如,可以利用信息技术更有效地实施疾病预防和控制政策,以及有效地监督政策的实施情况,从而有效地改善卫生水平。此外,利用信息技术可以更快地发现疾病的流行,从而及时采取有效的措施,进而有效地防止疾病的传播。

第三节 ｜ 信息技术在卫生政策评估中的应用

一、基本概念

信息技术在卫生政策评估中的应用可以用于改进政策的实施和评估政策的效果。

二、信息技术对卫生政策的调整作用

信息技术可以用于快速收集、分析、存储和传播有关卫生政策实施的数据和政策实施过程中产生的数据。这些数据可以提供有关政策的实施情况和实施效果,从而为政策的实施提供参考。

信息技术还可以用于政策的及时调整,以满足当地的需求。通过分析数据,可以及时发现政策的不足,并采取有效的措施来改善政策的实施。

三、信息技术对卫生政策的监测作用

信息技术也可以用于长期评估政策的效果。例如,可以利用信息技术对政策的实施效果进行长期监测,以评估政策的有效性和可持续性。通过分析数据,可以及时发现政策的问题,并采取有效的调整措施,以保证政策的有效性。

　　信息技术在卫生政策评估中的应用还可以用于分析政策实施的差异,以及比较不同政策的效果。通过分析数据,可以比较不同地区政策的实施情况,及时发现政策的差异,改进政策的实施。同时,也可以分析不同政策的实施情况,以比较政策的效果,从而改善政策的实施。

　　总之,信息技术在卫生政策评估中可以发挥重要作用。它可以收集、分析和存储有关卫生政策的数据和政策实施过程中产生的数据,以便于及时识别政策实施中的问题,并采取有效的补救措施。此外,它还可以用于比较不同政策的效果,以评估政策的效果,从而改善政策的实施。

本章小结

　　本章介绍了近些年卫生信息技术发生的一系列变革,讨论了卫生信息技术的宏观政策和实际举措,分析了卫生信息技术的发展方向。对信息技术在卫生政策制定中的应用进行简要介绍,并具体讨论了收集和整理卫生信息、实施卫生政策、推广卫生政策等应用场景。此外,针对信息技术在卫生政策实施中的应用,探讨了信息技术对于政策管理和疾病预防控制的作用。最后,本章探讨了信息技术在卫生政策评估中的应用,强调了信息技术可以用于改进政策的实施和评估政策的效果,以期为信息技术在卫生政策的制定提供指导。

练习题

思考题

1. 近些年卫生信息技术有哪些新的发展趋势?
2. 未来新型信息技术在卫生政策领域可能会有哪些新的应用?

(朱文烨　沙　琨)

第十章
系统动力学建模在卫生政策的应用

学习目标

（1）知识目标：概括系统动力学建模的基本概念、原理和流程；阐述系统动力学建模的变量和要素、分析方法和工具。

（2）能力目标：在卫生政策研究过程中，能够判断和灵活运用系统动力学模型的合理应用场景。

（3）素质目标：关注系统力学建模在卫生政策研究领域的发展，建立政策研究的系统逻辑思维。

思政知识

1. 任务单元
理解大型复杂卫生政策系统结构和问题解决的难点。

2. 思政元素
系统整体思辨。

3. 思政素材

"老有所养、病有所医、失有所助、伤有所保"，是每个人心底的期盼。

过去10多年，我国社会保障覆盖面持续扩大，待遇集中提高。然而，社会保障属于上升无止境的刚性需求。当制度安排严重缺失时，有一份基本保障是最突出的需求。当制度逐步健全后，人们提高待遇水平的需求会强烈起来。当待遇达到一定水平，不同群体间的公平合理问题又会凸显。

经济社会新的变化，也会给社会保障提出新挑战。人口流动加快，老百姓希望社保转移接续更方便；老龄化加剧，老百姓担心未来基金支撑能力不足。正因如此，"社会保障"几乎年年位列两会热点话题调查的前几位。其背后，传递出老百姓对社保的高度关切。

社会保障从传统模式转向现代社会保险制度，时间还不算太长，制度运行还不够成熟，改革还要全面推进。面对这种情况，老百姓对社保问题十分关注，所以要给老百姓长效"定心丸"。通过完善制度、健全政策、明确兜底，树立人们对制度的长远信心。

建立现代社会保险制度是为民谋利的好事。正视百姓关切，该回应的及时告知，该改革的尽快完善，好事办好了，社保方能真正发挥"安全网""稳定器"的作用，为百姓化解后顾之忧。

专业术语

系统动力学建模：system dynamics modeling

章前案例

　　传染病和地方病是国际上一个严重的公共卫生问题,其防治难点主要源于防治系统不完善的功能和有限的医疗卫生资源。某研究基于中国传染病和地方病防控现状,通过构建系统动力学模型,对影响公共卫生服务的因素进行模拟分析,并探索了能有效促进公共卫生服务供给和疾病控制的卫生政策方案。该研究基于卫生政策模拟仿真和干预实验发现,增加对疾病预防控制中心的政府投入和对公共卫生产品的补偿水平,是增加疾控中心公共卫生产品提供率的有效政策干预"靶点",对于突破当前防治系统的功能缺陷和医疗卫生资源的局限性具有重要政策指导价值。

　　案例来源:*System Dynamics Modeling of Public Health Services Provided by China CDC to Control Infectious and Endemic Diseases in China*.

　　系统动力学建模已经广泛应用于工程、生态、环境、社会发展等科学的复杂系统领域,但在卫生政策领域的应用与研究尚处于初级阶段。本章基于卫生政策框架,从系统动力学的概念、原理与方法进行介绍,阐述了国内外系统动力学建模在卫生政策领域的模型体系,并解析了卫生政策的系统动力学模拟实验。

第一节 | 卫生政策框架的系统动力学分析

一、基本概念

(一) 系统动力学建模

　　系统动力学(System Dynamics,SD)建模由美国麻省理工学院的 Jay W. Forrester 于1956 年首次提出;于1961 年,他出版了专著《工业动力学》(*Industrial Dynamics*),标志着系统动力学建模的正式创立。SD 建模最初应用于工业领域,主要研究系统行为随时间变化的动力学特征。

　　随着 SD 的不断发展,该理论和方法成为分析社会经济中复杂动态问题的有效工具。SD 建模常被设计用于大型复杂系统,它是从系统整体的视角,关注系统行为的反馈回路和作用关系,从而解决动态的、复杂的系统问题。

(二) 卫生政策系统动力学建模

　　SD 建模是一种计算机模拟工具,通过简化现实世界系统的复杂性和量化复杂的反馈机制,来帮助理解大型复杂系统的行为和动态变化。SD 建模能够提供精确的计算和研究因果关系的机会,这种特性使得该方法成为一种有效的、以问题为中心的、面向政策的方法。SD 建模因该特征在政策研究领域得到了有效应用,能够指导政策制定,帮助找到具体政策问题的解决方案,并协助评估和优化一些社会经济问题相关的政策干预措施。

　　SD 建模在与社会经济问题相关的政策研究领域表现出的强大功能,引导其逐渐渗透应用于卫生政策领域。同时,考虑到卫生政策与生命健康息息相关,可能具有高风险性和高代价性,并且卫生政策效果通常具有长期影响性和短期难以评估性,因而卫生政策的制定尤其严谨。而 SD 建模可基于有限的回顾性数据,通过模拟实验,对卫生政策的效果和效率进行模拟和评估,为优化卫生政策的制定提供了关键依据,在方法学上呈现了明显的优势。

卫生政策SD建模已经在不同卫生政策问题分析方面发挥了重要作用,包括医疗费用问题、医院管理政策、卫生保健供需政策、职业健康管理政策、流行病政策、药物相关政策、慢性病和传染病管理政策、医疗保健行为政策、卫生资源配置政策等。

二、原理与方法

(一)系统动力学建模的原理

首先应明确,对某一系统问题的认识通常是从具体的某一事件开始的,例如对某一卫生政策系统问题的认识可能始于流行病事件的发生。而具体某一事件一般是在固定的时间点出现的,因此,要正确认识事件,必须要联系各种相关的事件,并从事件的发展过程中去观察。

其次,要实现对事件相关的行为模式的观察与分析,这些行为模式是系统的外在表现,会展现出系统中一系列相关事件的演变过程,系统问题就是多个关联事件所表现出来的过去、现在和未来,例如医疗费用的增长、卫生人力资源管理效率的变化等。

最后,基于对事件的行为模式的观察分析,应进一步探索行为模式背后的结构特征。行为模式是由系统内部结构所决定的,这种结构能够产生不同行为模式的内在关系。

因此,SD建模的核心原理(图10-1)即为:从事件出发,分析与事件相关的行为模式,进而分析系统的结构,最终实现对大型复杂系统的解析。需要明确系统的结构决定了行为模式,而行为模式的重要片段来自事件。基于这一原理,SD建模可以设计制定更合理的政策和策略,通过调整系统的结构,来改善系统的行为模式,从而获得更优的事件结局。

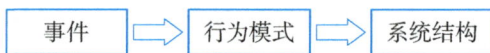

事件 ⟹ 行为模式 ⟹ 系统结构

图 10-1 系统动力学建模的原理

(二)系统动力学建模的流程

一般而言,SD建模的流程主要包括四个步骤(图10-2)。

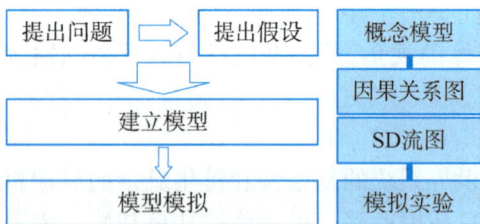

提出问题 ⟹ 提出假设 概念模型

建立模型 因果关系图

  SD流图

模型模拟 模拟实验

图 10-2 系统动力学建模的流程

1. 提出问题

明确SD建模的目的,即厘清要研究和解决的问题是什么,从而识别并界定清楚系统的问题是什么,以及动态定义清楚系统的边界是什么。

2. 提出假设

按照SD建模的原理,通过分析系统中具体的事件及实际的行为模式,提出系统的结构假设,以此作为改善系统的目标。对问题和假设的描述过程,通常就是SD建模中概念模型的构建过程。

3. 建立模型

根据事件的行为模式提出的系统结构假设,首先建立系统的因果关系图,明确SD建模的逻辑基础。在此基础上,建立系统流图,也就是最终的SD模型图。在SD模型框架搭建完成后,定义参数和数学方程,确定初始条件,从而形成清晰的数学关系集合。

4. 模型模拟

基于系统流图,可以实现模型的模拟运行,完成 SD 模型的调试和校正。此外,构建完成的 SD 模型本质上是一个实验室,可以通过参数调整和结构变化,实现 SD 模型的模拟实验,从而理解行为模式和系统结构之间的关系,评估实验方案并对实验结果进行讨论。

具体来说,SD 建模过程是从概念描述、逻辑确定,到数量关系确定的过程,整个构建过程涉及以下三种模型。

1）概念模型

概念模型即为模型的描述,是用于分析所研究系统和问题的工具,能够用于刻画整个系统和问题的关键因素和关系。

2）逻辑模型

逻辑模型即为因果关系图,从因果关系的角度,描述系统内各变量之间的关系与结构特征。每个因果关系图都由一些反馈环组成,这些反馈环是封闭的反馈回路,包含强化和平衡反馈环,能够确立系统的反馈结构框架,帮助理解系统各元素之间的相互关系和相互作用。因果关系图的构建是对复杂系统抽象与简化的过程,是整个 SD 建模研究的基础。

3）SD 模型

SD 模型即为 SD 流图,是基于因果关系图,结合存量变量和流量变量所形成。存量和流量变量赋予了 SD 流图大量信息。SD 流图能够实现对 SD 模型的实际运行和分析,能够从定量的角度,分析随着时间变化的、各元素之间的关系。

（三）系统动力学建模的变量和要素

基于 SD 建模的流程,SD 模型即为 SD 流图,是由不同类型的变量和关联要素构成。SD建模中涉及的变量主要包括四种类型,即存量变量、流量变量、辅助变量和初始变量,关联要素主要包括信息流和物质流。

1. 存量变量

存量变量即状态变量,相当于一个蓄水池,表示变量的积累,存量变量的变化基础是与之相连接的流量变量和初始变量。

2. 流量变量

流量变量即速率变量,表示变化的速率,其通过输入(增量)或输出(减量)的过程与存量变量相连接,以此反映变量随时间的变化。

3. 辅助变量

一些辅助变量通常可以辅助确定流量变量的数值,从而将流量变量与存量变量联系起来。

4. 初始变量

初始变量即在模型构建时直接赋予数值,其初始数值主要可通过国家统计数据、计量经济学、统计学、德尔菲法、现场调研等方法确定。

5. 信息流和物质流

信息流是连接存量变量和流量变量的信息通道,仅获取或提供其关联变量的当前信息而不改变其数值。物质流表示在系统中流动的物质,会改变所流经变量的数值。信息流和物质流在 SD 模型中通常用带箭头的实线来表示。

（四）系统动力学建模的多种分析

SD 模型构建完成后，可以从不同角度对模型展开分析，常见的分析类型包括以下 4 个方面。

1. 静态分析

SD 模型运行前和运行后都可以进行静态分析。静态分析主要是对 SD 模型的结构分析，通常包括原因树分析、结果树分析和反馈回路分析。

（1）原因树分析的原理是逐层列举作用于某一指定变量的其他变量。具体来说，对于某一指定变量，列举作用于该变量的其他变量；对于这些其他变量，再进一步列举作用于这些变量的其他变量。以此类推，通过逐层反向追溯，直到出现指定变量这一级为止。这样就得到了某一指定变量的一个原因树，除了该变量本身，最后一级的所有变量，本质上就是这一子系统的边界，这所有的变量通过外部作用，决定了指定变量。

（2）结果树分析的原理是逐层列举某一指定变量对其他变量的作用。具体来说，对于某一指定变量，首先列举其作用的其他变量；对于这些其他变量，再进一步列举其作用的变量；以此类推，通过逐层正向追溯，直到出现指定变量这一级为止。这样就得到了某一指定变量的一个结果树，这个结果树也就是一个子系统，除了该变量本身，最后一级的所有变量，本质上就是这一子系统的边界，表示指定变量对于整个系统的最终作用。

（3）反馈回路分析是对于某一指定变量，列举包含该指定变量的所有反馈回路。SD 模型系统中的反馈回路是系统中各要素间因果关系本身所固有的，是一系列因果与相互作用链所组成的闭合回路。反馈回路包括正反馈和负反馈回路：正反馈回路是系统强化、促进发展的因素，是系统的内部强化器；负反馈回路是系统调节功能必不可少的因素，是系统的内部稳定器。

2. 数据集分析

模型运行后，可以进行数据集分析。数据集分析可以针对不同情况加以分析：对某一指定变量，数据集分析可以给出其随时间的变化图，并列出数据表；对于原因树，数据集分析可以列出所有作用于某一指定变量的其他变量随时间变化的比较图；对于结果树，数据集分析可以列出某一指定变量与其作用的所有变量随时间变化的比较图。

3. 真实性检验

SD 模型是对于现实系统的抽象和简化，但基于抽象和简化所构建的模型是否遵守基本常识和规则，仍然需要通过真实性检验来验证。真实性检验是在 SD 模型建立后，对照真实性约束，通过运行模型得到各变量的时间序列数据及其相互关系，从而检验模型对这些约束的遵守或违反情况，判断 SD 模型的合理性和真实性。真实性约束是对于模型中的重要变量，根据常识和基本原则，对模型提出的关于正确性的基本要求。如果真实性检验提示模型在运行时完全满足真实性约束，可以认为模型本身的合理性得到了验证，系统的行为模式有了真实性保证；如果真实性检验提示存在部分约束没有通过，则说明模型尚未完善，需要进一步调整模型的结构和参数，以满足真实性约束。

4. 灵敏度分析

灵敏度分析指的是模型变化所引起的模型响应。SD 模型灵敏度分析的类型包括三种，即参数变化、结构变化、参数和结构变化结合。参数变化的灵敏度分析是通过比较模型在改变某些参数后是否会出现较大波动，以此来评价模型的可靠性和合理性。复杂系统的行为模式一般对参数变化是不灵敏的,如果改变某些参数值后模型出现较大的波动,则提示模型的可靠性和合理性不足。结构变化的灵敏度分析的典型方法是切断某一个反馈环,以此观察其对系统的行为模式的影响。复杂系统的行为模式一般对结构变化要比参数变化更敏感,如果增减一个反馈环,可能会对模型结论产生较大影响。参数和结构变化结合的灵敏度分析是一种隐含了结构变化的参数变化,一种典型的情况是通过表函数关系的变化来实施灵敏度分析。

(五) 系统动力学建模的软件工具

SD 建模可以使用计算机软件完成,这些软件帮助研究者概念化、记录、模拟、分析和优化动态系统模型。SD 建模常用的软件工具主要包括 Vensim、iThink、Stella、AnyLogic 等软件。

第二节 ｜ 卫生政策的系统动力学模型体系

一、卫生政策系统动力学应用优势

在卫生政策领域,SD 建模方法与其他各种方法相比,具有明显的优势。具体体现在以下 5 个方面。

1. 程度差异性分析

与数学建模相比,SD 建模可以帮助研究者理解特定人群或特定问题的不同程度的影响,例如 SD 建模在超重和肥胖相关的研究中经常被用于分析该群体健康管理相关的政策策略。

2. 循环反馈过程分析

与“即时快照(即短期时间点)”研究(例如离散事件模拟)不同,SD 建模方法可以分析卫生政策的循环反馈过程,能够提供一种更实用、更全面的方法学支持。

3. 动态作用分析

SD 建模支持将多个影响因素与一些复杂的系统和问题混合在一起,能够帮助更好地解释和理解卫生政策复杂系统和问题的动态作用。

4. 复杂机制分析

SD 建模克服了许多其他方法的缺陷,如孤立的、静态的和片面的分析,并提供了探索困难的、复杂的卫生政策研究的可能性。

5. 应用简单广泛

与计量经济学和投入-产出分析方法相比,SD 建模不依赖于高质量的统计数据,它强调的是系统的连接结构和反馈机制。这种特性决定了 SD 建模的实现更容易,其应用范围比其他建模方法更为广泛。

二、国外卫生政策系统动力学模型

SD 建模方法发展近 70 年来,被广泛应用于社会经济领域内各个系统的研究,并不断渗透到了医疗卫生系统。在医疗卫生系统内,尤其在卫生政策领域,SD 模型体系的优势展现最为明显,其应用贯穿了卫生政策的决策支持和卫生政策的优化。总结而言,国外卫生政的 SD 模型体系具体可以划分为以下 5 个大类。

（一）疾病防控相关卫生政策的 SD 模型体系

1. 传染病防控卫生政策

在传染病防控相关的卫生政策领域，SD 模型体系主要包括与肺结核和艾滋病等疾病相关的防控研究。

Atun 等（2007）运用 SD 模型对由艾滋病、肺结核及艾滋病联合肺结核造成的死亡的影响进行了模拟分析，并对预防传染病的不同干预政策进行了评估。该研究证明了艾滋病、药物敏感性肺结核和多药物耐药性肺结核之间的密切关系，并对其他国家在制定传染病防治政策方面起到了重要的提示作用。Atun 等还运用 SD 模型分析了肺结核和艾滋病传播的动力学。对高效抗逆转录病毒治疗覆盖率的影响进行了评估，模拟评估了不同干预方案下，多药物耐药性肺结核的治愈率。该研究结果对于政府、世界卫生组织，以及对肺结核、多药物耐药性肺结核和艾滋病进行投资的全球基金都具有重要意义。Lich 等（2010）运用 SD 建模工具，考察了肺结核的干预方案。通过构建 SD 模型，对低收入国家内烟草对肺结核的影响作用进行图解，并系统地探索了肺结核干预方案的作用机制。该研究通过分析不同干预措施的影响，扩展了传统的肺结核防控项目，提高了干预方案的有效性。Weeks 等（2013）运用 SD 建模方法，评估了艾滋病性传播感染的干预措施对从事性工作女性的影响。研究设计了多级干预的 SD 模型，反映了能影响干预措施和实施情况的因素及外力作用。该研究首次尝试基于实际干预试验来建模，并对其影响和作用效果进行了评价，在研究方法和研究范围上均有拓展。

2. 慢性病防控卫生政策

慢性病防控相关的卫生政策 SD 模型体系多聚焦于心血管疾病、肥胖和营养不良等疾病的防控。

Homer 和 Hirsch（2006）对疾病流行病学的 SD 模型的应用进行了总结，并在此基础上，提出了慢性病预防的 SD 模型，对不同的干预措施进行了模拟评估，比较了不同方案的有效性。Hirsch 等（2010）针对社区预防心血管疾病的干预方案，提出了 SD 模型，模拟分析了心血管疾病的风险因素及其因果关系路径。该模型通过监测风险因素，对各种心血管疾病的干预措施方案进行了潜在影响力评估，并预测了政策结果。研究能帮助社区选择最有效的干预措施，对有限资源进行最合理应用。Loyo 等（2013）运用慢性病风险 SD 模型来调整社区行动，模拟评估了可能对心血管疾病的结果产生重大影响的干预方案，从而调整了预防措施，并最大化有限资源的效果。该研究对干预方案的行为轨迹、慢性失调、疾病及成本进行了评估分析，促使当地健康官员对社区资源进行调整，从而达到整体人群更健康的状态。Worni 等（2012）运用 SD 建模方法，预测了医院获得性策略对静脉血栓栓塞发生率的影响及其他手术后并发症等意外结果。该研究模拟评估了医院获得性策略政策，对政策方案的效果进行了模拟论证，并预测了静脉血栓栓塞的发生率及其他手术并发症的发生率。Frerichs 等（2013）构建了 SD 模型，用于分析不健康行为的社会传播对儿童肥胖的多层次社会影响，从而评估防治儿童肥胖的干预措施。该研究构建了双向敏感性分析，进行了儿童超重和肥胖流行的社会传播分析，模拟评估了防治儿童超重和肥胖的干预措施。Struben 等（2014）针对预防肥胖问题，构建了加拿大营养市场转型的 SD 模型。该模型模拟了营养市场转型中各种因素之间的相互作用及其影响力，通过多个反馈环、时间延迟、蓄积和非线性，强调了营养食品市场转型的动态变化。该研究可用于解决不同国家的肥胖和营养不良问题。

（二）医疗供需相关卫生政策的 SD 模型体系

1. 医疗保健服务需求卫生政策

在医疗保健服务需求相关的卫生政策领域，SD 模型体系主要包括门诊、急诊、住院和其他医疗保健需求等医疗供需相关的研究。

Diaz 等（2012）用 SD 模型模拟预测了门诊医疗保健的需求。该研究对系统中各关联因素的特征及其相互作用情况进行了分析，证明了 SD 模型是如何鉴别不同人口主体及检验了医疗保健干预对门诊利用情况的影响，为政策制定者提供了有力依据。该研究强调了与系统相关的众多因素及其相关性，并提供了一种评估需求的方法，更好地理解了混合干预因素对供需的影响。Lattimer 等（2014）运用了定量的 SD 建模方法，对患者从入院到出院的过程进行了阐释，并模拟检验了各种政策方案，评估了各个方案对减少急诊医院患者流量的有效性。该研究描述了急诊保健系统的结构，分析评估了急诊患者的路径及其急诊保健需求量，为政策制定提供了依据。Wong 等（2010）运用 SD 模型，分析了住院患者流量和急诊部的拥挤情况。研究量化分析了不同干预方案对床位数的影响力，模拟了急诊科患者的行为并量化了不同方案下的床位节约数量。该研究为缓解急诊部拥挤、减少床位需要量和急诊部的工作时间提供了可靠证据，解决了医疗保健服务机构的低效率问题。Taylor 等（2005）用 SD 建模方法设计分析了心脏导管插入术服务对医疗保健需求的影响。该模型对改变医疗保健容量的干预措施进行了分析，模拟评估了不同干预方案，满足了提升健康、控制总成本和提高效率的需要。该研究通过进一步理解反馈机制，促进了卫生政策的有效性。Rohleder（2007）运用 SD 模型，对患者服务中心的医疗需求容量进行了模拟研究，并重新设计了患者服务中心，从而提高服务质量，减少等待时间。该研究对患者服务中心的容量、需求和平均等待时间的动态性进行了分析，为政策制定提供了选择，有助于缓解需求高峰。

2. 人力资源需求卫生政策

在人力资源需求相关的卫生政策领域，SD 模型体系主要聚焦不同执业领域对医生的需求等医疗供需相关的研究。

Ishikawa 等（2003）运用 SD 模型，预测了日本的临床医生和妇产科专家的数量，对医生数量是否充足进行了评价。该研究对医疗保健的不确定性进行了预测，评估了医生数量的标准，并预测了医学生的不确定性数量及其趋势发展。该研究运用 SD 模型评估预测了未来外科医生的数量，提出了一个预测医生数量的测算方法。Barber 等（2010）运用 SD 模型预测了西班牙牙科医生的需求。该研究针对 43 个不同专业构建了供需模拟模型，包括供应子模型和需求或需要子模型，并对不同方案进行了模拟，预测评估了专科医生的供应情况、不足或过剩情况。Wu 等（2013）构建了 SD 模型，模拟预测了未来儿科医生劳动力的需要和需求。模型检验了干预措施的有效性，预测了儿童人口及其医疗需求，以及儿科医生的供需情况，并模拟了在最优方案和最差方案下的儿科劳动力情况，分别预测了儿童人口和儿科医生的需求变化。Ansah 等（2014）用 SD 模型模拟分析了不同的老年人口长期护理容量的响应政策的动态影响。研究基于对长期护理服务的供需情况，模拟了长期护理需求和卫生保健系统容量之间的交互作用，并通过需求模型模拟预测了卫生保健专业人员的需求量。

（三）医院管理与医疗行为相关卫生政策的 SD 模型体系

1. 医院管理卫生政策

在医院管理相关的卫生政策领域，SD 模型体系主要聚焦医疗质量管理、医疗垃圾管理等医院管理相关的研究。

Grundmann 和 Hellriegel（2006）研究了控制医院感染的数学模型，通过对干预措施进行定量评估，更有效地解决具体问题。研究分析了独立病房模型和医院-社区模型，定量和定性地描述了病原体传播的动力学，提出了关于医院感染和抗菌性的可靠的、可检测的假设。Chaerul 等（2008）构建了医院垃圾管理的 SD 模型，对医院垃圾管理方法进行了评估。研究采用了雅加达和印度尼西亚的数据，通过对影响医院垃圾管理系统的各种因素的因果关系和动力学反馈关系进行分析，为发展中国家的医院垃圾管理提供了一个示范。Ciplak 和 Barton（2012）详细阐述了用 SD 模型预测伊斯坦布尔对医疗保健垃圾管理系统的需求量。该研究对垃圾产量的影响因素进行了分析，对不同的医疗保健垃圾的管理方案进行了评估，为政策制定者提供了不同方案的预测结果，为政策制定提供了有效依据。Al-Khatib 等（2016）运用 SD 模型分析了对医院垃圾管理系统的影响因素，并比较了私立医院、慈善医院和政府医院未来的废物总量。

2. 医疗行为卫生政策

在医疗行为相关的卫生政策领域，SD 模型体系主要包括医院行为和医生行为等医疗行为相关的研究。

Rauner 和 Schaffhauser-Linzatti（2002）用 SD 模型分析了澳大利亚新的补偿机制，评估了该补偿机制对医院行为的影响。该模型模拟了住院患者的流动情况及其补偿情况，并探索了医院最大化补偿的作用机制。该研究通过分析医院的行为，协助政策制定者对医院行为进行分析和监管，降低财政损失，减少患者的住院时间和费用支出。Ghaffarzadegan 等（2013）运用 SD 模型，构建了分娩模式的决策制定模型，探讨了医生决策的动态变化情况。该研究分析了产科医生实践变化的行为理论，揭释了医生的实践变化和偏见。该研究指导了政策和干预措施的制定，进一步理解了医生的行为模式和决策的实践变化情况。Ghaffarzad 等（2013）运用 SD 模型探讨了计划剖宫产、计划外剖宫产和阴道分娩背后的医生决策行为，并分析了影响这些手术变化的因素。该研究发现医生的分娩决策行为主要受到同事过去经验的延迟效应和学习经验的影响，为剖宫产分娩相关的卫生政策制定提供了依据。

（四）药品相关卫生政策的 SD 模型体系

1. 药品研发卫生政策

在药品研发相关的卫生政策领域，Sirois 和 Cloutier（2008）构建了药品研发过程的 SD 模型，用于提高药品研发过程的绩效促进因素，分析该过程中技术和管理决策之间的联系。研究主要构建了多个药品研发过程中具有交互作用的反馈环，用于诊断、提高和研究药品研发过程及其基本问题。

2. 药品使用卫生政策

在药品使用相关的卫生政策领域，SD 模型体系主要包括药物的合理使用和滥用等卫生政策干预相关的研究，尤其聚焦阿片类药物。

Samuel 等（2010）构建了卫生保健服务供应链的 SD 模型，对美国阿片类药物的使用和滥用的教育干预措施进行了模拟评估,模拟了容量管理和时间延迟管理。该研究模型模拟分析了典型的、以服务为导向的供应链动态行为,拓展了对卫生保健服务供应链的研究,扩大了 SD 建模的研究范围。Wakeland 等(2013)运用 SD 模型,模拟了美国对阿片类药物的使用和滥用的教育干预措施。该模型基于阿片类药物治疗过程的动态性、非医学使用的流行病情况及药物非法交易的供需情况,预测了阿片类药物止痛的过剂量致死数,并评估了 3 种干预措施对过剂量死亡的影响。

(五)卫生政策评估相关的 SD 模型体系

1. 公共卫生政策评估

在公共卫生政策评估相关的研究领域,SD 模型体系涵盖了公共卫生领域的各类政策评估。

Hoard 等(2005)基于农村地区灾难准备系统相关的公共卫生政策 SD 模型,从灾难技能的持续能力、医疗保健和公共卫生资源的协调、社区范围内的灾难准备工作等角度,对政策方案进行了评估,提高了农村地区抗灾难的能力和公共卫生服务的实践水平。Rwashana 等(2009)运用了 SD 建模方法,对发展中国家的免疫作用问题进行了评估。该研究以乌干达的免疫计划为模型背景,分析了免疫覆盖系统及其问题。模型对各种影响因素及其相互作用关系进行了分析,总结了各利益相关者对免疫作用系统的综合性观点,为政策制定和优先度确定提供了证据支持。Tobias 等(2010)运用 SD 模型评估了新西兰对戒烟服务的投资效果。该研究模型预测了增加戒烟支持对健康的影响作用,从而指导了新西兰社区烟草控制规划,并评估了烟草控制政策的动态结果。该研究提高了政策制定者对烟草控制动态性的认识,并指导了政策的制定。Merrill 等(2013)运用了 SD 模型,评估了电子信息交换的政策影响。公共卫生报告信息交换 SD 模型描述了电子健康信息的流动情况,评估了内生性和外生性因素在高度复杂技术中的作用,为公共卫生系统提供了一个复杂政策的评估方式。Salmon 等(2019)运用 SD 模型评估了不同道路安全政策对酒后驾驶相关的创伤数量的影响,该研究为最大程度减少与酒驾相关的创伤提供了优化道路安全的公共卫生政策依据。Hyder 等(2022)运用 SD 建模方法,评估了基于社区参与的公共卫生政策对于消除不同种族生殖健康结果不平等的效果,并提供了从不同角度消除生殖健康结果种族不平等的卫生政策与战略建议。

2. 医疗服务政策评估

在医疗服务政策评估相关的研究领域,SD 模型体系涵盖了旨在提高医疗服务质量和效率的各类医疗服务政策评估。

Cofiel 等(2010)运用 SD 模型分析了执行临床研究数据标准的情况,评估了执行数据标准所需的额外时间价值、不同数据标准水平的成本,以及研究者遵守这些标准的可能性。该研究分析了变量间的相互影响作用及其对临床研究者采纳数据标准的影响力。Chalmers和 Ritter(2012)运用 SD 模型探索了澳大利亚对接受美沙酮治疗的患者进行药费补贴的政策影响,对总成本进行了分析,并对承担成本的各个主体进行了评价。该研究为政策改革提供了重要数据信息,为日后与费用减免相关行为改变的研究奠定了基础。

三、国内卫生政策系统动力学模型

SD 建模虽然在我国经济社会等各领域都有所发展,但在医疗卫生领域的发展相对滞后。直到 2006 年,国内才逐步发展出了具有体系性的医疗卫生相关的 SD 建模研究,其研究内容主要着眼于宏观卫生政策。张鹭鹭等(2006)运用 SD 模型在分析宏观卫生政策方面成果显著,该研究对国内外 SD 模型在医疗卫生系统中的研究做出了重大贡献,填补了国内外宏观卫生政策基础性研究的空白。国内医疗卫生政策相关的 SD 模型体系主要包括两大类。

(一) 卫生政策系统 SD 模型体系

卫生政策系统 SD 模型体系按照医疗卫生服务系统,主要包括 6 个模型体系,即宏观医疗卫生服务系统 SD 模型、医疗卫生筹资系统 SD 模型、医疗服务系统 SD 模型、公共卫生服务系统 SD 模型、社区卫生服务系统 SD 模型、农村医疗卫生服务系统 SD 模型。卫生政策系统 SD 模型体系的研究都遵循"系统结构分析、系统主体与问题分析、构建概念模型、主要回路分析、逻辑模型构建、SD 模型构建、系统模拟与干预研究、研究结论"的流程。

1. 宏观医疗卫生服务系统 SD 模型

宏观医疗卫生服务系统 SD 模型对就医行为选择、医疗卫生服务提供、资源结构进行了模拟,该模型研究根据建设和发展中所面临的不同问题,对我国医疗卫生服务系统相关的卫生政策提出了建议,提出了我国医疗卫生服务系统改革模式。

2. 医疗卫生筹资系统 SD 模型

医疗卫生筹资系统 SD 模型聚焦我国医疗卫生筹资系统的资金筹措公平性、资金分配不平衡、资金利用不合理等问题。该模拟研究获得了医疗卫生筹资系统的行为规律,提出了相关卫生政策,为完善我国医疗卫生筹资系统提供了理论依据。

3. 医疗服务系统 SD 模型

医疗服务系统 SD 模型对系统资源、就诊和服务效率进行了模拟分析,对我国医疗服务系统卫生资源结构的倒置、卫生资源配置的低效率、医疗卫生机构的不良竞争等问题进行了系统分析,并提出了相关卫生政策建议。

4. 公共卫生服务系统 SD 模型

公共卫生服务系统 SD 模型聚焦了我国公共卫生服务系统组织管理结构体系不完善、系统功能低效、政府投入量不足及资源结构不合理等问题。该模型研究对系统行为特征和运行机制进行了系统性地认识,并对我国公共卫生服务系统的优化提出了相关卫生政策建议。

5. 社区卫生服务系统 SD 模型

社区卫生服务系统 SD 模型主要关注我国社区卫生服务系统结构不合理、政策落实力度弱、医院与社区卫生服务机构互动缺乏、居民对于社区卫生服务信任度低等问题,通过复杂行为模拟研究,为我国社区卫生服务系统结构优化完善提供了卫生政策相关的理论依据。

6. 农村医疗卫生服务系统 SD 模型

农村医疗卫生服务系统 SD 模型聚焦我国农村医疗卫生系统卫生资源结构不合理、补偿机制不完善、服务可及性差、缺乏行之有效的制度保障等问题,为我国农村医疗卫生系统机构优化完善提供了卫生政策相关的理论依据,以期形成集医疗、预防、保健为一体的农村医疗卫生系统。

(二) 卫生政策问题 SD 模型体系

张鹭鹭等(2006)构建的卫生政策问题 SD 模型体系主要聚焦医疗卫生系统面临的 4 个主要矛盾,即潜在医疗服务需求转化问题 SD 模型、医院补偿机制不合理问题 SD 模型、药品价格虚高问题 SD 模型、医院与社区互动问题 SD 模型。

1. 潜在医疗服务需求转化问题 SD 模型

潜在医疗服务需求转化问题 SD 模型对政府补偿机制和医保情况进行了模拟分析,明确了医疗卫生服务系统为实现行业技术进步的系统目标,导致系统结构性失衡和政策导向偏移,是潜在医疗服务需求形成的深层次原因。

2. 医院补偿机制不合理问题 SD 模型

医院补偿机制不合理问题 SD 模型关注了财政补偿技能缺损、药品收入占医院总收入比例过高、乱收费情况严重、医院支出大幅度上升等问题,对其影响因素进行了系统分析。该模型通过政策干预实验来观察系统主体的行为改变。

3. 药品价格虚高问题 SD 模型

药品价格虚高问题 SD 模型分析了影响药品价格虚高的主体、关联及特征,通过模拟与干预实验发现,药品价格虚高问题形成的原因是医疗卫生服务系统机构性失衡导致的各主体趋利行为与药品生产销售监管不力共同作用的结果。

4. 医院与社区互动问题 SD 模型

医院与社区互动问题 SD 模型获得了医院与社区互动的问题机制,明确了解决两者转诊不畅和资源交流缺乏的作用途径,为解决我国医院与社区互动问题相关卫生政策的制定提供理论和方法学依据。

近年来,国内其他学者也对卫生政策相关的其他问题进行了 SD 建模研究,涉及医院管理、转诊、卫生筹资和卫生费用、卫生资源配置、卫生监督、突发公共卫生事件防控等问题。

(1) 医院管理问题的卫生政策 SD 模型。余江等(2009)构建了风险防范 SD 模型,通过对"政府-行业协会-医院"进行 SD 建模,对大型综合性医院的风险防范机制进行了分析,并提出了相应的对策、政策和建议。崔成森等(2022)构建了基层医疗卫生机构 SD 模型,探索了基层医疗卫生机构提高组织绩效的政策路径。

(2) 转诊问题的卫生政策 SD 模型。甘筱青等(2010)运用 SD 理论,分析了向下转诊的各制约因素之间相互作用机制,评估了转诊工作中的问题,为向下转诊的顺利实施提供了决策支持。

(3) 卫生筹资和卫生费用问题的卫生政策 SD 模型。谢长勇等(2010)进一步构建了我国宏观卫生筹资系统 SD 模型,详细分析了系统内各要素之间的关系。关理(2010)运用 SD 模型模拟分析了"收支两条线"和"药品零差率"政策实施后,社区卫生服务机构的"药品零差率"实施力度、效用及其日后影响。董丹丹(2011)运用 SD 模型,从经济、社会、政策及卫生系统内部四个方面对卫生总费用的影响因素进行了关联分析,并对卫生总费用进行了推算,其推算结果优于其他推算方法,误差极小,该研究为卫生总费用的测算引入了新的有效方法。李丽清等(2016)提出"主计算枝+影响枝"SD 建模,实现了对卫生服务复杂系统内部结构和行为特征的模拟。蔡雨阳等(2016)、刘巧艳等(2017)构建了卫生总费用 SD 模型,模拟验证了 SD 建模用于分析和预测卫生总费用的稳健性。

(4) 卫生资源配置问题的卫生政策 SD 模型。栗美娜等(2011)建立了医疗卫生人力动员补偿的 SD 模型,研究了医疗卫生人力动员补偿对医疗卫生人力动员速度和成本的影响。关理等(2012)通过 SD 建模优化了卫生人力资源的配置比例。王伶等(2013)运用 SD 模型,在现有医疗卫生资源供给水平基础上进行了仿真研究,对不同类型的区域进行了科学的医疗卫生资源配置,提升和改善了居民医疗卫生服务的可及性。周萍等(2016)构建了公立医疗机构卫生技术人员配置的 SD 模型,并对其需求量进行了模拟和预测。李星辉等(2020)基于 SD 模型模拟分析了医养整合卫生政策对于医疗人力和床位资源的影响。

(5)卫生监督问题的卫生政策 SD 模型。谷雨等(2022)基于卫生监督能力要素作用机制的 SD 模型,模拟了我国卫生监督能力的发展趋势,并从政策支持、人才队伍建设和资源投入等方面提出了相关政策建议。

(6)突发公共卫生事件防控问题的卫生政策 SD 模型。李堂军和宋婷婷(2021)以新型农村社区的疫情防控情况为基础构建 SD 模型,探讨了突发公共卫生事件、政府、社区和居民行为之间的演化规律,为突发公共卫生事件的农村防控提供了政策依据。

第三节 | 卫生政策的系统动力学模拟实验

一、系统动力学模拟实验的概念

(一) 模拟调试

基于构建的 SD 模型,可以从三方面对模型进行模拟调试,包括模型的合理性、正确性和灵敏度校验。具体而言,模型的合理性应从模型结构与边界检验、参数与量纲检验两方面模拟调试。模型结构与边界检验是为了确保模型结构与逻辑的正确性,检查模型结构与逻辑关系是否与现实系统相符合。参数与量纲检验是为确保模型所有参数与函数关系的正确性,每个参数与函数前后量纲一致性,从而保证模拟分析的正确性。模型正确性校验是通过将模拟值与真实值进行拟合分析,观察两者的吻合度。若吻合度在 $-10\% \sim 10\%$,可以认为模型的正确性较好,模型具有可信度。模型灵敏度检验是通过调试模型中的参数或结构,观测模型的变化情况。

(二) 优化仿真

基于构建的 SD 模型,在计算机软件中实现模型的可视化,对现实系统进行仿真。在仿真过程中,可以对模型不同模块和子系统进行优化。在计算机建模软件中,根据模拟调试的三方面校验结果,可以对仿真界面、逻辑与数量关系进行优化,从而更好地展现现实系统的模拟模型,更合理地体现模型对真实系统的拟合。

(三) 卫生政策模拟实验

1. 政策干预"靶点"

通过对系统问题的分析,结合文献研究或专家咨询,找到影响系统效率和效果的关键影响因素,从而确定为政策干预"靶点"。基于政策干预"靶点",可以设计政策干预方案,用于实施政策干预实验,判断不同干预"靶点"的作用效果。

2. 政策干预实验

政策干预实验是在计算机模型的基础上,前期筛选的政策干预"靶点",通过调整参数或函数关系,在计算机上实现不同方案下的模型模拟实验,从而对不同干预实验与当前模型运行结果进行比较,判断不同政策方案的实施效果。干预实验可以在计算机上实现对政策的长期和短期效果模拟,观察政策方案的定量作用效果和趋势走向。

3. 政策干预实验阳性结果

基于政策干预实验,获得政策干预实验结果。在所有实验结果中,筛选对系统问题具有显著影响作用的实验方案,这部分实验方案的结果为阳性实验结果,可以用于为系统问题的解决提供理论依据和定量参考。政策干预实验的阳性结果可以实现对政策方案效果的评估,能为当前政策方案的制定提供定量参考依据,从而提高政策方案的有效性。

二、卫生政策系统动力学模拟实验应用

在卫生政策 SD 模型构建完成后,即可展开模拟实验。卫生政策 SD 模型的模拟实验的应用通常包括 3 个流程。

(一) 模拟调试与优化仿真

模拟调试的结果是优化仿真的关键依据。模拟调试阶段,模型的结构与逻辑关系合理、参数与函数关系的正确、参数与函数的量纲一致,都是模型合理性和正确性检验的重要标准。一种经典的模型正确性检验方法是通过将某一变量的初始值设置为现实系统在过去发生的真实值,通过 SD 模型一段时间的运行,模拟获得 SD 模型的模拟实验值,从而将现实系统中这段时间的真实值与模拟实验值进行拟合分析,观察两者的吻合度。

此外,还需要对 SD 模型进行灵敏度分析,以此判断模型的有效性和可靠性。关于灵敏度分析较为常见的参数灵敏度检验,其典型操作是先确定敏感参数,敏感参数应该是在模型中具有重要影响力和现实意义的参数,并将其限制在合理范围内,以观察模型对参数变化的响应水平。参数灵敏度分析的计算原理是 $S(t) = \left| \dfrac{\Delta Y(t)/Y(t)}{\Delta X(t)/X(t)} \right|$,其中,$\Delta Y(t)/Y(t)$ 表示输出变量的变化水平,$\Delta X(t)/X(t)$ 表示变化的参数,其具体案例操作可参考知识拓展部分。

根据模拟调试阶段的模型检验结果,可根据 SD 模型的正确性、有效性和可靠性水平,通过调整模型的参数和结构,实现模型的优化仿真;在每一次参数和结构的调整后,应当反复循环模型的初始运行和检验,直到模拟调试结果符合模型稳健性的要求。

(二) 卫生政策实验方案研制

在模拟调试与优化仿真完成的基础上,应当研制卫生政策的实验方案。一般而言,首先需要根据现实系统的特征,结合文献研究、专家咨询、关键知情人访谈等多种形式,设定卫生政策的干预路径,即要梳理明确对现实结果目标有重要作用的影响路径;其次,在不同的卫生政策干预路径内,确定卫生政策干预"靶点",即筛选对现实系统的效率和效果有关键影响的因素,也就是选定对结果目标的观察变量值具有重要影响作用的变量;再次,按照卫生政策的目标导向,对选定的政策干预"靶点"设定实验值的调整范围,并计算不同实验方案的具体数值;最后,根据干预路径和干预"靶点",确定卫生政策的实验方案。卫生政策实验方案研制的具体案例操作可参考知识拓展部分。

(三) 卫生政策模拟干预实验

根据卫生政策实验方案中的干预路径和干预"靶点",逐一调整干预"靶点"的实验值,输出对应的目标观察变量结果。在获得所有干预方案的输出结果后,在同一个干预路径内进行结果比较与分析,寻找对现实系统问题的解决有显著影响作用的阳性结果,从而形成卫生政策干预路径和方案。卫生政策模拟干预实验的具体案例操作可参考知识拓展部分。

🔲 **知识拓展**

关于 SD 模型的正确性检验、灵敏度分析、卫生政策实验方案研制和卫生政策模拟干预

实验的案例,可参考《中国潜在医疗需求转化的 SD 建模研究》的具体实例。在该模型中,系统的目标结果变量为"应就诊而未就诊的患者比例",该现实系统的目标是降低这一比例,实现潜在医疗需求的转化,促进更多应就诊而未就诊的患者克服现实困难,从而获得医疗卫生服务,提升生命健康质量。

1. 参考案例:SD 模型的正确性检验

在正确性检验中,该研究选定了"医院就诊人次数"作为初始值调整目标。首先,根据《中国卫生健康统计年鉴》,将该变量的初始值设定为 2008 年的现实系统真实值;其次,将 SD 模型的模拟调试时间设置为模拟运行 4 年,即在模拟运行结束后,可观察到 2009—2012 年的模拟值;最后,将 2009—2012 年的模拟值与《中国卫生健康统计年鉴》中这 4 年的真实值进行拟合分析,计算其差异性水平,从而判断差异性是否在合理范围内,以此判断模型的有效性和可靠性。

该案例中,"医院就诊人次数"的现实值、模拟值和差异性水平可见下表。如表所示,差异性水平在 -1.73% ~ 9.16% 范围内,表示这种差异性并不显著,可判定差异性在合理范围内,模型具有良好的有效性和可靠性(表 10 - 1)。

表 10 - 1　SD 模型的正确性检验结果

年份	医院就诊人次数真实值(百万)	医院就诊人次数模拟值	差异性
2009	1.922	2.098	9.16%
2010	2.040	2.160	5.88%
2011	2.259	2.220	−1.73%
2012	2.542	2.587	1.77%

2. 参考案例:SD 模型的灵敏度分析

在灵敏度分析中,该研究选定了 4 个敏感性参数,即出生率、死亡率、卫生支出占消费支出的比例、收入增长率。敏感性参数的调试范围为其当前数值的 -10% ~ 10%,从而观察"应就诊而未就诊的患者比例"的实际变化水平。灵敏度分析设定模型共运行 200 次,其输出结果见图 10 - 3。

在该案例的灵敏度分析结果图中,在 200 次运行结果中,有 50% 的结果落在黄色区域,75% 的结果落在绿色区域,95% 的结果落在蓝色区域,100% 的结果落在灰色区域。由此可见,观察变量"应就诊而未就诊的患者比例"的数值呈现下降趋势,总体趋势水平未发生明显变化,仅在数值上呈现了较轻微的、在合理范围内的变化。进一步分析结果,出生率和死亡率会影响患者总量;卫生支出占消费支出的比例和收入增长率的增加,会增加经济因素,从而增加患者的就诊率。因此,这 4 个敏感性参数的变化会降低"应就诊而未就诊的患者比例"。灵敏度分析结果与理论分析的趋势保持一致,并且变化幅度在合理范围内,并未引起极端变化,可以认为模型的有效性和可靠性良好。

3. 参考案例:SD 模型的卫生政策实验方案研制

卫生政策实验方案中,该研究筛选了 3 个对"应就诊而未就诊的患者比例"有重要影响作用的变量,即医院和社区卫生服务中心的数量、医院和社区卫生服务中心的门诊费用、医疗保险。实验方案的设计逻辑是减少医院数量、增加社区卫生服务中心数量,降低医院和社

灵敏度

50% ░░░░ 75% ▒▒▒▒ 95% ▓▓▓▓ 100% ████

应就诊而未就诊的患者比例

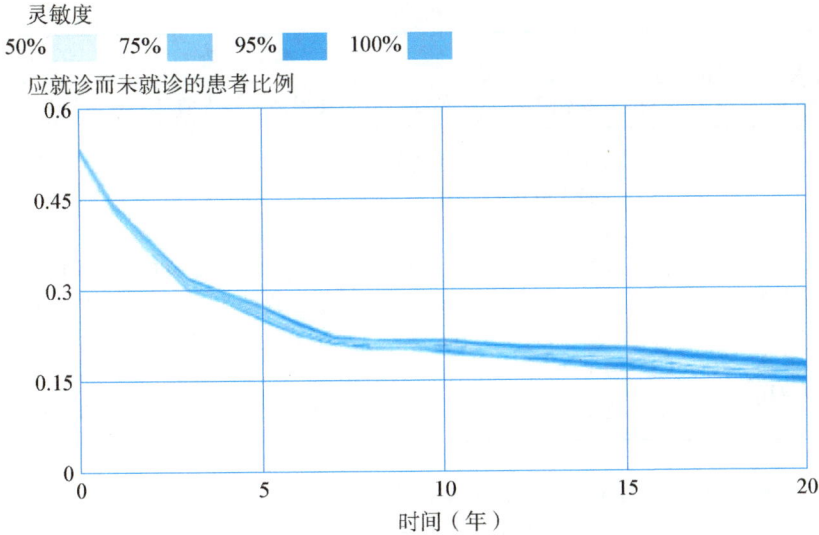

图 10-3 SD 模型的灵敏度分析结果

区卫生服务中心的门诊费用,调整医疗保险水平。实验方案一是探索医院和社区卫生服务中心的数量的变化对于"应就诊而未就诊的患者比例"的作用效果;实验方案二是探索医院和社区卫生服务中心的门诊费用对于"应就诊而未就诊的患者比例"的作用效果;实验方案三是探索医疗保险对于"应就诊而未就诊的患者比例"的作用效果;实验方案四是探索上述医院和社区卫生服务中心的数量和医疗保险的联合作用效果。该研究将模拟实验设定运行20 年,未干预的结果设定为基线水平,用于与实验结果的比较分析。卫生政策实验方案见下表所示(表 10-2)。

表 10-2 SD 模型的卫生政策实验方案

组别	方案	测试组	参数					
			变化1	值1	变化2	值2	变化3	值3
1	改变医院和社区卫生服务中心的数量	基线	医院数量	21 979	社区卫生服务中心的数量	32 860	—	—
		1	减少 25%	166 484	增加 25%	41 075	—	—
		2	减少 50%	10 990	增加 50%	49 290	—	—
		3	减少 75%	5 495	增加 75%	57 505	—	—
2	改变医院和社区卫生服务中心的门诊费用	基线	医院的门诊费用	138.3	社区卫生服务中心的门诊费用	84	—	—
		1	减少 25%	103.73	减少 25%	63	—	—
		2	减少 50%	69.15	减少 50%	42	—	—
		3	减少 75%	34.58	减少 75%	21	—	—
3	改变人均医疗保险费用	基线	人均医疗保险费用	103.95	—	—	—	—

（续表）

组别	方案	测试组	参　数					
			变化1	值1	变化2	值2	变化3	值3
		1	增加50%	155.93	—	—	—	—
		2	增加100%	207.9	—	—	—	—
		3	增加200%	311.85	—	—	—	—
4	改变医院和社区卫生服务中心的数量和人均医疗保险费用	基线	医院数量	21 979	社区卫生服务中心数量	32 860	人均医疗保险费用	103.95
		1	减少25%	166 484	增加25%	41 075	增加50%	155.93
		2	减少50%	10 990	增加50%	49 290	增加100%	207.9
		3	减少75%	5 495	增加75%	57 505	增加200%	311.85

4. 参考案例：SD 模型的卫生政策模拟干预实验

根据卫生政策实验方案，严格实施卫生政策模拟干预实验。以实验方案一为例，仅改变医院和社区卫生服务中心的数量，其他变量保持不变。结果比较分析如图 10 - 4 所示，图中的曲线表示医院和社区卫生服务中心数量变化引起的"应就诊而未就诊的患者比例"的变化。

如图 10 - 4 所示，尽管"应就诊而未就诊的患者比例"在 20 年的模拟时间内在基线和三次模拟实验下都呈现出持续减少的趋势，三次模拟实验的结果都较基线水平更理想。随着医院数量的减少和社区卫生服务机构数量的增加，"应就诊而未就诊的患者比例"的下降率远远高于基线水平。此外，三次模拟实验中，"应就诊而未就诊的患者比例"都低于基线水平，表明改变医院和社区卫生服务机构的数量确实有助于降低"应就诊而未就诊的患者比例"。对比三次实验结果，虽然在短期内，测试 3 的下降速度明显高于测试 2 或测试 1，但总的下降幅度都是相似的。

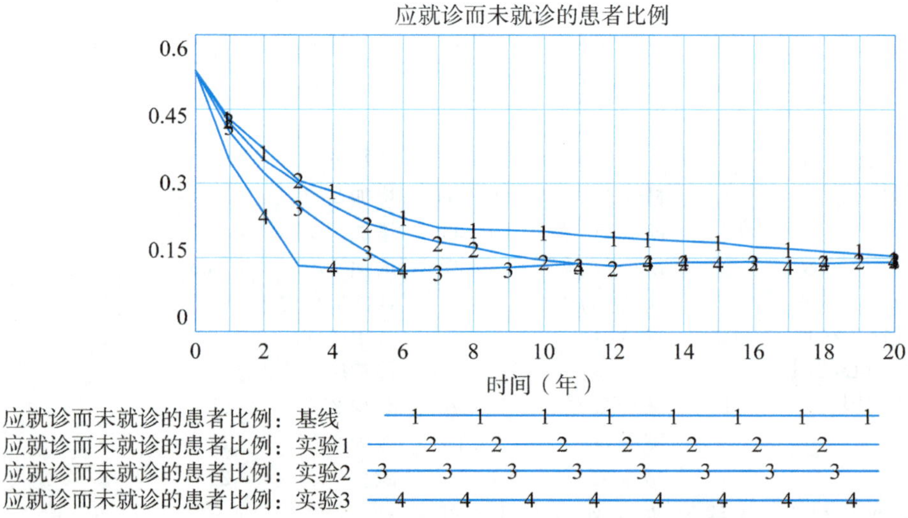

图 10 - 4　SD 模型的卫生政策模拟干预实验结果

案例来源：*Transformation of Potential Medical Demand in China: A System Dynamics Simulation Model*

本章小结

　　系统动力学建模是从系统整体的视角,关注系统行为的反馈回路和作用关系,以解决动态的、复杂的系统问题。SD 建模因其方法学优势,尤其适用于对卫生政策系统和问题的模拟和分析,能够提高卫生政策制定的效果和效率。基于概念模型、逻辑模型和系统动力学模型,SD 建模技术能够实现对大型复杂卫生政策系统及问题的模拟调试、优化仿真和政策模拟实验。SD 建模技术能够被广泛应用于卫生政策领域,在国内外疾病防控、医疗供需预测、医院管理、药品管理、政策评估等各个卫生政策系统和问题研究方面发挥了重要作用。

练习题

一、选择题

1.（多选）系统动力学建模的流程包括（　　）

A. 提出问题　　　　B. 提出假设　　　　C. 建立模型　　　　D. 模型模拟

2.（单选）系统动力学建模中的（　　）,可以从因果关系角度,描述系统内各变量之间的关系与结构特征?

A. 概念模型图　　　B. 动力学流图　　　C. 因果关系图　　　D. 子系统图

二、填空题

1. 系统动力学建模的灵敏度分析指的是模型变化所引起的模型响应。常见的灵敏度分析类型包括：_____、_____、_____。

2. 辅助变量通常可以辅助确定_____的数值,从而将_____与_____联系起来。

三、判断题

1. 信息流和物质流在系统动力学模型中通常用带箭头的虚线来表示。（　　）

2. 模型的结构分析通常包括原因树分析、结果树分析和反馈回路分析。（　　）

四、简答题

简述系统动力学建模的核心原理。

五、思考题

系统动力学模型的真实性检验一般如何操作?

（俞文雅）

第十一章
微观模拟模型在卫生政策中的应用

📘 学习目标

（1）知识目标：了解微观模拟模型的几种不同类型。

（2）能力目标：概括微观模拟模型构建的一般步骤，学会微观模拟模型的建模思想及在卫生领域的应用。

（3）素质目标：形成并树立严谨的科学思维品质。

📘 思政知识

1. 任务单元

了解微观模拟模型的相关概念、类型及应用步骤。

2. 思政元素

科研精神，知识拓宽。

3. 思政素材

将微观模拟用于卫生政策就是为了减少资源损耗，提前预判政策效果。当前医保面临超额、结余不足等问题，运用微观模拟开展测算工作，设置了集中带量采购等方法，充分利用医保支出，体现了国家对老百姓的关心，也体现了专业价值。

📘 专业术语

（1）微观模拟：microsimulation

（2）静态模型：static models

（3）动态模型：dynamic models

（4）区域微观模拟模型：spatial microsimulation models

章前案例

随着医疗保险改革的不断深入，一些深层次的问题也逐渐暴露出来，如医疗保险基金管理效率不高、监管不力、基金滥用等问题。这会增加医疗保险基金收支平衡的风险。这里所谓的医疗保险基金收支风险是指医保基金收不抵支的可能性。造成该结果的主要原因还包括：①制度向退休人员倾斜。②基金收支政策的调整不尽理性。③老年人口的医疗花费比较高，且伴随着人口老龄化的加剧，未来医保资金的支出也会随之增加。④少子化使得来源于转移支付的医保资金收入减少，并且少子化与老龄化共同作用，给未来医疗基金的筹资带来压力。

尽管理论研究充分论证了医疗保障制度在公立医院改革过程中的关键作用，但尚无相关研究对医院改革各项政策实施后医疗保险基金的运行变化进行定量的研究和预测。对城镇职工基本医疗保险统筹基金风险预测时,对一些关键指标的测算,如参保人员总数及结构预测、在岗职工工资预测以及参保人员医疗费用等缺乏有效方法。因此,如何根据当地的实际情况,按照收支平衡的原则,研究适合当地医疗保险运行机制和管理条件的筹资和支出政策措施,达到基金平稳运行的目的,这亟须有效的政策研究定量分析工具。

微观模拟模型是分析公共政策方案改革效应的有效工具,20世纪60年代由美国耶鲁大学的Guy Orcutt教授首先提出,并迅速发展。微观模拟模型以微观个体(个人、家庭等)作为描述和模拟的对象,并通过计算机在微观个体上模拟实施有关政策和改革项目,从而分析政策在个体水平上的微观效应,进而预测政策实施后可能产生的宏观效果,因此特别适用于政策效果的评估,可为相关政策的制定和修改提供依据。20世纪90年代,随着计算机仿真技术和数理统计软件的迅速发展,微观模拟模型分析方法越来越成熟,模拟成本越来越低,成为发达国家经济社会政策决策前的首选分析方法,降低了社会经济政策"试点"试验的成本,被广泛应用于税收、社会福利、公共卫生和教育等领域,且在政策分析中取得显著的成绩。

第一节　微观模拟分析方法介绍

一、微观模型的基本概念和类型

(一) 微观模型的基本概念

微观模拟是一种通过模拟系统中微观个体的生命过程活动来模拟现实生活事件的方法。微观模拟模型首先以一个微观分析模型提出,以微观个体(个人、家庭等)作为描述和模拟的对象,用计算机通过模型来模拟与分析各项改革措施及政策项目实施的宏观效果及分配效果,特别适用于政策分配效果的评估。

微观模型在微观个体上具体实施有关政策,模拟结果在个体水平上进行,分析社会经济政策实施的宏观及微观效果,在分配效果方面对不同人群的影响,为国家社会经济政策的制订和修改提供依据。

(二) 微观模型基本思路

微观模型的基本思路是根据对社会经济系统的微观单位进行抽样调查得到的数据构造微观数据文件,根据真实的社会经济活动构造模拟模型,应用计算机模拟方法来模拟由微观单位的特征和有关政策变量(如价格、税收、福利等政策条件)的变化引起的微观单位相关特征值的变化。通过对特征变量的统计、分析、推断和综合,可以得到政策变化对微观单位的影响,得到宏观及各层次的政策实施效果。

微观模拟模型包含两个组成部分:①政策的具体条款、规定,以及它们的具体实施过程,这些构成政策模拟模型的内容。②微观数据,亦即描述单位属性的一些属性值。例如,微观个体的性别、年龄、婚姻状况、家庭规模、收入、劳动状态、受教育程度等基本信息,把所有微观单位的全部属性排列起来,形成微观数据文件。微观模拟正是对微观数据文件中的微观数据进行模拟运行,从而揭示政策作用于微观单位的效果。例如对税收政策的模拟,根据微观单位的属性,微观模拟模型可以计算出他的税收情况,从而分析税收政策使哪类人受益,使哪类人税赋增加,以及对哪类人影响最大,这就可以对税收政策进行评价。

由于经济政策涉及的微观单位数量巨大,如果对如此庞大的母体进行模拟分析,显然不现实。因此,通常采取抽样技术对母体进行抽样,从而获得客观的经济系统母体一个具有代表性的子样,然后再对子样进行模拟分析。微观模拟的思路可用图 11-1 表示。

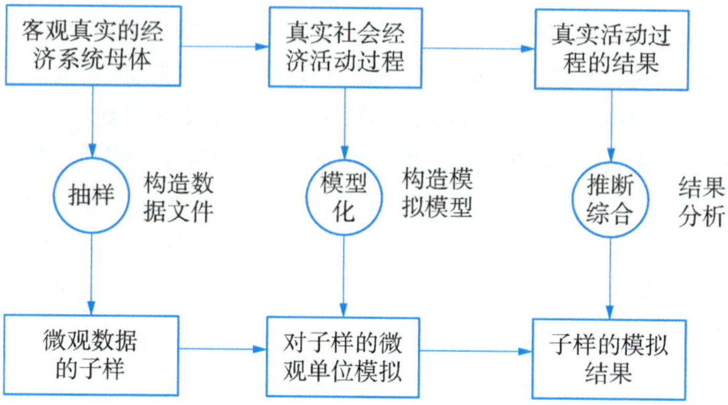

图 11-1　微观模拟思路图示

(三) 微观模型的主要类型

微观模拟模型种类繁多,但传统上将其分为两种类型:静态模型和动态模型。区域微观模拟模型是另一个快速崛起的研究领域,主要用于预测较小范围内政策变化产生的区域性效果和人群卫生服务需求。

1. 静态微观模型

静态模型通过模拟现行的或拟实施的税收、福利项目,预测这些项目实施措施的中、短期实施效果。采用一个国家或地区人口中具有代表性的样本,用样本中微观单位的数据来模拟一个政策措施的直接分配效果。

微观数据通常是个体或家庭在某一个时间点(通常是一年)的特征,如微观单位的收入、家庭特征、劳动力状况、教育及住房状况等。模拟时通常首先根据宏观经济指标将微观数据的特征值时化到模拟目标年的水平,然后在时化数据文件的基础上模拟政策实施。从模拟过程来看,静态模型是一个不断利用宏观经济指标加以调整的模型。静态模型是微观模型中应用范围最广的一种,在政策分析方面取得了显著成绩,在许多国家已经作为一种标准政策分析工具纳入政府部门日常工作。

2. 动态微观模型

与静态微观模型相比,动态模型更加复杂,其适用于较长期的模拟预测分析,常被用于分析着重考虑长期效果的社会经济政策项目,如退休金政策、社会保障政策等。动态模型采用的微观数据文件由样本中个体的"生命记录"组成,包括个体的结婚、离婚、生育、教育、劳动力状况等事件,以及与这些事件相应的各种收入来源。动态模型通常根据不同生命事件发生的概率分布,运用蒙特卡洛方法对微观数据文件进行时化,在此基础上模拟微观单位的生命发展过程。

Orcutt 认为，动态微观模拟是一种"自下而上"的策略，模拟决策者(如个人、家庭或企业)行为的相互作用。动态模型的历史比静态模型长，但由于动态模型的建模和使用成本较高，在政策演进过程中其发展和应用受到一定限制。然而随着近 20 年来计算机技术的不断进步，动态模型的开发成本和运行成本大大降低，因此也受到了越来越多的关注和应用。

3. 区域微观模型

区域微观模型是社会科学中的一种既定方法，在经济学方面有着悠久的历史，在过去 30 年中，在其他学科中也得到了极大发展。这也极大提升与促进了微观模型的潜在用途，如允许评估与社会和卫生政策相关的区域政策。此外，健康相关变量的地理分布可以是模型，而不仅仅是社会经济或人口统计模式。这就使得以前未知的小面积区域模式得以调查，区域效应与社会经济和人口因素相结合。

区域模型既可以是静态模型，也可以为动态模型，可以分析相互影响或独立的单位个体。从卫生经济角度出发的静态、动态模型可以分析环境、经济或政策条件对特定群体中个人的影响。选择区域微观模型的好处是不需要(也可能不可能)额外的定量数据收集，它可以同样使用现有的国家或省市数据库，通过建立统计模型，利用已知区域范围的预测变量对已有调查数据进行调查，拟合本地区实际情况，从而提高统计精确性。相比于传统的直接分析法，这种间接的模型分析法也是从现有数据中创建新见解的有效方法，可以产生更好的结果。

此外，为响应用户需求，弥补区域微观模拟模型应用程序上的不足，N Tomintz 等人研发了一个名为"simSALUD"的开源应用程序，是一种不需要编程技能的静态模拟建模解决方案，可在国际上用于区域微观模拟建模领域，重点在基于网络区域微观模拟应用程序的设计和实现，包括集成的验证和映射元素。当前版本支持两种确定性区域微观模拟算法(组合优化和迭代比例拟合)。该应用程序是为专家和非专家设计，用于模拟他们自己的区域微观数据。此外，该应用程序集成了统计以验证和验证模型的稳健性。模拟和验证结果的输出可以在应用程序中以映射的形式可视化，也可以导出文件以供进一步分析。simSALUD 提供了一个演示数据集、大量文档和视频教程，以减轻软件的使用负担。simSALUD 的架构设计有可能将该工具扩展到空间决策支持系统，从而可用来衡量未来可能对小地区人口群体进行的政策干预。

二、微观模拟的实现过程及特点

微观模拟的主要作用在于：制定一项社会经济政策以后，先不直接推向社会实施，而是通过构造一个微观分析模拟模型，把这项决策推到计算机上，利用计算机模拟这项社会实验。研究者可以根据决策需要，变更政策规定的条款和实施办公活动，在计算机上进行重复模拟，每次模拟都能给出政策实施后的微观分布效应和宏观经济结果，这就能帮助决策部门选择更合适的执行方案，提高决策的可行性和科学性。

微观模拟过程一般可分为以下几个部分。

(一) 抽样

国家实施一项经济政策时，总要涉及与该政策有关的一些基本经济单元，如职工、住户、企业等，把这些基本经济单元作为研究对象，并称为微观元素。例如，对住户实施某项政策，先应从全部住户中抽出一部分作为样本,而这些样本又应有较好的代表性,这就要考虑从各阶层、各个职业的家庭中抽取,组成一个新的样本总体。目的是在计算机上对这些样本进行模拟,再以样本的模拟结果推断母体(总体)的结果。

(二) 建立微观数据文件

微观元素的属性,可分为标识属性、状态属性(如年龄、性别等)、关系属性(如家庭所在地等),还可以划分为人口统计属性(如年龄、民族等)和经济活动属性(如收入、支出等)。利用特征数来描述这些微观元素的主要属性,并通过特征数来区分不同的微观元素。例如,进行人口生育模拟时,育龄妇女作为微观元素,而年龄、民族、文化程度、婚姻状况、存活子女数和地区类型等都可以作为描述育龄妇女的特征数。微观元素特征数的设置要根据所模拟政策的需要确定。把每个微观元素的特征做成一条记录,再把所有的记录列成表,就形成一个微观数据文件。

(三) 政策模拟模型

在构造总体模型之前,必须给出政策规定的具体条款和政策的具体实施办法。例如,人口生育政策,要具体给出城市、农村的生育政策规定。此外,随着计划生育政策的实施,多胎生育的比例如何控制等。把所有这些条款按照一定的建模方法,构造成一个政策模拟模型,再把它转化为计算机语言并在计算机上实现。这样计算机的模拟过程就相当于该政策的实际实施过程。

(四) 构造计算机模拟模型

在上述条件下,就可以构造计算机模拟模型。计算机模拟模型的形式是一个程序流程图,它是用逻辑关系和数学运算对客观真实系统的结构和行为进行动态的模拟。模拟过程中,应用政策模型逐个对微观元素进行扫描考察,每次考察将改变微观元素的特征数,改变后的特征数将确定政策施加在它上面的结果。对每个微观元素再进行统计处理,就能得到样本总体的各种结果及对微观元素的实际效应。

构造模型时,有两个关键问题需要处理。①各种参数的确定。例如,进行人口生育模拟时涉及育龄妇女的死亡、婚姻、生育等问题,而判断育龄妇女是否存活、是否结婚、是否生育,都必须事先给出死亡概率、初婚概率、分胎次的生育概率等。这些参数的确定,需要经过大量有关统计数字的处理、分析,并利用数理统计方法给出这些参数的概率分布或概率值。参数的好坏直接关系到模型的成败。②模型的结构。模型结构设计的好坏,直接关系到模拟的效率和效益。微观模拟模型通常采用分层次的积木式模块结构,一般分为 3 个层次:最基本的是程序模块,一个程序模块包括一项活动;若干个程序模块组成一个程序块,如人口程序块,劳动力程序块等;几个程序块组成一个程序段。模型的这种结构便于灵活地装配和扩充模型的功能。

(五) 模型解法

微观模拟模型的常用解法是蒙特卡洛法,又称随机模拟方法或统计试验法。蒙特卡洛法的基本思想是:为了求解问题,先建立一个概率模型或随机过程,使它的参数或数字特征等于问题的解,然后通过对模型或过程的观察或抽样试验来计算这些参数或数字特征。

下面以人口死亡为例说明它的用法。人口死亡现象可以看成一种试验,试验的结果只有两种可能,要么发生,要么不发生,这就是伯努利试验。用蒙特卡洛法求解时,就是模拟一个死亡概率为 P_x 的随机事件 A,而被考察者死与不死可以看成随机变量 $D_x(r)$,若在一次试验中事件 A 发生,则 $D_x(r)=1$,反之,$D_x(r)=0$。事件 A 是否发生,要靠随机数 r 与给定的死亡概率 P_x 进行比较来确定。可以用如下公式来表示:

$$D_x(r)=\begin{cases}1, & 0<r\leqslant P_x\\0, & P_x<r<1\end{cases}$$

其中,x 表示被考察者的年龄,r 是 $(0,1)$ 区间的均匀随机数。当计算机产生的随机数 r 小于等于 P_x 时,$D_x(r)=1$ 表示被考察者死亡。当 r 大于 P_x 时,表示被考察者存活。这就是说,具体模拟过程的实现就是靠随机数据 r 与给定参数相比较来进行的。

蒙特卡洛法以概率统计理论为基础,主要依据是伯努利大数定律。假设年龄为 x 岁的一批人共有几个,μ_n 是 n 次伯努利试验中事件 A 出现的次数,而 P_x 是事件 A 在每次试验中出现的概率,则对任意的 $\varepsilon>0$,由伯努利大数定律有:

$$\lim_{n\to\infty}P\left\{\left|\frac{\mu_n}{n}-P_x\right|\geqslant\varepsilon\right\}=0.$$

这个定律说明,当 n 充分大时,频率 $\frac{\mu_n}{n}$ 依概率收敛于 P_x,即频率 $\frac{\mu_n}{n}$ 与概率 P_x 无限接近。

(六) 微观模拟模型特点

微观模拟模型与其他经济数学模型相比,有自己的独到之处。

(1) 由于微观模拟模型研究的对象是大家熟悉的住户、个人或企业,决策者又可以随意提出不同的设想和规定,模拟过程又相当于实施真实经济活动过程。因此,该模型直观、灵活、容易被决策者理解和使用。

(2) 在模拟过程中,人们可以把不同设计方案加在同一个微观数据文件上,这样就可以得到不同的模拟结果,以便于人们分析和比较不同方案的好坏。

(3) 这种模型还可以把政策中多个条款、多个变量和决策参数同时纳入模型,让他们同时发生变化,最后得出理想的结果,这就是微观模拟模型最重要和最显著的特点。

(4) 由于该模型得到的微观元素的模型结果,因此,可根据人们的意愿进行各种汇总便可得到宏观经济的结果,还得到微观元素的各种分布。这是宏观经济模型不易做到的。

(5) 从微观分析模型的开发和应用情况看,该模型也有一定的局限性。如对数据质量要求较高;对计算机的容量要求较大;建立成本费用较高;模型包含相当多的行为方程,这些行为方程有时要引入许多行为假定,等等。这些问题都有待进一步的研究和改进。

第二节 | 卫生政策的微观模拟分析模型

医疗药费和卫生政策是卫生政策微观模拟模型应用最广泛的领域。在过去的十年里,微观模拟有关卫生支出的研究持续增长,特别是在卫生政策实施变化之前评估卫生政策变化可能带来的影响。技术的进步和日益复杂的政策问题需要新的方法,微观模拟技术越来越多地被用于模拟卫生政策。微观模拟模型在卫生领域使用的增加,反映了国家卫生支出的规模快速增长,而疾病的复杂性和卫生政策的影响又是相互关联的。人口老龄化和日益复杂的药物和技术促进了微观模拟模型的发展,这些模型也被认为是管理国家卫生支出有效的政策工具。模型涵盖了药品补贴、卫生人力资源、医疗保险计划和老年护理等方面。本节就不同类型的微观模拟模型在各国卫生政策及相关领域的发展和实际应用进行梳理。

一、澳大利亚微观模拟分析模型

(一)静态微观模拟模型

澳大利亚国家社会与经济模型中心(national centre for social and economic modelling,NATSEM)成立于1993年,其主要任务是研究、开发和使用微观数据和微观模型来分析社会和经济政策在分配方面对不同人群的影响,为国家社会经济政策的制订提供依据。该研究中心在微观模型构建、社会与经济政策研究方面处于世界领先地位。其中,STINMOD(static incomes model)是该中心开发的一个静态模型,主要用来考察政府公共政策的变化,如联邦政府的转移支付、所得税、社会保障、医疗政策的变化,对个人、家庭和财政收入支出等方面的影响。

STINMOD包括两个主要部分:①微观数据,来自居民住房收入和支出调查。②模拟政府政策条款的计算机语言,用SAS统计软件编写。STINMOD可以分析澳大利亚居民的收支特点,如低收入工人或两人都工作而无子女家庭的主要特征。STINMOD也可用于分析新政策提案对财政收入的影响和收入分配效应,哪些家庭可以受益,得到多少好处;哪些家庭将会受到损失,有多大。联邦政府有关部门是该模型主要用户,政府以外的单位、学术界和个人也可使用它模拟结构变化的影响。STINMOD的先进之处在于:它直接在SAS统计软件内编写程序,使微观模拟分析的建模过程变得更加简单和易于掌握,大大拓展了微观模拟分析方法在经济研究工作中的作用。该模型被政府研究机构和学术界广泛应用。

20世纪90年代后期,NATSEM开始将微观模拟技术应用于包括澳大利亚药品补助计划、医院(包括医生)和医疗服务利用和成本、慢性病预防等卫生政策领域,并在原有STINMOD的基础上,于1998年研发了澳大利亚药品福利计划(pharmaceutical benefits scheme,PBS)静态微观模拟模型。该模型在STINMOD中添加了不同年龄、性别和福利待遇人群的处方药使用数据,以模拟不同家庭PBS药品补贴费用,政府药品费用支出,以及社会救助和普通患者的自付费用。此后,NATSEM对传统的PBS模型进行了改进,并在此基础上扩展开发出Medisim模型。

NATSEM开发的另一个主要用于卫生服务的微观模拟模型是研究和评估卫生政策变化可能产生影响和引起政府收入和支出变化的HealthMod。针对医疗卫生服务,NATSEM构建了涵盖公立急性病治疗医院、私立医院、儿科医院和日间手术(私立免等候日间医疗机构)的用于量化评估不同政策下,医疗服务的利用情况所带的政策效果及对政策财政影响的HospMod模型。除此之外,NATSEM还研发了针对残疾人和老年护理服务的小型区域模型CareMod,也为小范围评估老年护理服务类型提供了创新方法。

(二)动态微观模拟模型

NATSEM于2005年底启动的澳大利亚人口与政策模拟模型(Australian population and policy simulation model,APPSIM)是动态微观模拟模型的典型代表。它由澳大利亚研究委员会和13个联邦机构共同资助。APPSIM的目的在于快速评估到2050年随着人口老龄化,人群和政府的相关项目特征。APPSIM卫生模型通过SAS语言对澳大利亚2006—

2008 年纵向家庭调查数据进行处理，在分析健康产出的同时检验模型的预测值，测试卫生模块的普遍适用性。

NATSEM 还研发了基于人群卫生经济学模型的糖尿病动态模拟模型，以分析卫生项目的长期社会经济影响。在此模型的基础上，结合慢性病进展模型与人群微观模拟模型，通过重加权技术模拟目标年度人群状态，用于标准化成本—效益、成本—效果分析，进而评估备选政策实施效果。

NATSEM 对其 20 世纪 90 年代初建立的第一个动态微观模拟模型 DYNAMOD 新增了一个卫生模块。Schofield 研发的一个名为"Health&WealthMOD"的微观模拟模型，关注健康和残疾对劳动力、收入和澳大利亚政府财政收支的影响。

二、加拿大微观模拟分析模型

1985 年，加拿大政府成功开发第一个基于个人电脑的微观模拟模型 SPSD/M（social policy simulation database and model），为微观模拟的广泛应用开辟了新思路。SPSD/M 是一个静态模型，由一个数据库、一系列税收和转移项目规则和模型、分析软件和用户文档共同组成。1985 年以来，SPSD/M 被用于研究加拿大税收和转移系统内的如老年人保障、家庭补助、联邦儿童救济金等每一项重要改革项目。SPSD/M 主要数据来源以加拿大 5 个不同的调查数据库和政府行政管理数据为主，囊括了 4 万户家庭和 10 万人口的收入调查，不仅可以单独应用于个人电脑，还可以在互联网上应用，为加拿大政府提供了重要的决策依据。

健康分析局借鉴加拿大统计局丰富的数据库，如危险因素暴露、疾病史和人口学特征等属性，建立了卫生领域的微观模拟模型，这些模型模拟个人连续历史信息并将其加总获得人群总体情况，同时对未来情况做出现实预测，并向使用者提供情境测试功能，测试潜在政策和干预项目开展后可能产生的影响，其主要包括以下几种。

（一）人口健康模型

人口健康模型（population health model，POHEM）是一个疾病和风险因素的微观模拟模型，其中分析的基本单位是个人。该模拟创建了一个代表加拿大的大样本种群，并对其进行了演化，一次一个个体，直到死亡。该模型由两个模块组成：①疾病模块，包括心脏病、糖尿病、骨关节炎和癌症（肺癌、乳腺癌和结肠癌）模型。②危险因素模块，包括吸烟、身体质量指数变化和血液相关因素（如胆固醇、高密度脂蛋白和血压等）。POHEM 结合了广泛的数据来源，包括具有全国代表性的横断面和纵向调查、生命统计、癌症登记、住院数据库和人口普查及已发表文献中的参数等。基于这些综合性的基线数据，模型采用连续性动态微观模拟技术，模拟目标人群老龄化过程并推测疾病发生发展和危险因素作用。

（二）肿瘤模型

肿瘤模型（onco simulation，OncoSim）由加拿大癌症防治合作组织发起，加拿大统计局开发，并通过加拿大卫生部的资助得以实现。OncoSim 以前称为癌症风险管理模型（cancer risk management model，CRMM），是一个基于网络的免费模拟工具，主要为癌症控制及其他卫生政策制定者提供直接和便捷的决策服务。结合真实的数据、专家意见和已发表的文献，OncoSim 预测了健康和经济影响，并将其归因于 27 个风险因素，如吸烟和身体活动不足。它目前对 4 个癌症部位（乳腺、结肠、肺和宫颈）和相关筛查项目进行了详细建模，并对其他 28 个癌症部位进行了高水平预测。这一独特而复杂的工具被加拿大各地的决策者用来了解癌症控制干预的影响及价值。

（三）神经系统疾病模型

2009 年,加拿大统计局健康分析所通过国家人口健康神经疾病研究获得资金,开发了一个微观模拟模型,以预测 7 种神经系统疾病(阿尔茨海默病和其他痴呆症、脑瘫、癫痫、多发性硬化症、帕金森病、住院的创伤性神经损伤、住院的创伤性脊髓损伤)对未来人群健康和经济负担的影响,该模型被称为神经系统疾病模型。模型的开发分为两个阶段,第一阶段是建立加拿大人口神经系统疾病动态模型,模拟这些关键神经疾病的发病率和患病率,同时模拟它们对死亡率、预期寿命、残疾调整后的寿命和健康调整后的预期寿命(health-adjusted life expectancy, HALE)的影响,以及预测疾病治疗造成的直接和间接成本(包括收入和税收损失)。第二阶段是把动态模型范围扩展至家庭和照顾者,估计由照看患者造成的家庭成员和照顾者生命质量与间接经济损失。

三、英国微观模拟分析模型

（一）个体社会服务研究单元模型

英国政府和社会经济研究机构比较早地接受了微观模拟分析方法,并积极应用到社会经济政策分析中。著名的模型是 1995 年由剑桥大学应用经济系开发并成功运行的 POLIMOD 模型,主要用于分析英国的税收和福利政策的微观和宏观效应及政策改革。此外,莱斯特大学开发了个体社会服务研究单元(personal social services research unit, PSSRU)模型用于宏观和微观模拟老年人口长期的卫生服务成本。

随着人口老龄化和慢性病的流行,以及老年护理服务需求量和服务价格的增加。英国医疗卫生复杂的筹资体系和筹资水平受到个人经济状况与接受服务频率和成本的影响。英国卫生部门要求 PSSRU 模型建立相关的改革方案分析支持系统。该系统的核心是建立动态微观模拟模块来分析社会卫生筹资体系的成本和效益。模型采用英国家庭调查(British household panel survey, BHPS)数据信息,包括个人收入、养老金账户、房产、疾病、婚姻等基本状况,以及利用卫生服务的类型和水平、地区卫生筹资水平、个人自付费用等政策影响变量。

（二）社区护理研究单元模型

伦敦经济学院的研究者基于上述 PSSRU 模型,研发了 Nuffield 社区护理研究单元(Nuffield community care studied unit, NCCSU)模型,同样用于微观模拟老年人口长期卫生服务所需成本。

NCCSU 模型利用英国家庭资源调查获得的老年人群反馈数据,来模拟个体受访者本应支付的家庭护理费用,模型模拟了 65 岁以上个人以及夫妻中至少有一个人超过 65 岁的情况。该社区护理模型向 PSSRU 模型输入相关变量信息,以估计应获得家庭护理财政补助的人口比例及这些个体应自付的费用比例。

（三）老年区域模拟模型

英国研究团队构建的动态微观模拟模型用于预测老年人口长期卫生服务需求,通过提供数据分析、建立数据库、建立支持多角度的政策量化分析模型来加强政策研究和决策制定的物证基础。Archer 等在美国兰德公司团队创建的未来老年人模型(future elderly model,

FEM)的基础上,研发了针对 50 岁以上英国人群的微观模拟模型,即英国未来老年人模型(the English future elderly model,E - EFM),模型利用英国老龄化纵向调查数据(English longitudinal study of aging,ELSA),考虑人口变化、老龄化、残疾和死亡率,建立反映 50 岁以上英国人口复杂和多方面的健康和经济状况模型,并模拟政策干预对该群体的影响。

四、欧盟国家微观模拟分析模型

挪威、瑞典、芬兰等北欧国家也积极参与到微观模拟模型的开发中,使这种分析方法广泛应用到本国的税收政策和教育医疗政策改革中。Andreassen、Freddriksen 和 Ljones 构建了一个分析挪威退休人口和养老金未来发展趋势的模型——MOSART 模型;Eklind、Eriksson、Hussenius 和 Muller 构建了一个用来分析瑞典提高工资税来辅助养老院计划的可行性和政策效应的微观模拟模型;Nelissen 构建了一个用来分析荷兰的养老金平滑利率模式的选择对荷兰个人和社会政策不同效应的微观模拟模型。

在德国,联邦德国时期的财政部、教育部、房产部、民政部和劳动部共同研制了用来分析个人所得税改革、学生助学金改革、房租补贴改革及养老金改革的微观模拟模型,充分运用了共同的数据库文件来分析不同的政策改革效果,大大提高了模型的利用程度。Galler 应用这一微观模拟模型分析了女性养老金过低的问题,并将分析报告提交到 1993 年的国际微观模拟大会上。

一直以来,欧盟国家联合开发和运用微观模拟模型对政府经济政策进行分析,于 1999年,在英国 POLIMOD 的基础上,开发了 EUROMOD(an integrated European benefit-tax model)模型,用来分析税收政策和福利政策改革对个人收入和家庭福利的影响。EUROMOD 是一个税收—津贴模型,属于一种新型的跨国家的静态模型,目前已覆盖法国、意大利等 5 个欧盟成员国。

EUROMOD 可以模拟欧盟社会经济一体化政策在各成员国实施的宏观和微观政策效果;可以比较同一政策对不同成员国的影响及影响程度的大小;也可以用于研究各国内部和国家间的税收与社会福利政策改革的效应,目的是通过研究发现欧洲经济一体化过程中公共经济政策的微观效应和改革策略。经过这些年的应用,EUROMOD 模型的稳定性和实用性越来越强,特别是计算机技术和数据处理技术的发展,使得 EUROMOD 模拟分析的结论具有更精准的政策含义。

第三节 | 我国卫生政策的微观模拟模型应用

微观模拟模型在我国公共政策分析中的应用主要集中在人口模型、退休金制度、低保制度、医疗保险、个税制度等几个大的研究方向上。其中比较有名的主要包括齐险峰等以我国 20 世纪 80 年代倡导计划生育后的第一代独生子女群为核心人群,建立的"四二一"家庭微观模拟模型;张世伟等应用长春市微观数据建立了养老保险政策模拟模型;潘孝珍等采用 CHNS 调查数据,对个人所得税在费用扣除标准、税率结构、征收模式等方面的改革进行个税制度研究的微观模拟分析;万相昱使用中国居民收入调查数据,构建了个人所得税微观模拟模型,提供了中国个人所得税微观模拟模型的完备建模框架。

在医疗保险研究方面,熊林平等运用微观模拟模型对我国医疗保险政策进行了持续研究,先后构建完成了镇江市医疗保险政策分析微观模拟模型、昆明市城镇职工、城镇居民基本医疗保险微观模拟模型。随着计算机技术的高速发展和大数据时代的到来,微观模拟技术也被越来越多地应用到卫生政策研究的方方面面,本节将就微观模拟模型在我国医疗保险政策的实际应用进行梳理。

一、宝鸡市人口基础模型构建

人口基础估计是城镇职工参保人数模型估计的关键一步。人口动态微观模拟模型的模拟对象——人口微观数据文件是由若干具有相同特征量的微观个体组成的,它的 1 条记录就是 1 个微观个体,记录的各属性即为代表感兴趣事件的特征量及风险因素,而记录数就是微观个体的数量。根据 2005 年 1‰人口抽样调查数据,以地区代码为宝鸡市的数据子集中的记录为基本单位,构造宝鸡市城乡居民基础人口模型,结合 2010 年第六次人口普查结果,完成人口模型的校准结果,用调整后的数据库和模型对预测目标期(2011—2015 年)人口数据库及其特征进行模拟预测。

(一) 2011—2015 年人口数及性别、户口性质模拟

结果显示,5 年间人口的数量、性别分组和户口性质差异不大(表 11-1)。从总数来看,5 年间人口增长 129 人,增幅略低于 1‰,增长速度比 2005—2010 年略有下降。另外分年度来看,增长幅度大体上是平稳趋降。

表 11-1 2010—2015 年人口总数及构成预测(单位:人,%)

总人口		2010	2011	2012	2013	2014	2015
性别	男	6 818(49.5)	6 812(49.4)	6 824(49.4)	6 827(49.3)	6 841(49.3)	6 834(49.2)
	女	6 947(50.5)	6 983(50.6)	6 994(50.6)	7 009(50.7)	7 037(50.7)	7 060(50.8)
户籍性质	农业人口	10 639(77.3)	10 676(77.4)	10 704(77.5)	10 731(77.6)	10 771(77.6)	10 793(77.7)
	非农人口	3 126(22.7)	3 119(22.6)	3 114(22.5)	3 105(22.4)	3 107(22.4)	3 101(22.3)

分性别人口来看,男性人口数量增长较慢,并且到 2015 年已经比 2014 年开始减少,而女性人口数量增长较快。因此,在性别比例方面,男性与女性所占比例呈现此消彼长的特点。当预测目标期内出生性别比处于比较合理、稳定水平的条件下,表现出来的性别差异应该主要是来自女性的存活优势,即老年女性死亡率低于男性,而使女性老年人比重相对于男性不断上升所致,表 11-3 中分性别年龄组比例预测结果也验证了这一看法。

户口性质方面,因为没有人口城乡流动的数据,在模型中不考虑城乡迁移,因此变动主要是由生育和死亡事件带来的。在生育方面,虽然城乡使用的是同样的分胎次、年龄别生育率,但城镇人口的育龄妇女比例相比农村较低,所以出生人口方面城镇不如农村多。因此,尽管在死亡预测中城镇的死亡率稍低,但生育与死亡的作用两者相抵,还是生育的影响略微占优,结果就是农业人口数持续上升,而非农人口数则是稳中趋降。

(二) 2010—2015 年年龄组比例模拟

结果显示,在预测目标期年龄结构变化最显著的特点是快速老龄化,60 周岁以上老年人的比例从 2010 年的 13.18%迅速增加到 2015 年的 16.47%,平均每年增加 0.66%(表

11-2）。从人数上来说,在这个容量超过 13 000 个样本的数据库里,从 2010 年的 1 814 个 60 周岁以上老年人,增加到 2015 年的 2 286 人,5 年间增加了 472 人,增加了 26.02%,这个速度可以说是比较大的。

表 11-2　2010—2015 年年龄组比例预测(%)

年龄(岁)	2010	2011	2012	2013	2014	2015
0—14	15.44	14.58	14.01	13.54	13.18	13.00
15—59	71.38	71.64	71.61	71.40	71.09	70.53
≥60	13.18	13.78	14.38	15.06	15.73	16.47

少子化的趋势也很明显,0~14 岁年龄段人口所占比例由 2010 年的 15.44% 下降至 2015 年的 13%,但从 2011 年相比前一年减少 0.86 个百分点,到 2015 年相比前一年只减少 0.18 个百分点,下降的速度已经在减缓。最后,在老龄化和少子化之外,劳动年龄段人口所占比例在 2011 年增加到预测期的局部顶点 71.64% 后,随后逐年下降,但相比而言整体变动幅度不大。

(三) 2010—2015 年分性别年龄组模拟

按性别年龄分组的结果来看,女性老年人口比例增加较快,在 5 年中增长 2.07 个百分点,与 2010 年 6.56% 的水平相比,在比例上有着 31.55% 的增长幅度,约为 2010 年的每 3 个女性老年人在 5 年间就有着 1 人的新增加量。在其他情况基本不变的条件下,主要原因是人口年龄分布很不均匀,高比例年龄组集中步入老年,再加上与男性相比,女性具有存活优势,因此女性老年人的增长更快。男性 0~14 岁年龄组人口比例减少较快,可能是因为按高出生性别比出生的人口已经开始步入劳动力年龄段,而新生儿进入这个年龄段的出生性别比保持在相对较低的水平。

表 11-3　2010—2015 分性别年龄组比例预测(%)

年龄(岁)	2010		2011		2012		2013		2014		2015	
	男	女	男	女	男	女	男	女	男	女	男	女
0~14	8.37	7.07	7.92	6.66	7.65	6.36	7.56	5.98	7.28	5.90	6.96	6.04
15~59	34.54	36.84	34.65	36.99	34.69	36.92	34.50	36.90	34.41	36.68	34.39	36.14
≥60	6.62	6.56	6.81	6.97	7.04	7.34	7.28	7.78	7.60	8.13	7.84	8.63

(四) 2010—2015 年分户口年龄组模拟

非农业群体老龄化的情况更为严重,而且考虑到预测时统一的生育率很有可能高估了非农人口实际生育水平,按照非农人口实际生育率会使老龄化比预测结果更为严重(表 11-4)。除此之外,非农人口 0~14 岁人口比例下降的趋势也不容小觑,在可能被高估生育率的情况下仍然下降了接近 2%。但两者相比较,仍是老龄人口升高的幅度更大,相对应的劳动年龄人口所占比例稳步下降;而在农业人口中,老龄化和少子化都很明显,并且呈现出此消彼长的反向变动,可能是由于出生高峰组进入劳动年龄,劳动年龄人口比例先是小幅度缓慢上升,在 2012 年到达 72.10% 的局部顶点之后逐渐下降,同时伴随着老龄化率更快升高,从初始数据库分性别年龄的人口金字塔来看应该是出生高峰人群逐渐移出劳动年龄组,进入老年年龄段。

表 11-4 2010—2015 分户口性质年龄组比例预测(%)

年龄 (岁)	2010		2011		2012		2013		2014		2015	
	农业	非农	农业	非农	农业	非农	农业	非农	农业	非农	农业	非农
0~14	15.84	14.04	14.90	13.53	14.31	12.97	13.76	12.79	13.40	12.42	13.27	12.06
15~59	71.71	70.31	72.09	69.99	72.10	69.94	71.88	69.76	71.57	69.49	71.06	68.75
≥60	12.45	15.64	13.01	16.48	13.58	17.08	14.36	17.46	15.03	18.09	15.67	19.19

(五) 2010—2015 年分工作状态模拟

工作状态也表现出与年龄结构类似的趋势,即在学人口减少,但减少的幅度在缩小;退休人口增加,增长幅度从总体来看在不断加快;在业人口则是到 2013 年升至短期高点 54.16%后,趋于窄幅波动的状态(表 11-5)。

表 11-5 2010—2015 年分工作状态比例预测(%)

工作状态	2010	2011	2012	2013	2014	2015
在业	52.54	53.04	53.76	54.16	53.73	54.07
待业	9.43	9.86	10.48	10.29	10.48	10.15
退休	20.80	21.33	21.75	22.51	23.66	24.48
在学	17.24	15.78	14.00	13.04	12.13	11.30

二、新增参保人员事件模拟

(一) 2016—2020 年各年参保人数模拟

根据宝鸡市统计局公布的 2011—2015 年的实际参保人数,通过拟合指数曲线估计 2016—2020 年各年的参保人数(图 11-2)。表 11-6 给出了各年参保人数的估计值。

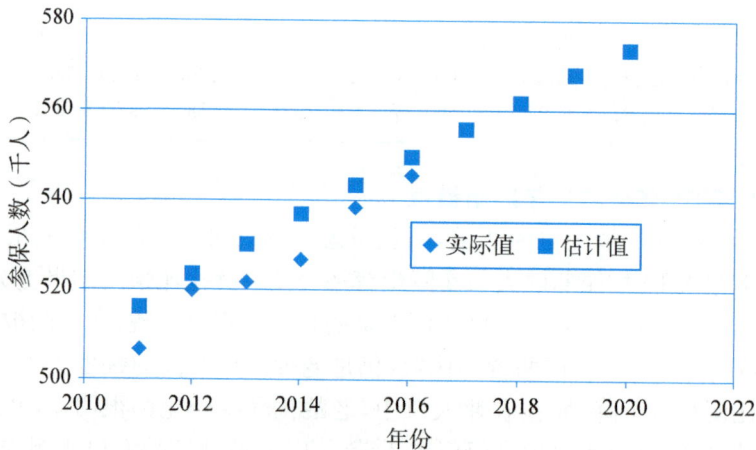

图 11-2 2011—2020 年参保总人数估计

在实际操作时,拟合两条指数曲线获得每个目标年的总参保人数。在拟合曲线 1 时,利用变量变换 $T_1 = 10^{N/506\,900}$,其中 506 900 是 2011 年的实际参保人数,N 表示 2011—2015 年各年实际参保人数。然后,利用双变量线性回归,得到新变量 T_1 相对于变量 Y(年)的线性估计函数:

$$\hat{T}_1 = 0.343Y - 680,\text{估计的} R^2 = 0.932$$

于是,再通过逆变换,得到各年参保职工总数:

$$\hat{N}_1 = \lg(0.343Y - 680) \times 506\,900$$

根据此估计方程,可获得 2016—2020 年各年参保职工总人数的估计值,结果位于表 11-6 所示的"拟合曲线 1"一列。

同理,拟合曲线 2 时,利用变量变换 $T_2 = 10^{N/538\,700}$ 获得一个新变量 T_2,其中 538 700 为 2015 年实际参保职工人数,N 表示 2010—2015 年各年参保人数。拟合曲线 2,获得估计方程如下:

$$\hat{T}_2 = 0.281Y - 556,\text{估计的} R^2 = 0.932$$

由此可得 2016—2020 年各年参保职工总人数的另外一组估计值(如表 11-6 "拟合曲线 2"一列所示):

$$\hat{N}_2 = \lg(0.281Y - 556) \times 538\,700$$

表 11-6 2016—2020 年参保人数估计

年份	实际参保人数△(人)	拟合曲线 1(人)	拟合曲线 2(人)	最终参保人数(人)
2010	488 000			
2011	506 900	501 845	516 404	
2012	520 300	509 439	523 526	
2013	522 100	516 780	530 438	528 838
2014	526 900	523 883	537 151	536 403
2015	538 700	530 765	543 677	550 684
2016	546 000	537 438	550 026	556 525
2017	552 000*	543 915	556 207	562 218
2018		550 206	562 229	567 659
2019		556 323	568 099	572 830
2020		562 274	573 827	577 761
拟合 R^2		0.932	0.932	

△:来源于宝鸡市统计局,*:2017 年人口数作验证数,未参与曲线拟合。

由表 11-6 知,无论是拟合曲线 1 还是拟合曲线 2,它们的估计值均接近于 2011—2015 年的实际值,且估计的决定系数 R^2 均大于 0.93。对于所有目标年度而言,拟合曲线 1 给出较低的参保人数估计值,而拟合曲线 2 则给出较高的参保人数估计值。在估计各年参保职工人数时,为了避免过低或过高估计总人数,最初的想法是对曲线拟合 1 和曲线拟合 2 进行加权估计,但据 2017 年 3 月底宝鸡市统计局公布数据显示,截至 2016 年底,宝鸡市有

546 000 位参保职工。这个数值与曲线拟合 2 的估计值 550 026 非常接近,仅相差 4 602 人,占总人数的 0.84%。考虑到获得的数据中实际参保总人数比宝鸡市统计局公布的总的参保人数多,因此,在选取曲线拟合 2 的估计结果的前提下,结合 2013—2015 年各年新增参保人数及死亡人数,将此结果按照一定的比例进行调整,作为 2016—2020 年最终的参保职工总人数,结果位于表 11 - 6 最后一列。

表 11 - 7 是通过宝鸡市医疗保险局获取的数据对 2016—2020 年的参保总人数进行模拟预测。考虑到获取的数据量较少,如采用曲线拟合产生的误差较大,因此,这里尝试采用灰度预测 GM(1,1)模型。通过灰度预测模型结果发现,2016—2020 年参保人数增长迅速,这与实际情况不相符合,因此仍然选取以上估计值。

表 11 - 7   2016—2020 年参保人数估计

年份	实际参保人数△△	GM(1, 1)
2013	528 843	
2014	536 403	
2015	556 190	
2016		576 638
2017		597 906
2018		619 960
2019		642 827
2020		666 537

△△:来源于宝鸡市医疗保险局。

(二)2016—2020 年分年龄组参保人数模拟

采用类似于总参保人数的估计方法,拟合曲线估计 2016—2020 年各年龄组的参保人数,如表 11 - 8 所示。与此同时,将目标总人数作为一个边际约束条件,并按一定比例将每个年龄组估计人数进行压缩,以克服所有年龄组估计人数之和不等于目标总人数的问题。

表 11 - 8   2016—2020 年各年龄组参保人数估计

年份	在职≤45 岁(人)	在职>45 岁(人)	退休<60 岁(人)	退休≥60 岁(人)	离休(人)	合计(人)
2013	231 512	100 519	55 736	139 389	1 682	528 838
2014	241 531	92 806	63 177	137 358	1 531	536 403
2015	231 106	109 039	54 512	154 550	1 477	550 684
2016	228 418	113 091	56 210	157 411	1 395	556 525
2017	227 637	115 857	55 404	162 069	1 251	562 218
2018	227 095	118 441	54 660	166 365	1 098	567 659
2019	227 011	120 935	53 875	170 506	503	572 830
2020	226 820	123 299	53 162	174 324	156	577 761

注:2013—2015 年为实际获取数据。

图 11 - 3 显示了 2013—2020 年不同年龄组人口变化趋势,其中 2016—2020 年采用估

计值。由图 11－3 不难发现，45 岁以上在职和 60 岁及以上退休人员从 2013—2020 年表现出较为明显的增长趋势，60 岁以下退休和离休人员逐年减少及 45 岁及以下职工基本保持不变。

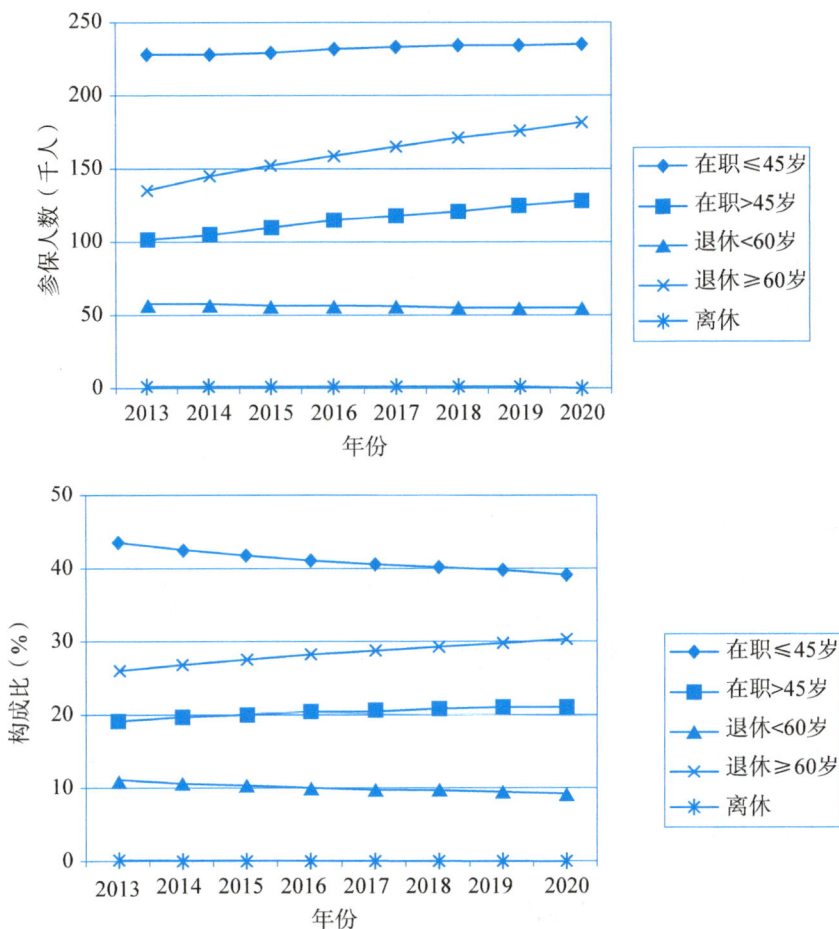

图 11－3　不同类型参保者的估计值和百分比

图 11－3 显示了不同类型参保者的构成比。估计在 2016—2020 年期间 45 岁以上职工和 60 岁及以上退休人员占总参保人数的比例持续增加，45 岁及以下职工、60 岁以下退休人员及离休人员所占比例持续递减，且 60 岁及以上退休人员所占比例远远超过 60 岁以下退休人员比例。这就意味着，随着时间的推移，45 岁以上职工也逐渐迈入退休年龄，而持续减少的参保人员使得未来医疗保险基金面临较大的风险。

（三）2016—2020 年分性别年龄组参保人数模拟

表 11－9 给出了 2016—2020 年性别年龄组参保人员的比例分布。对于男性而言，45 岁及以下职工所占比例最高（接近 40％），其次是 60 岁及以上退休人员（32％左右），离休人员所占比例变化不大，接近 0％。男性退休人员占总参保人数的 35％，且 60 岁及以上退休人数是 60 岁以下退休人数的 10 倍。

表 11 - 9 2015—2020 年性别年龄别参保比例估计(%)

年份	在职≤45 岁	在职>45 岁	退休<60 岁	退休≥60 岁	离休	合计
男性						
2015	39.48	24.67	3.90	31.56	0.39	100.00
2016	38.79	25.09	3.73	32.04	0.34	100.00
2017	38.19	25.47	3.57	32.48	0.29	100.00
2018	37.66	25.83	3.41	32.90	0.21	100.00
2019	37.20	26.18	3.24	33.30	0.07	100.00
2020	36.77	26.50	3.06	33.67	0.01	100.00
女性						
2015	45.78	11.55	19.69	22.92	0.06	100.00
2016	45.03	12.00	19.20	23.71	0.05	100.00
2017	44.44	12.36	18.80	24.35	0.05	100.00
2018	43.96	12.65	18.46	24.89	0.04	100.00
2019	43.56	12.91	18.16	25.34	0.04	100.00
2020	43.23	13.12	17.89	25.73	0.03	100.00

对于女性而言,45 岁及以下职工所占比例最高(超过 40%),这一比例平均高出男性 6 个百分点,而 45 岁以上职工所占百分比较低,平均低于男性 13 个百分点,这是由于女性法定退休年龄通常比男性早 5 年,这也使 60 岁以下女性退休人员比例较高(接近 20%),60 岁及以上女性退休人员所占比例在 25%左右。比较男性和女性退休人员所占比例发现,估计女性退休人员的比例高出男性 6%。

三、参保人员个人收入调整

(一) 参保人员收入调整参数模拟

表 11 - 10 是根据 2013—2015 年实际数据分析估计,采用曲线拟合的方法得到了 2016—2020 年职工的平均工资和退休金。2017 年 6 月初,宝鸡市人民政府公布了 2016 年在岗职工的年平均工资。通过将 2016 年的实际工资 4 290 元除以估计值 5 311 元,获得校正系数为 0.807 757,用这个校正系数来调整以后各年平均工资的估计值。针对退休金采用同样方法进行调整。

表 11 - 10 估计 2016—2020 年的平均工资和退休金

年份	职工平均工资			退休人员平均退休金	
	实际值(元)	估计值(元)	校正值(元)	实际值(元)	估计值(元)
2013	4 253	4 275	3 453	3 290	3 296
2014	4 663	4 678	3 778	3 448	3 427
2015	5 002	5 018	4 053	3 542	3 547
2016		5 311	4 290		3 659
2017		5 570	4 499		3 763
2018		5 801	4 685		3 860

（续表）

年份	职工平均工资			退休人员平均退休金	
	实际值（元）	估计值（元）	校正值（元）	实际值（元）	估计值（元）
2019		6 010	4 854		3 952
2020		6 201	5 009		4 039
拟合 R^2	0.999			0.988	

注：以 2013—2015 年的实际收入估计 2016—2020 年的收入。

假定在同一模拟年，个人月收入保持不变。首先根据不同性别和不同年龄组将收入由低到高分为 9 个类别，再对应每个收入分组分别计算个人收入年度增长率，并将每个收入分组的年度增长率由低到高分为 8 个组别，针对每个收入单元，计算两个连续年度的平均增长率，最终得到月收入调整参数，如表 11-11，第一列表示性别，第二列表示四个年龄组，第三列以百分位数表示的 9 个收入分组，第四至十一列表示 8 个不同的收入增长率。利用表 11-10 中月收入调整参数，可以预测 2016—2020 年每个参保者的月收入。例如，年龄≤45 岁的在职男性职工，如果他的月收入落入最低档（收入分组＝1），那么他的下一年月收入增长率为 -0.072 13 的可能性为 10%。因此，在实际计算中，给他赋予一个 [0，1] 区间的均匀随机数，如果 0≤随机数≤0.10，则他的月收入增长率为 -0.072 13。收入模拟调整每年进行一次。

表 11-11　月收入调整参数

性别	组别	收入分组	增长率 1	增长率 2	增长率 3	增长率 4	增长率 5	增长率 6	增长率 7	增长率 8
1	1	1	-0.072 13	0.005 69	0.034 87	0.059 85	0.128 90	0.833 96	0.926 55	2.157 64
1	1	2	-0.209 85	0.036 85	0.076 54	0.092 80	0.155 46	0.607 59	1.554 56	3.027 08
1	1	4	0.005 05	0.035 11	0.019 35	0.073 05	0.105 89	0.167 14	0.362 23	1.070 19
1	1	5	-0.114 03	0.021 21	0.086 88	0.139 98	0.246 44	0.312 59	0.368 16	0.851 90
1	1	6	-0.142 34	-0.000 66	0.057 20	0.133 72	0.247 64	0.305 95	0.464 11	0.926 42
1	1	7	-0.178 62	-0.019 04	0.031 80	0.110 08	0.194 03	0.305 42	0.482 40	0.813 46
1	1	8	-0.158 48	-0.018 65	0.027 10	0.082 62	0.162 94	0.256 39	0.395 10	0.626 46
1	1	9	-0.183 49	0.008 83	0.008 16	0.050 30	0.085 56	0.100 45	0.153 92	0.229 27
1	2	1	-0.060 12	0.003 29	0.036 11	0.056 59	0.108 15	0.664 39	0.809 68	2.262 09
1	2	2	-0.089 60	0.004 62	0.033 25	0.047 62	0.098 60	0.572 09	0.698 94	1.253 92
…	…	…	…	…	…	…	…	…	…	…
2	4	8	-0.426 37	-0.114 10	-0.022 97	0.015 37	0.025 12	0.039 63	0.054 23	0.108 99
2	4	9	-0.472 54	-0.270 04	-0.192 41	-0.086 37	0.039 98	0.073 82	0.104 29	0.202 18
相对频率区间			0~0.10	0.10~0.25	0.25~0.50	0.50~0.75	0.75~0.90	0.90~0.95	0.95~0.99	0.99~1.00

（二）2016 年分性别年龄组收入模拟

在完成了参保职工月收入调整参数后，表 11-12 和表 11-13 分别给出了 2016 年分性别年龄组的个人月收入和 2016 年分年龄组的个人月收入。由于 2016 年职工平均月收入估计值 5 613 元大于目标金额 4 290 元,因此,每个职工工资需要进一步调整,调整系数为 0.764 297(即 4 290/5 613)。对于退休人员退休金采用同样方法调整。

表 11 - 12 2013—2016 年个人月平均收入分性别年龄组估计(元)

性别	年龄组	2013	2014	2015	2016
男	在职≤45 岁	4 474	5 037	5 422	5 999
	在职>45 岁	4 589	4 983	5 246	5 641
	退休<60 岁	3 786	3 955	3 963	4 054
	退休≥60 岁	3 434	3 639	3 754	3 916
女	在职≤45 岁	3 989	4 441	4 720	5 177
	在职>45 岁	4 373	4 733	4 991	5 346
	退休<60 岁	3 125	3 186	3 160	3 191
	退休≥60 岁	3 088	3 239	3 356	3 471

表 11 - 13 2013—2016 年个人月平均收入估计(元)

人员类别	2013	2014	2015	2016
在职职工				
在职≤45 岁	4 263	4 777	5 115	5 640
在职>45 岁	4 535	4 920	5 182	5 566
合计	4 371	4 832	5 139	5 613
退休人员				
退休<60 岁	3 252	3 334	3 316	3 358
退休≥60 岁	3 314	3 501	3 616	3 762
合计	3 298	3 457	3 538	3 657

四、参保人员门诊医疗消费模拟

门诊医疗服务的人次占总医疗服务次数的比例在 2015 年超过 80%(表 11 - 14),其医疗费用由个人账户支付或者个人自付。普通门诊模拟按年度进行,模拟时将参保人员进行分类,分类因素包括性别、人员类别、医疗费用的高低及医疗费用的增长率。

表 11 - 14 2016—2020 年各年度普通门诊零消费人员双曲线拟合估计

年度	参保人数(人)	零消费人数(人)	比例(%)	估计比例(%)	零消费估计人数(人)	下一年继续零消费百分比(%)
2013	528 843	295 000	55.78	55.32	292 539	39.47
2014	536 403	292 660	54.56	55.52	297 785	40.49
2015	550 684	305 110	55.41	54.45	302 831	
2016	556 525			55.29	307 692	
2017	562 218			55.56	312 382	
2018	567 659			55.82	316 910	

（续表）

年度	参保人数（人）	零消费人数（人）	比例（%）	估计比例（%）	零消费估计人数（人）	下一年继续零消费百分比（%）
2019	572 830			56.08	321 290	
2020	577 761			56.34	325 529	
拟合 R^2				0.629 7		

普通门诊的模拟分两步进行,第一步先确定当年未进行普通门诊消费的人员(实际操作时选取年度内普通门诊医疗费用小于 1 元的记录),第二步模拟有门诊消费参保人员的年度医疗费用。

(一) 年度门诊零消费人员确定

在确定年度门诊零消费人员时,根据 2013—2015 年各年度实际零消费人员的比例,做双曲线拟合,估计 2016—2020 年各年度零消费人员的比例,然后按比例计算门诊零消费的人数,结果见表 11 - 14。如 2016 年门诊零消费的人数为 307 692 人,估计比例为 55.94%。考虑到普通门诊是否零消费和上一年是否零消费密切相关。因此表 11 - 14 最后一列列出了下一年继续零消费的百分比。由实际数据分析可知,在 2014 年零消费的人员中,有 40.49% 在 2015 年继续保持零消费,在 2013 年零消费的人员中,有 39.47% 在 2014 年保持零消费,也就是说下一年继续零消费的比例在 40% 左右。因此在确定 2016—2020 年各年零消费人员时,假定上一年零消费人员的 40% 持续零消费,剩余的零消费人员在上一年的非零消费人员中,在不同的性别年龄组中随机抽取。

(二) 门诊医疗费用增长率模拟

根据 2013—2015 年门诊消费记录得到门诊医疗费用增长率参数,如表 11 - 15 所示。参照门诊医疗费用增长率参数完成对预测年门诊医疗费用的模拟。

表 11 - 15　门诊医疗费用增长率(%)

性别	年龄组	费用组	增长率 1	增长率 2	增长率 3	增长率 4	增长率 5	增长率 6	增长率 7
1	1	1	1.475 383	8.115 139	21.156 065	49.463 662	94.558 707	179.664 582	527.927 052
1	1	2	0.202 119	2.830 455	7.137 178	14.103 498	22.592 012	34.766 914	73.236 201
1	1	3	−0.236 080	1.253 898	3.574 420	7.414 729	12.186 407	19.156 041	38.022 252
1	1	4	−0.546 435	0.327 996	1.638 943	3.659 374	6.154 479	9.838 494	22.337 176
1	1	5	−0.302 582	0.081 534	0.608 269	1.366 914	2.417 077	4.183 478	8.786 100
1	1	6	−0.700 581	−0.153 269	0.618 817	1.796 391	3.173 937	5.162 199	11.325 714
1	1	7	−0.749 046	−0.272 594	0.362 012	1.245 233	2.347 837	4.019 578	7.723 380
1	1	8	−0.795 579	−0.405 464	0.097 920	0.843 655	1.721 361	3.005 609	5.921 539
1	1	9	−0.817 004	−0.482 824	−0.069 718	0.508 383	1.216 206	2.243 708	5.025 878
1	1	10	−0.848 136	−0.556 108	−0.184 288	0.337 001	0.962 146	1.847 574	4.067 462
1	1	11	−0.857 751	−0.587 323	−0.252 191	0.190 194	0.668 882	1.380 527	3.199 452
1	1	12	−0.879 777	−0.629 908	−0.324 823	0.091 326	0.576 033	1.114 413	2.483 622
1	1	13	−0.894 795	−0.680 721	−0.417 847	−0.045 415	0.354 886	0.793 129	1.825 124

（续表）

性别	年龄组	费用组	增长率1	增长率2	增长率3	增长率4	增长率5	增长率6	增长率7
1	1	14	−0.930 509	−0.777 428	−0.574 645	−0.358 854	−0.098 538	0.168 927	0.615 214
…	…	…	…	…	…	…	…	…	…
2	4	13	−0.901 849	−0.661 834	−0.386 621	−0.056 067	0.322 597	0.928 635	1.936 813
2	4	14	−0.938 727	−0.768 647	−0.530 154	−0.260 411	−0.023 431	0.354 544	1.497 608
相对频率			0—0.25	0.25—0.50	0.50—0.75	0.75—0.90	0.90—0.95	0.95—0.99	0.99—1.00

注：年龄组分为四类，即1-在职≤45岁，2-在职＞45岁，退休＜65岁，退休≥65岁，考虑到离退休人员较少，且数据缺失较多，模拟时不考虑这部分人员。

表 11-15 前两列分别表示性别和年龄组（四个组别），第三列表示医疗费用由低到高按照百分位数划分的 14 个分类。第四至十列的增长率 1~增长率 7 代表门诊医疗费用的 7 个增长率，对应的相对频数位于最后一行，负值表示预测年的医疗费用低于上一年。比如模拟 2016 年的门诊医疗费用时，根据门诊医疗费用增长率参数，结合参保个人 2015 年门诊医疗消费记录，先按性别、人员类别和 2015 年门诊医疗消费水平进行分组，然后给每个参保人员取 $[0,1]$ 区间上的一个均匀随机数，做 2016 年门诊医疗费用的估计。例如，假定 2015 年一位 45 岁以下男性的医疗费用处于最低费用组，则其在 2016 年门诊费用的增长率为 1.475 383 的可能性为 25%。因此，若均匀随机数落在 $[0,0.25]$ 内，则该男性 2016 年门诊医疗费用的估计值为 2015 年的费用乘以 $(1+1.475\,383)$。

（三）门诊医疗费用

表 11-16 给出了参保人员 2016—2020 年的普通门诊模拟结果，同时也给出 2013—2015 年的实际医疗费用作为对照。2013—2020 年就诊比例和就诊人均都呈现出缓慢增长趋势。

表 11-16　门诊医疗年人均费用

年度	参保人数（人）	就诊人数（人）	就诊比（%）	就诊人均（元）	标准差（元）	最大值（元）	最小值（元）
2013	528 843	238 769	45.15	401	498	18 065	0
2014	536 403	248 748	46.37	437	538	21 593	0
2015	556 190	252 258	45.35	471	570	31 700	0
2016	562 057	254 435	45.27	461	566	33 047	3
2017	567 558	264 092	46.53	463	575	47 364	6
2018	572 961	269 181	46.98	480	615	46 664	24
2019	577 919	274 615	47.52	501	747	176 019	24
2020	582 928	278 949	47.85	525	853	187 548	25

五、参保人员住院医疗消费模拟

住院医疗服务包括医院住院、医保普通住院、异地就医、转诊转院、跨年度入院，这 5 类医疗服务人次合在一起，占总医疗服务次数的比例在 2015 年接近 20%，这些医疗费用均按住院费用结算，其中社会统筹基金和大病统筹基金支付大部分医疗费用。

（一）参保人员第一次住院医疗

1. 住院率估计

从 2013—2015 年各年度住院情况分析，住院率与参保人员上一年度是否入院治疗密切相关。因此，在计算住院率时，需要同时考虑三个影响因素：上一年是否入院、性别、年龄组。住院医疗模拟时按照各分组的住院率做随机抽样，确定当年的住院医疗患者。表 11 - 17 给出了 2016—2020 年各年首次入院率的估计参数，第一列表明患者上年是否住院，2014、2015 年入院率为实际入院率，2016—2020 年入院率是对预测年 2016—2020 年入院率的估计值。对于 2016—2020 年每年相应的入院率，可根据表 11 - 17 随机挑选一定数量的患者作为住院患者。比如，一位 45 岁以下的男性患者在 2015 年没有住院，那么他 2016 年住院的可能性为 0.049 485。

表 11 - 17　2016—2020 年各年首次入院率参数估计

住院	性别	年龄组	2014	2015	2016	2017	2018	2019	2020
0	1	1	0.049 912	0.048 632	0.049 485	0.049 769	0.049 864	0.049 896	0.049 906
0	1	2	0.117 577	0.112 556	0.115 903	0.117 019	0.117 391	0.117 515	0.117 556
0	1	3	0.154 361	0.152 814	0.153 845	0.154 189	0.154 304	0.154 342	0.154 354
0	1	4	0.230 515	0.237 750	0.232 927	0.231 319	0.230 783	0.230 605	0.230 545
0	2	1	0.069 590	0.065 310	0.068 163	0.069 114	0.069 431	0.069 537	0.069 572
0	2	2	0.126 969	0.118 078	0.124 005	0.125 981	0.126 64	0.126 859	0.126 932
0	2	3	0.165 151	0.160 109	0.163 47	0.164 591	0.164 964	0.165 089	0.165 130
0	2	4	0.258 725	0.245 753	0.254 401	0.257 283	0.258 244	0.258 564	0.258 671
1	1	1	0.193 896	0.186 540	0.191 444	0.193 078	0.193 623	0.193 805	0.193 865
1	1	2	0.317 705	0.304 455	0.313 288	0.316 233	0.317 214	0.317 541	0.317 650
1	1	3	0.397 372	0.379 310	0.391 352	0.395 365	0.396 703	0.397 149	0.397 298
1	1	4	0.525 327	0.530 417	0.527 024	0.525 893	0.525 516	0.525 390	0.525 348
1	2	1	0.198 487	0.175 471	0.190 815	0.195 93	0.197 635	0.198 203	0.198 392
1	2	2	0.288 026	0.275 871	0.283 974	0.286 675	0.287 576	0.287 876	0.287 976
1	2	3	0.385 188	0.358 621	0.376 332	0.382 236	0.384 204	0.384 86	0.385 078
1	2	4	0.549 592	0.529 813	0.542 999	0.547 394	0.548 860	0.549 348	0.549 511

2. 患者住院的医疗等级

由于患者所要承担的住院费用的百分比与住院等级密切相关，因此有必要考虑不同等级医院患者的分布情况。通过实际数据分析可知，2013—2015 年的构成比趋于稳定，由这三年的数据推断 2016—2020 年住院等级构成比，总体趋势是患者在大医院的住院比例缓慢上升，在小医院的住院比例呈现逐年下降趋势。表 11 - 18 呈现了 2016 年区分患者性别、年龄组的住院分布估计，其中"S"为一级医院，"M"为二级医院，"L"为三级医院。例如，2016 年 45 岁以下的男性首次住院患者，入住一级、二级、三级医院的可能性分别为 0.154 424、0.322 608 和 0.522 968。整体来看，2016—2020 年期间，三级医院入院患者的比例呈现小幅增长趋势,一级医院入院患者比例逐年减少。

表 11 - 18　2013—2016 年各级医院住院分布

性别	年龄组	S2013	M2013	L2013	S2014	M2014	L2014
1	1	0.223 078	0.303 519	0.473 404	0.217 424	0.290 463	0.492 114
1	2	0.208 193	0.329 163	0.462 644	0.188 972	0.313 469	0.497 559
1	3	0.263 666	0.282 637	0.453 698	0.246 796	0.287 204	0.466 000
1	4	0.237 233	0.379 760	0.383 007	0.217 010	0.376 677	0.406 313
1	5	.	.	.	0.235 142	0.209 302	0.555 556
2	1	0.277 027	0.256 314	0.466 659	0.255 167	0.256 477	0.488 356
2	2	0.252 383	0.260 781	0.486 836	0.234 084	0.242 654	0.523 262
2	3	0.347 040	0.238 585	0.414 376	0.295 389	0.242 939	0.461 671
2	4	0.347 367	0.246 261	0.406 372	0.301 532	0.252 859	0.445 609
2	5	.	.	.	0.149 533	0.214 953	0.635 514

性别	年龄组	S2015	M2015	L2015	S2016	M2016	L2016
1	1	0.173 005	0.312 596	0.514 399	0.154 424	0.322 608	0.522 968
1	2	0.166 843	0.322 460	0.510 697	0.156 824	0.326 562	0.516 613
1	3	0.198 415	0.290 650	0.510 935	0.177 736	0.290 381	0.531 883
1	4	0.194 676	0.385 703	0.419 621	0.184 386	0.389 749	0.425 865
1	5	0.221 449	0.228 406	0.550 145	0.214 723	0.238 520	0.546 757
2	1	0.203 370	0.272 902	0.523 728	0.181 447	0.279 664	0.538 889
2	2	0.205 618	0.271 355	0.523 027	0.192 456	0.286 421	0.521 123
2	3	0.257 123	0.256 097	0.486 781	0.239 625	0.262 109	0.498 266
2	4	0.271 572	0.269 832	0.458 596	0.257 502	0.278 263	0.464 235
2	5	0.185 484	0.225 806	0.588 710	0.206 476	0.230 053	0.563 470

3. 住院医疗总费用

确定住院患者的医院等级后,模型进入首次住院医疗总费用的模拟,首先分析 2013—2015 年各年度首次住院患者的医疗费用,建立预测年度医疗费用分布。该模型按照医院等级、人员性别、年龄组、住院费用由高到低进行分组,共计 420 组,计算各组的平均医疗费用,采用 2013—2014 年、2014—2015 年医疗消费增长率的平均值,作为估计 2016 年住院医疗费用的增长率。并根据已获取的医疗费用增长率和 2015 年的住院费用分布,确定 2016 年的医疗费用分布,采用同样的方法得到 2017—2020 年各年的费用分布。

表 11 - 19 给出了 2016 年首次入院费用增长率和平均费用估计值,表中第四列表示医疗费用由低到高的 14 个分类,相应频率位于第五列。在用这些参数预测患者的住院医疗费用时,给每一位患者分配 2 个均匀随机数 Ran01 和 Ran02。假如 2016 年有一位 45 岁以下的男性患者进入一级医院住院,均匀随机数位于 $0.00 \leqslant Ran01 < 0.05$,那么其总的医疗费用估计值为 Cost16＝(Ran02＋0.5)×633.72 元。其中 0.5 是增加同一单元估计费用的离散度,数字 0.5 保证这个单元中的平均费用为 633.72 元。

表 11-19　2016 年首次入院费用增长率和平均费用估计

医院等级	性别	年龄组	费用组	对应频率	Mean 2015	增长率	Mean 2016
01	1	1	1	0.00—	599.08	0.057 8	633.72
01	1	1	2	0.05—	904.75	0.039 9	940.80
01	1	1	3	0.10—	1 173.19	0.049 1	1 230.78
01	1	1	4	0.20—	1 418.07	0.042 4	1 478.17
01	1	1	5	0.30—	1 633.68	0.037 0	1 694.05
01	1	1	6	0.40—	1 843.78	0.047 0	1 930.38
01	1	1	7	0.50—	2 047.23	0.056 2	2 162.28
01	1	1	8	0.60—	2 289.41	0.065 4	2 439.19
01	1	1	9	0.70—	2 561.42	0.059 2	2 713.00
01	1	1	10	0.80—	2 965.40	0.081 9	3 208.37
01	1	1	11	0.85—	3 233.94	0.078 0	3 486.04
01	1	1	12	0.90—	3 651.06	0.078 0	3 935.83
01	1	1	13	0.95—	5 971.74	0.243 5	7 425.94
01	1	1	14	0.99—	35 959.34	0.858 1	66 815.84
01	1	2	1	0.00—	829.29	0.062 1	880.83
01	1	2	2	0.05—	1 167.04	0.039 3	1 212.94
……	……	……	……	……	……	……	……
03	2	5	12	0.90—	21 246.68	−0.177 5	17 474.77
03	2	5	13	0.95—	29 944.26	−0.197 2	24 038.32
03	2	5	14	0.99—	36 427.40	−0.047 7	34 689.33

(二)参保人员二次住院治疗

按照估计的 2016—2020 年二次住院率,随机抽取一部分人员进行二次入院治疗。表 11-20 显示了 2016 年区分患者性别、年龄组的二次住院分布估计,其 2016 年的住院等级构成比估计取 2013—2015 年的平均水平,对于 2013 年年龄组缺失的情况,2016 年的住院等级构成比取 2014—2015 年的平均水平。2017 年取前三年的平均水平,以后 2018—2020 年作类似估计。

表 11-20　2013—2016 年各级医院二次住院分布

性别	年龄组	S2013	M2013	L2013	S2014	M2014	L2014
1	1	0.274 510	0.288 958	0.436 533	0.251 859	0.281 599	0.466 543
1	2	0.239 593	0.335 800	0.424 607	0.216 919	0.318 526	0.464 556
1	3	0.269 430	0.291 883	0.438 687	0.245 940	0.293 503	0.460 557
1	4	0.257 923	0.391 083	0.350 995	0.233 868	0.392 516	0.373 616
1	5	0.000 000	0.000 000	0.000 000	0.250 667	0.216 000	0.533 333
2	1	0.367 126	0.231 299	0.401 575	0.321 330	0.256 694	0.421 976
2	2	0.314 376	0.244 866	0.440 758	0.272 408	0.244 288	0.483 304
2	3	0.391 364	0.226 918	0.381 718	0.328 159	0.234 153	0.437 689
2	4	0.367 254	0.245 951	0.386 796	0.327 017	0.260 531	0.412 451
2	5	0.000 000	0.000 000	0.000 000	0.148 148	0.222 222	0.629 630

（续表）

性别	年龄组	S2015	M2015	L2015	S2016	M2016	L2016
1	1	0.175 816	0.295 994	0.528 190	0.234 062	0.288 796	0.497 366
1	2	0.179 381	0.316 495	0.504 124	0.211 964	0.317 510	0.484 340
1	3	0.206 133	0.277 683	0.516 184	0.240 501	0.285 593	0.488 370
1	4	0.204 760	0.397 658	0.397 582	0.232 183	0.395 087	0.385 599
1	5	0.217 604	0.259 169	0.523 227	0.234 135	0.237 584	0.528 280
2	1	0.227 766	0.242 950	0.529 284	0.305 407	0.249 822	0.475 630
2	2	0.206 313	0.269 448	0.524 239	0.264 366	0.256 868	0.503 772
2	3	0.264 325	0.249 268	0.486 407	0.327 949	0.241 710	0.462 048
2	4	0.286 799	0.276 050	0.437 151	0.327 023	0.268 291	0.424 801
2	5	0.222 222	0.083 333	0.694 444	0.185 185	0.152 778	0.662 037

类似于首次住院，确定二次入院患者的医疗总费用分布，全自费费用比例分布和部分个人支付占总费用比例分布，按其占总费用的比例进行模拟，根据 2013—2015 年的平均水平得到相应的医疗消费比例参数分布。表 11-21、表 11-22 和表 11-23 分别列出了 2016 年二次入院费用增长率和平均费用估计、二次入院个人支付占总费用的比例分布以及二次入院部分个人支付占总费用的比例分布，其中 Rate1～Rate4 分别代表个人自费和部分个人支付占总医疗费用的比例，对应的频率位于最后一行。

表 11-21　2016 年二次入院费用增长率和平均费用估计

医院等级	性别	年龄组	费用组	对应频率	Mean 2015	增长率	Mean 2016
01	1	1	1	0.00—	741.67	−0.047 7	706.32
01	1	1	2	0.05—	1 263.62	−0.006 4	1 255.54
01	1	1	3	0.10—	1 536.95	−0.024 1	1 499.90
01	1	1	4	0.20—	1 724.97	−0.011 2	1 705.64
01	1	1	5	0.30—	1 964.63	0.012 8	1 989.76
01	1	1	6	0.40—	2 244.02	0.031 4	2 314.50
01	1	1	7	0.50—	2 516.85	0.044 4	2 628.67
01	1	1	8	0.60—	2 999.67	0.063 1	3 189.03
01	1	1	9	0.70—	3 753.35	0.067 2	4 005.56
01	1	1	10	0.80—	4 534.58	0.032 8	4 683.16
01	1	1	11	0.85—	6 041.96	0.078 7	6 517.34
01	1	1	12	0.90—	15 722.45	0.612 2	25 347.48
01	1	1	13	0.95—	1 016.49	0.041 1	1 058.27
01	1	1	14	0.99—	1 479.84	−0.016 4	1 455.57
01	1	2	1	0.00—	741.67	−0.047 7	706.32
01	1	2	2	0.05—	1 263.62	−0.006 4	1 255.54
……	……	……	……	……	……	……	……
03	2	5	12	0.90—	15 766.91	0.327 9	20 936.20
03	2	5	13	0.95—	16 444.34	0.234 3	20 298.04
03	2	5	14	0.99—	20 074.40	−0.575 9	8 514.32

表 11 - 22　二次入院个人自费占总费用的比例分布

性别	年龄组	费用组	Rate1	Rate2	Rate3	Rate4
1	1	1	0.370 032	0.549 753	0.656 755	0.815 754
1	1	2	0.332 764	0.433 264	0.487 383	0.604 899
1	1	3	0.307 384	0.382 318	0.426 889	0.536 960
1	1	4	0.285 427	0.353 550	0.386 776	0.509 382
1	1	5	0.273 085	0.332 000	0.369 937	0.455 191
1	1	6	0.263 727	0.325 369	0.362 792	0.448 170
1	1	7	0.250 220	0.310 475	0.344 627	0.420 106
1	1	8	0.245 373	0.307 930	0.348 948	0.461 028
1	1	9	0.248 997	0.311 310	0.360 228	0.482 301
1	1	10	0.247 855	0.319 582	0.371 483	0.478 225
1	1	11	0.259 475	0.332 109	0.391 150	0.515 014
1	1	12	0.277 316	0.372 157	0.460 550	0.552 936
1	1	13	0.340 802	0.495 985	0.621 501	0.813 512
1	1	14	0.305 541	0.392 686	0.436 155	0.552 544
1	2	1	0.370 032	0.549 753	0.656 755	0.815 754
1	2	2	0.332 764	0.433 264	0.487 383	0.604 899
……	……	……	……	……	……	……
	相对频率		0.00～0.50	0.50～0.75	0.75～0.90	0.90～1.00

注：个人自费，即实际发生的医疗费用中不属于基本医疗保险目录范围内，由个人支付的部分，下同。

表 11 - 23　二次入院部分个人支付占总费用的比例分布

性别	年龄组	费用组	Rate1	Rate2	Rate3	Rate4
1	1	1	0.299 528	0.460 134	0.559 012	0.721 305
1	1	2	0.250 816	0.338 993	0.376 907	0.460 390
1	1	3	0.230 304	0.284 203	0.310 410	0.400 533
1	1	4	0.208 074	0.248 530	0.263 624	0.332 458
1	1	5	0.195 590	0.222 760	0.233 309	0.296 246
1	1	6	0.181 945	0.203 218	0.220 921	0.305 563
1	1	7	0.168 951	0.187 996	0.202 286	0.264 347
1	1	8	0.151 817	0.172 710	0.196 183	0.267 430
1	1	9	0.141 038	0.164 552	0.188 120	0.278 872
1	1	10	0.132 440	0.161 847	0.207 443	0.272 533
1	1	11	0.122 955	0.164 359	0.201 341	0.237 043
1	1	12	0.096 490	0.139 572	0.168 025	0.202 173
1	2	1	0.263 647	0.413 111	0.532 595	0.723 153
1	2	2	0.225 868	0.303 171	0.330 049	0.403 796
1	1	1	0.299 528	0.460 134	0.559 012	0.721 305
1	1	2	0.250 816	0.338 993	0.376 907	0.460 390
……	……	……	……	……	……	……
	相对频率		0.00～0.50	0.50～0.75	0.75～0.90	0.90～1.00

注：部分个人支付，即参保人发生的，属于基本医疗保险目录范围内的医疗费用，扣除了基本医疗保险、补充医疗保险或者医疗救助等报销后，由个人支付的部分。

（三）参保人员三次及以上住院治疗

依据医疗保险支付政策规定，在一个自然年度内，三次及以上住院的患者，不再支付住院起付标准，因此将一个自然年度内三次及以上住院患者归纳在一起进行模拟分析，模拟时在年度内二次住院的患者中，以性别、年龄组进行分类，按照估计的 2016—2020 年三次及以上住院率，随机抽取一部分人员进行三次及以上入院治疗。表 11 - 24 显示了 2016 年区分患者性别、年龄组的三次及以上住院分布估计，其 2016 年的住院等级构成比估计取 2013—2015 年的平均水平，对于 2013 年年龄组缺失的情况，2016 年的住院等级构成比取 2014—2015 年的平均水平。

表 11 - 24   2015 年和 2016 年各级医院三次住院分布

性别	年龄组	S2013	M2013	L2013	S2014	M2014	L2014
1	1	0.274 510	0.288 958	0.436 533	0.251 859	0.281 599	0.466 543
1	2	0.239 593	0.335 800	0.424 607	0.216 919	0.318 526	0.464 556
1	3	0.269 430	0.291 883	0.438 687	0.245 940	0.293 503	0.460 557
1	4	0.257 923	0.391 083	0.350 995	0.233 868	0.392 516	0.373 616
1	5	0.000 000	0.000 000	0.000 000	0.250 667	0.216 000	0.533 333
2	1	0.367 126	0.231 299	0.401 575	0.321 330	0.256 694	0.421 976
2	2	0.314 376	0.244 866	0.440 758	0.272 408	0.244 288	0.483 304
2	3	0.391 364	0.226 918	0.381 718	0.328 159	0.234 153	0.437 689
2	4	0.367 254	0.245 951	0.386 796	0.327 017	0.260 531	0.412 451
2	5	0.000 000	0.000 000	0.000 000	0.148 148	0.222 222	0.629 630

性别	年龄组	S2015	M2015	L2015	S2016	M2016	L2016
1	1	0.175 816	0.295 994	0.528 190	0.234 062	0.288 796	0.497 366
1	2	0.179 381	0.316 495	0.504 124	0.211 964	0.317 510	0.484 340
1	3	0.206 133	0.277 683	0.516 184	0.240 501	0.285 593	0.488 370
1	4	0.204 760	0.397 658	0.397 582	0.232 183	0.395 087	0.385 599
1	5	0.217 604	0.259 169	0.523 227	0.234 135	0.237 584	0.528 280
2	1	0.227 766	0.242 950	0.529 284	0.305 407	0.249 822	0.475 630
2	2	0.206 313	0.269 448	0.524 239	0.264 366	0.256 868	0.503 772
2	3	0.264 325	0.249 268	0.486 407	0.327 949	0.241 710	0.462 048
2	4	0.286 799	0.276 050	0.437 151	0.327 023	0.268 291	0.424 801
2	5	0.222 222	0.083 333	0.694 444	0.185 185	0.152 778	0.662 037

类似于首次住院及二次入院医疗，确定三次及以上入院患者的医疗总费用分布，全自费费用比例分布和部分个人支付占总费用比例分布，按其占总费用的比例进行模拟，根据2013—2015 年的平均水平得到相应的医疗消费比例参数分布。表 11 - 24、表 11 - 25 和表11 - 26 分别列出了 2016 年三次及以上入院费用增长率和平均费用估计、三次及以上入院个人自付费占总费用的比例分布，以及三次及以上入院部分个人支付占总费用的比例分布，其中 Rate1～Rate4 分别代表个人自费和部分个人支付占总医疗费用的比例，对应的频率位于最后一行。

表 11‑25 2016 年三次入院费用增长率和平均费用估计

医院等级	性别	年龄组	费用组	对应频率	Mean 2015	增长率	Mean 2016
01	1	1	1	0.00—	1 512.03	0.058 3	1 600.16
01	1	1	2	0.05—	2 173.62	0.110 2	2 413.16
01	1	1	3	0.10—	2 491.39	0.122 2	2 795.78
01	1	1	4	0.20—	2 725.75	0.115 9	3 041.56
01	1	1	5	0.30—	3 007.64	0.106 3	3 327.29
01	1	1	6	0.40—	3 284.89	0.082 2	3 554.84
01	1	1	7	0.50—	3 648.05	0.058 5	3 861.58
01	1	1	8	0.60—	12 649.22	0.041 9	13 179.15
01	1	1	1	0.70—	1 556.19	0.088 1	1 693.30
01	1	1	2	0.80—	2 266.29	0.077 9	2 442.78
01	1	1	3	0.85—	2 538.21	0.098 5	2 788.11
01	1	1	4	0.90—	2 839.48	0.108 6	3 147.88
01	1	1	5	0.95—	3 082.90	0.088 3	3 355.16
01	1	1	6	0.99—	3 486.50	0.064 1	3 709.96
01	1	2	7	0.00—	4 704.98	0.090 2	5 129.17
01	1	2	8	0.05—	13 887.94	0.059 9	14 719.67
……	……	……	……	……	……	……	……
03	2	5	7	0.95—	7 545.43	0.007 0	7 598.38
03	2	5	8	0.99—	19 809.40	0.797 1	35 599.68

表 11‑26 三次入院个人自费占总费用的比例分布

性别	年龄组	费用组	Rate1	Rate2	Rate3	Rate4
1	1	1	0.310 428	0.441 746	0.537 830	0.718 996
1	1	2	0.286 920	0.359 715	0.410 192	0.519 012
1	1	3	0.279 663	0.370 735	0.444 047	0.541 349
1	1	4	0.274 629	0.337 277	0.383 547	0.499 288
1	1	5	0.250 850	0.333 808	0.405 802	0.500 927
1	1	6	0.254 061	0.309 760	0.359 745	0.491 572
1	1	7	0.259 577	0.316 583	0.404 420	0.515 120
1	1	8	0.260 165	0.327 248	0.404 095	0.607 233
1	1	1	0.299 482	0.414 546	0.515 604	0.715 585
1	1	2	0.288 109	0.358 516	0.393 061	0.503 873
1	1	3	0.276 247	0.338 602	0.374 461	0.477 901
1	1	4	0.275 466	0.329 285	0.357 081	0.436 588
1	1	5	0.265 577	0.318 266	0.357 911	0.466 624
1	1	6	0.259 629	0.313 123	0.350 468	0.467 639
1	2	7	0.265 506	0.318 085	0.366 195	0.521 308
1	2	8	0.265 537	0.321 988	0.405 273	0.610 508
……	……	……	……	……	……	……
	相对频率		0.00～0.50	0.50～0.75	0.75～0.90	0.90～1.00

表 11 - 27　三次入院部分个人支付占总费用的比例分布

性别	年龄组	费用组	Rate1	Rate2	Rate3	Rate4
1	1	1	0.299 528	0.460 134	0.559 012	0.721 305
1	1	2	0.250 816	0.338 993	0.376 907	0.460 390
1	1	3	0.230 304	0.284 203	0.310 410	0.400 533
1	1	4	0.208 074	0.248 530	0.263 624	0.332 458
1	1	5	0.195 590	0.222 760	0.233 309	0.296 246
1	1	6	0.181 945	0.203 218	0.220 921	0.305 563
1	1	7	0.168 951	0.187 996	0.202 286	0.264 347
1	1	8	0.151 817	0.172 710	0.196 183	0.267 430
1	1	9	0.141 038	0.164 552	0.188 120	0.278 872
1	1	10	0.132 440	0.161 847	0.207 443	0.272 533
1	1	11	0.122 955	0.164 359	0.201 341	0.237 043
1	1	12	0.096 490	0.139 572	0.168 025	0.202 173
1	1	1	0.263 647	0.413 111	0.532 595	0.723 153
1	1	2	0.225 868	0.303 171	0.330 049	0.403 796
1	2	3	0.214 317	0.260 604	0.274 247	0.328 530
1	2	4	0.198 412	0.233 149	0.241 929	0.299 499
……	……	……	……	……	……	……
	相对频率		0.00~0.50	0.50~0.75	0.75~0.90	0.90~1.00

（四）住院医疗费用

表 11 - 28、表 11 - 29 和表 11 - 30 分别表示首次入院、二次入院和三次及以上入院的住院率和人均医疗费用。首次入院、二次入院和三次及以上入院的医疗费用均呈现小幅增长趋势。二次入院的人均费用低于首次入院和三次及以上入院人均费用，由于三次及以上的住院费用全部归纳在一起，因此其平均医疗费用最高。

表 11 - 28　2013—2020 年年度首次入院人均医疗费用

年度	参保人数（人）	住院人数（人）	住院率（%）	平均费用（元）	标准差（元）	最大值（元）	最小值（元）
2013	528 843	85 096	16.09	8 256	14 826	111 495	535
2014	536 403	91 110	16.99	6 359	9 325	409 562	161
2015	556 190	93 865	16.88	6 964	10 082	632 009	64
2016	562 057	98 025	17.44	7 307	9 455	154 475	507
2017	567 558	114 223	20.13	7 906	10 445	178 325	395
2018	572 961	131 765	23.00	8 618	11 844	326 889	374
2019	577 919	149 397	25.85	9 303	13 545	623 515	352
2020	582 928	166 892	28.63	10 167	17 983	1 189 305	328

表 11 - 29　2013—2020 年年度第二次入院人均医疗费用

年度	参保人数（人）	住院人数（人）	住院率（%）	平均费用（元）	标准差（元）	最大值（元）	最小值（元）
2013	528 843	24 199	4.58	6 976	11 692	384 351	126
2014	536 403	25 926	4.83	7 892	12 389	437 619	84

（续表）

年度	参保人数（人）	住院人数（人）	住院率（%）	平均费用（元）	标准差（元）	最大值（元）	最小值（元）
2015	556 190	26 130	4.70	7 529	10 895	451 341	50
2016	562 057	27 478	4.89	7 134	8 963	87 731	360
2017	567 558	32 166	5.67	7 365	9 228	94 912	303
2018	572 961	36 803	6.42	7 669	9 626	98 519	254
2019	577 919	42 012	7.27	7 860	10 485	155 197	221
2020	582 928	46 776	8.02	8 089	11 478	269 377	193

表 11-30　2013—2020 年年度第三次入院人均医疗费用

年度	参保人数（人）	住院人数（人）	住院率（%）	平均费用（元）	标准差（元）	最大值（元）	最小值（元）
2013	528 843	18 099	3.42	8 302	12 778	380 086	170
2014	536 403	19 189	3.58	9 525	14 790	540 812	123
2015	556 190	18 836	3.39	9 299	12 995	342 267	125
2016	562 057	19 805	3.52	9 574	11 078	81 977	577
2017	567 558	23 093	4.07	9 735	12 017	105 867	344
2018	572 961	26 402	4.61	9 815	12 971	138 202	318
2019	577 919	30 012	5.19	10 225	14 486	162 531	208
2020	582 928	33 326	5.72	10 536	16 180	220 390	146

（五）总医疗服务费用模拟

表 11-31 概括了普通门诊和入院治疗医疗费用和总医疗费用支出。用总的医疗费用除以总参保人数，得到参保人员的人均医疗费用估计，估计到 2020 年每年人均医疗开支约为 4 413 元，2014—2015 年人均费用年增长率最低为 2.64%，2016—2017 年人均费用年增长率达到最高 20.78%，此后，年平均增长率 16.89% 趋于相对稳定。

表 11-31　2013—2020 年估计总的医疗费用和人均费用

年度	参保人数（人）	门诊服务（百万元）	入院治疗（百万元）	总费用（百万元）	人均费用（元）	人均费用年增长率（%）
2013	528 838	95.75	803.23	898.98	1 700	—
2014	536 403	108.71	966.7	1 075.41	2 005	17.94
2015	556 190	119.07	1 025.5	1 144.57	2 058	2.64
2016	562 057	117.21	1 101.85	1 219.07	2 169	5.40
2017	567 558	122.23	1 364.62	1 486.85	2 620	20.78
2018	572 961	129.02	1 676.79	1 805.81	3 152	20.31
2019	577 919	137.49	2 026.84	2 164.34	3 745	18.83
2020	582 928	146.22	2 426.22	2 572.45	4 413	17.83

（六）不同类型医疗费用模拟

表 11-32 为不同类型医疗费用的百分比构成情况。这里将住院分为同一年度内首次入院、二次入院和三次及以上入院。图 11-4 更为形象地描绘了 2013—2020 年期间的各类医疗费用构成百分比。根据表 11-32 和图 11-4 可知，普通门诊、二次住院和三次及以上住

院医疗费用所占比例均呈现逐年下降趋势。首次住院医疗费用所占比例有逐年升高的趋势。相对于普通门诊，住院医疗费用所占比重有所增加，从 2015 年的 89.60％增长到 2020 年的 94.32％。

表 11‑32　2013—2020 年不同类型医疗费用的百分比构成估计

年度	门诊服务（％）	首次住院（％）	二次住院（％）	三次及以上住院（％）	合计（％）	住院合计（％）
2013	10.65	53.86	18.78	16.71	100.00	89.35
2014	10.11	53.87	19.02	17.00	100.00	89.89
2015	10.40	57.11	17.19	15.30	100.00	89.60
2016	9.61	58.75	16.08	15.56	100.00	90.39
2017	8.22	60.73	15.93	15.12	100.00	91.78
2018	7.14	62.88	15.63	14.35	100.00	92.86
2019	6.35	64.21	15.26	14.18	100.00	93.65
2020	5.68	65.96	14.71	13.65	100.00	94.32

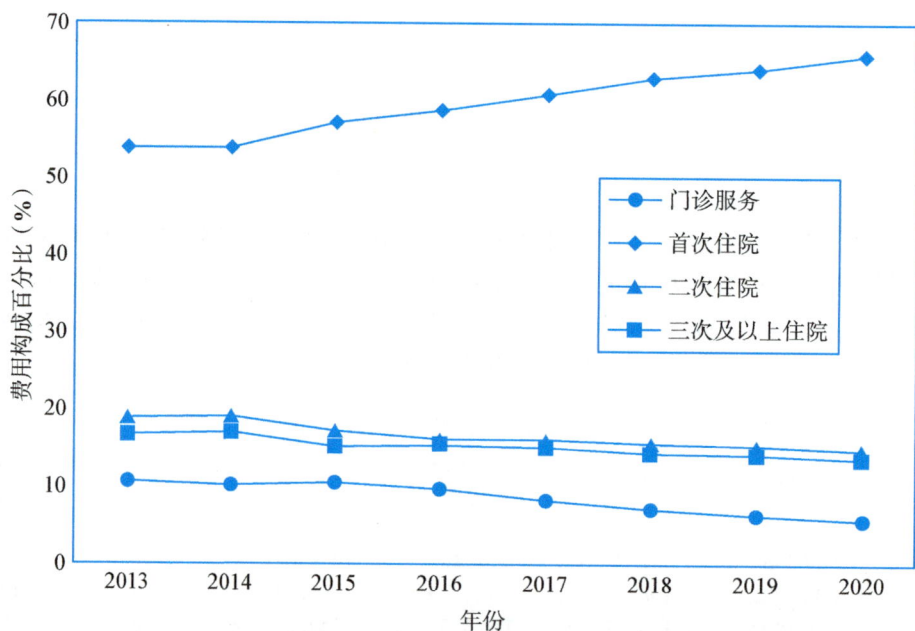

图 11‑4　2013—2020 年各类医疗费用构成百分比

从各年总的情况来看，住院费用在总的医疗费用中所占比例较高，均超过或接近 90％。从住院医疗费用构成来看，二次和三次及以上住院医疗费用所占比重随时间缓慢减少，而首次住院医疗费用增长较快，占总医疗费用的比重从 2015 年的 57.11％上升到 2020 年的 65.96％。因此医疗保险在控制总费用方面，对于如何控制住院费用成为其中的重点，而控制住院费用，应严格控制单次住院费用。

图 11‑4 显示了首次住院费用显著的增长趋势和普通门诊医疗费用较为明显的下降趋势。这也许是因为，根据当地的医疗保险制度规定，普通门诊医疗完全自费，而住院医疗会

得到社会统筹基金补偿,因此可能会出现"小病大治"的现象,这将导致住院医疗费用所占比重逐年增长。

(七) 不同人员类别医疗费用模拟

表 11-33 为在职职工和退休人员医疗费用的百分比构成情况。对于职工而言,20%左右的医疗费用用于普通门诊,普通门诊医疗费用占总医疗费用的比例,是退休人员的 4 倍。其次是首次住院约占总费用的 50%。而对于退休人员而言,超过 90% 的费用用于住院医疗,仅有约 5% 的医疗费用用于普通门诊。退休人员一年年度内单次入院的医疗费用所占百分比呈显著增长趋势,估计从 2015 年的 56.40% 增长到 2020 年的 67.42%,而三次及以上住院的医疗费用所占百分比缓慢下降,而在职职工三次及以上住院医疗费用所占百分比缓慢增长。在职职工和退休人员,二次住院费用均呈现下降趋势。图 11-5 直观刻画了2015—2020 年不同医疗费用的平均构成情况。

表 11-33　2015—2020 年估计在职职工和退休人员各类医疗消费百分比

年份	普通门诊(%)	首次住院(%)	二次住院(%)	三次及以上住院(%)	合计(%)	住院合计(%)
在职职工						
2015	28.46	56.28	8.51	6.75	100.00	71.54
2016	20.18	48.94	13.35	17.54	100.00	79.83
2017	19.94	49.77	12.61	17.68	100.00	80.06
2018	19.15	50.85	12.25	17.75	100.00	80.85
2019	18.56	52.82	11.64	16.97	100.00	81.43
2020	18.37	52.49	11.24	17.90	100.00	81.63
退休人员						
2015	8.08	56.40	18.64	16.88	100.00	91.92
2016	7.15	61.14	16.68	15.03	100.00	92.85
2017	6.17	62.75	16.47	14.61	100.00	93.83
2018	5.20	64.66	16.12	14.02	100.00	94.80
2019	4.52	66.15	15.78	13.56	100.00	95.48
2020	3.95	67.42	15.36	13.27	100.00	96.05

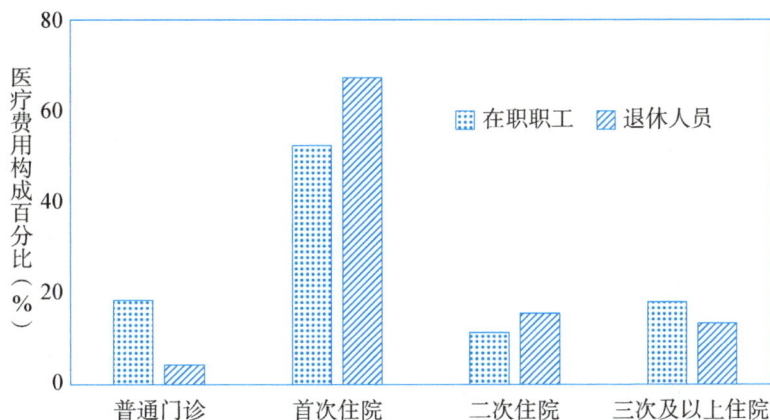

图 11-5　估计 2020 年各类医疗消费构成比较

（八）不同性别医疗费用模拟

表 11-34 给出了不同性别医疗费用的构成情况。男性和女性医疗费用的构成情况差异不是很大。对于男性和女性而言，最大的医疗费用支出都是住院治疗，约占总医疗费用的 92%。

表 11-34　2015—2020 年按性别分类估计医疗费用构成百分比

性别	年份	普通门诊（%）	首次住院（%）	二次住院（%）	三次及以上住院（%）	合计（%）	住院合计（%）
男性							
	2015	10.28	55.24	18.01	16.47	100.00	89.72
	2016	9.65	59.02	16.17	15.16	100.00	90.35
	2017	8.26	61.10	15.89	14.74	100.00	91.74
	2018	7.16	63.06	15.50	14.28	100.00	92.84
	2019	6.41	65.28	14.78	13.54	100.00	93.59
	2020	5.70	67.35	14.14	12.82	100.00	94.30
女性							
	2015	11.75	58.30	16.04	13.91	100.00	88.25
	2016	9.57	58.35	15.94	16.15	100.00	90.43
	2017	8.16	60.19	15.99	15.66	100.00	91.84
	2018	7.06	61.84	15.96	15.14	100.00	92.94
	2019	6.28	62.77	15.90	15.04	100.00	93.72
	2020	5.67	64.08	15.48	14.78	100.00	94.33

（九）性别年龄组医疗费用模拟

表 11-35 分别给出了不同性别、不同年龄组的医疗费用百分比构成情况。无论是男性还是女性，退休且年龄≥60 岁医疗费用支出最大。

表 11-35　2015—2020 年估计不同性别不同年龄组的医疗费用构成百分比

性别	年份	职工≤45 岁（%）	职工>45 岁（%）	退休<60 岁（%）	退休≥60 岁（%）	合计（%）
男性						
	2015	11.83	20.95	3.86	63.36	100.00
	2016	13.54	24.82	2.27	59.37	100.00
	2017	12.38	25.22	2.45	59.95	100.00
	2018	11.31	25.85	1.87	60.97	100.00
	2019	10.58	26.14	1.93	61.35	100.00
	2020	10.67	25.91	1.76	61.64	100.00
女性						
	2015	16.92	9.72	21.29	52.07	100.00
	2016	19.66	17.19	13.97	49.18	100.00
	2017	18.66	15.87	14.83	50.64	100.00
	2018	16.68	15.31	14.58	53.43	100.00
	2019	15.38	14.71	14.33	55.58	100.00
	2020	14.52	14.28	13.88	57.32	100.00

本章小结

本章讨论了微观模拟模型的基本概念、研究思路、主要类型，以及微观模拟模型在澳大利亚、加拿大、英国等发达国家卫生政策中的发展与应用，并以陕西宝鸡城镇参保职工为研究个体，运用微观模拟模型，针对参保职工的人员构成、医疗就医行为、医疗消费支出等进行模拟与预测。

从总医疗费用模型结果来看，估计到 2020 年，每年人均医疗开支约为 4 413 元，年度增长率稳定在 18% 左右，且住院费用在总的医疗费用中所占比例较高，超过或接近 90%。在职职工 20% 左右的医疗费用用于普通门诊，普通门诊医疗费用占总医疗费用的比例，是退休人员的 4 倍。退休人员超过 90% 的费用用于住院医疗，仅有约 5% 的医疗费用用于普通门诊。

除了本节所讨论的微观模拟模型在我国医疗保险领域的应用之外，也有研究者将微观模拟技术应用于卫生资源配置、流行病学成本筛查和成本效果分析等领域，可结合相关文献进一步探讨与学习。

练习题

思考题

1. 微观模拟模型作为公共政策分析有效工具，请针对医疗保障政策评价阐释卫生政策微观模拟过程的关键要素？

2. 试分析微观模拟模型在卫生政策评价中的优势与不足。

（刘　沛）

第十二章
多主体建模在公共卫生政策的应用

学习目标

（1）知识目标：识别多主体建模的概念、特点和应用场景，阐述不同场景下的主体类别，设计多主体建模的概念框架。

（2）能力目标：开展公共卫生政策背景下的多主体建模构建，借鉴现有案例进行类比推演。

（3）素质目标：养成系统思维能力，坚持从整体和动态的角度看待公共卫生政策问题。

思政知识

1. 任务单元

理解卫生政策和管理研究向着定量化发展，通过仿真模型为现实政策提供决策依据。

2. 思政元素

专业前沿引领和管理的科学精神。

3. 思政素材

国际卫生条例（International Health Regulations，IHR）是196个国家与致力于全球卫生安全的世界卫生组织会员国之间的协议。该条例为全球应对疾病暴发和其他急性公共卫生风险提供全球总体框架，界定了各国在处理可能跨越国界的公共卫生事件和紧急情况方面的权利和义务。该条例对全球应急响应中的风险预警、公共卫生措施实施细则、旅行限制等内容作出了国际约定。作为一种常见研究手段，仿真在诸多科学领域有着广泛应用。通过对现实世界的简化，它可以解释数据、预测和设计行动。当传染病暴发时，能基于各项数据建模，估算出它的传染速度、危险程度等，为开展应急处置策略提供依据，对干预措施开展成本效益分析。早在1927年，传染病学领域就提出了经典的"仓室模型"，基于数学逻辑方法和语言，根据是否感染、康复等标准，将不同类型的人群分为不同"仓室"，针对人群在不同仓室间的转移概率，使用微分方程来建模求解，进而完成相关估计和预测。随着信息时代的到来，海量数据得到收集与储存，计算机运算能力不断提高，"基于个体模型"应运而生。与"仓室模型"将人群粗分为几大类不同，"基于个体模型"是结合计算机技术对世界的一个"仿真建模"，如同为真实世界打造一个沙盘。除了透视当下复杂动态，仿真模型还可以把时钟"调拨"到过去或未来，通过复盘已发生事件来溯源问题症结，或者通过预判即将发生的事情来防患于未然。比如，可依据真实的人口统计学数据生成虚拟城市，模拟病毒在城市中的传播，预判停工、停学、扩大社交距离等各项手段的效果，为科学施策提供依据。

专业术语

（1）多主体建模：agent-based modeling，ABM

（2）复杂适应系统：complex adaptive system，CAS

（3）易感-感染-恢复模型：susceptible-infective-recovered model，SIR

章前案例

　　X 疾病（disease X）是世界卫生组织于 2018 年 2 月在其蓝图重点疾病（blueprint priority diseases）候选名单中采用的名称占位，以代表假设可能导致未来流行病的未知病原体。自 2018 年以来，这种神秘的假想病原体一直是国际大流行病防范工作的核心，旨在为尚未知的传染性病原体的出现进行规划，以期开展更迅速、更有效的公共卫生应对措施，即随时产生挽救生命所需的疫苗、治疗方法和诊断测试。其中，突发疫情早期的病毒传播规律探索及疫情发展的动态预测是全人类面临的紧要问题，也是开展其他公共卫生干预研究的基础。全球学者采用 GGM（generalized-growth model），GRM（generalized richards model），SIR（susceptible-infected-recovered）等模型及元胞自动机、人工神经网络等常用的动力学模型及其他空间统计方法开展大量模拟研究，但是上述模型仅提出了疫情的传播模型及影响疫情发展的因素，未考虑健康个体与感染个体的空间距离、行为偏好、社会交互、环境要素、时间演进、卫生资源等要素对疫情传播的影响，以及难以开展不同干预策略的效果评价。而多主体建模技术因其能够实现对多要素、多环节在疫情传播中的整合与模拟，实现模型对真实环境的贴合与重构，被越来越多的学者用于为相关卫生政策研制提供循证决策支持。

　　多主体建模，又称为智能体建模（agent-based modeling，ABM），是一种基于计算机技术的系统工程研究方法，随机计算机模拟逐步被引入公共卫生政策与社会治理领域，诞生了一系列面向公众健康及其政策干预的创新性交叉研究，使复杂的基于"社会-技术系统"的公共健康政策仿真成为可能。当前多主体建模被用于公共卫生政策领域开展问题分析、复杂动态系统模拟和可视化实现等研究，并受到越来越多的学者欢迎。

　　多主体建模有望为人群健康和卫生政策干预研究提供广阔的前景，但同时，主体建模应用中的局限和挑战仍然存在并亟须改进和关注，以进一步完善并发挥该技术方法在卫生政策领域研究的最大效能。在本章中，重点介绍：①公共卫生政策中的多主体建模概述，包括模型的核心特征和关键假设，及其与其他复杂系统方法的联合应用。②多主体建模在公共卫生政策中的主要应用领域。③多主体建模在公共卫生政策问题研究中的优势。④现有模型的局限和挑战。⑤多主体建模在公共卫生研究、实践和政策制定方面未来发展。

第一节 ｜ 公共卫生政策中的多主体建模概述

一、多主体建模的内涵

　　多主体建模是一种模拟多个具有特有属性的主体，根据预先定义的交互规则开展主体间及主体与环境间相互作用的计算机模拟方法。多主体建模中的主体可以代表个人、家庭、政府或其他任何研究关注的实体。主体根据既往运行规律，与其他主体和环境进行交互，并由此开展自适应模拟。多主体建模区别于其他仿真模型的一大特征是其可用于开展人群层面的模拟，这与先通过基于个体行为的模拟后聚合获得的宏观结果存在很大不同，可应用于更广泛的群体研究。因此，多主体建模被称为是一种自下而上的方法，通过微观层面的行为模拟宏观系统的动态变化。多主体建模可以包括多种个体层面的属性（从内生因素到所处社会经济宏观状况），社区层面的因素和其他社会影响因素，这些因素共同塑造了个体健康行为、健康结局及其卫生服务利用。多主体建模还可以清晰地展现老龄化和人口迁移等类似持续演化过程的影响。多主体、多要素之间的相互作用，结合生物、行为和社会共同构成了影响人口健康的宏观系统。

二、多主体建模的特点

多主体建模的特征包括自主性、多样性、反馈性和随机性。

（一）自主性

自主性指的是多主体建模根据其当前状况和预设行为规则自主做出决策。

（二）多样性

多样性指对于在不同主体和环境中，多主体建模可能具有多个静态和随时间变化的特性。

（三）反馈性

反馈性指主体和环境特征的变化会通过不断反馈作用，产生放大效应，即基于既往经验的建模因为不断叠加反馈可能产生完全不同的响应模式和结果。

（四）随机性

随机性指模型以设定的事件发生概率（而不是确定性）开展模拟，随机影响主体行为和模型结局变化。

由于这些特性的存在，多主体建模可以用于开展多维复杂主体相互作用的非线性关系模拟，相较于其他仿真模型或数理模型更为灵活多样。因此，多主体建模可以用于比传统分析方法更广泛的研究，为人口健康问题研究提供新的视角与方法。

三、多主体建模的拓展

多主体建模可与其他系统建模方法联合使用以更好地开展模拟研究，如系统动力学建模和网络分析等。

系统动力学模型使用一系列微分方程来反映变量（例如人口）的流入、流出或者是双向关系。这种模型特别适合在大规模人群中开展高维度的系统建模。然而，通常情况下，系统动力学模型并不会精细地指定每个个体的微观行为，包括个体之间的相互作用关系和时间变化趋势。

相比之下，网络模型更加适用于复杂的网络结构，包括信息的传输、行为交互和疾病传播等。网络分析可以用于研究网络随时间变化的特征，并用于模拟有不同结构和社会关系对健康行为和结局发展的影响。然而，由于网络分析交互关系的复杂性，不适合考虑更高维度的系统特征。

多主体建模通过融合网络关系和动态特征，同时考虑多维相互作用和双向反馈循环关系,实现了对原有方法的补充和扩展。

第二节 ┃ 多主体建模在公共卫生领域的应用

以多主体建模为代表的系统科学方法已经应用于除卫生政策领域外的诸多其他领域。多主体建模方法主要源于 20 世纪计算机科学(包括分布式人工智能和机器学习)、数学、物理学、博弈论和复杂适应系统(complex adaptive system,CAS)中的计算和信息处理的发展。CAS 核心思想为个体适应性造就复杂性及涌现,而演化博弈论认为主体在不断学习、试错及适应的动态过程中寻找更优的策略而趋于平稳。在复杂的健康系统中,主体会受到其他主体状态、属性、社会关系及环境变量的影响,故多主体建模这种基于演化博弈论的复杂系统方法,比传统统计分析方法回答的研究问题更广泛,可为人口健康问题及政策效果模拟提供新的线索,因而逐渐被重视且广泛应用于政府对公众的健康治理及医疗卫生的政策干预之中。此外,越来越多的证据表明,公共卫生中人群健康并不仅仅受个体风险的累积影响,还受各主体(环境、文化、社会交往等)及其相互作用产生。因此,多主体建模作为开展主体属性及其交互关系模拟的良好工具,开始被认为能有效解决公共卫生政策中的诸多问题。而多主体建模方法在生态学、商业学、政治学和社会科学中的应用,对公共卫生多主体建模分析方法的发展及这些跨学科方法的标准化和规范化产生了有益影响。

在早前公共卫生政策领域的研究中,多主体建模几乎完全被用于开展人群传染病传播和控制模拟。在过去的 15 年里,多主体建模已经被越来越广泛地应用于非传染性疾病、健康行为、社会流行病学和其他与人群健康相关问题研究。这些多主体建模的研究从系统简化的抽象模拟到真实人群的系统仿真,正在经历持续的发展和改进。

一、多主体建模在传染病防控政策研究中的应用

传染病传播的多主体建模主要基于 Kermack 和 McKendrick 在 20 世纪 20 年代提出的"易感-感染-恢复"框架开展模拟。其中易感、感染和恢复状态之间的变化由微分方程计算。基于"易感-感染-恢复"模型的多主体扩展模型将个体差异和复杂交互关系纳入考虑,将原先相互独立的模型进行融合,进一步深入模拟现实世界中的传染过程。

传染病多主体建模也被广泛用于开展感染防控政策评价研究,基于仿真结果向疾病预防与控制中心和其他政府相关机构提供防控策略的决策支持。传染病研究中经典的多主体建模包括:结核病防控策略研究、针对甲型 H5N1 流感病毒大流行的免疫接种和社交隔离措施策略研究、针对密接人群管理的麻疹防控策略研究、院感管理中的肠炎梭菌感染传播控制研究、空气污染下的人群撤离计划研制、针对流感大流行的疫苗接种及其对医务人员影响的研究等。这些研究共同组成传染病多主体建模研究,其将相关研究者联合为一个大的合作网络,为国家应对现有和新型传染病暴发提供决策支持。最新的传染病多主体建模开展了减少人类免疫缺陷病毒(human immunodeficiency virus,HIV)发病率的干预措施及其组合策略的研究,既考虑了 HIV 传播风险,又考虑了潜在的药物使用对传播的影响。

自此,传染病多主体建模逐步发展改进,纳入越来越复杂的交互关系和环境参数,为实现公共卫生政策和规划提供循证决策支持。此外,通过感染相关的多主体建模程序的开发、

扩展和完善,相应的建模技术与方法可以应用于非传染病的其他公共卫生问题。

二、多主体建模在非传染性疾病控制中的应用

个体之间的交互作用、时间趋势变化等对非传染性疾病管理也同样重要,因而多主体建模在该领域具有广阔应用前景。肥胖及其相关因素研究是非传染性疾病多主体仿真研究的主要对象,这是由于肥胖已成为紧迫的公共卫生问题,并且受生物、行为、社会和环境等多因素共同影响,是贯穿全生命周期的复杂作用系统。研究旨在应用系统科学的方法识别潜在的政策干预靶点,以减少肥胖的人群数量和严重程度。关于肥胖的多主体建模考虑了社交网络和社区中肥胖群体聚集的重要影响,包括模拟社交网络对体重的影响及社区和个体对人群体重指数差异的联合影响。

多主体模型也被用于糖尿病管理研究,研究糖尿病视网膜病变的进展和筛查手段对糖尿病患者视力损失的影响,以及患者与医疗服务提供者通过开展连续血糖监测的紧密协作产生的影响。这些模型在理解非传染性疾病的发展、演化和治疗方面具有重要意义,为社区、患者和医务人员提供了科学管理支持。

三、多主体建模在健康行为中的应用

除了开展疾病结局评估研究外,多主体建模还被用于开展健康风险行为研究,包括吸烟、饮酒、缺乏运动和不健康饮食等危险行为的潜在干预措施效果研究。

多主体建模凸显了社会因素在烟草控制政策和人群吸烟行为中的作用。有学者开展的吸烟多主体建模探讨了电子烟使用对人群吸烟率的影响,以及社会经济地位和其他社会因素对吸烟行为的作用。通过纳入个体间交互作用,研究拓展了既往吸烟系统动力学模型研究的结论。此外有吸烟多主体建模分析了开始吸烟、戒烟和复吸的复杂、动态影响关系,并提出开发用于烟草控制的多项政策组合建议。与传统分析方法相比,建模方法的优点在于其预测和识别烟草替代控制策略会产生的潜在后果,有利于设置更为科学的防控策略以实现政策制定的初衷。

多主体建模同样针对饮酒控制及其相关危害的干预政策开展仿真以预测潜在影响。有研究模拟年轻人(18～25 岁)在夜间外出时的行为,包括与朋友一起前往的场所类型(如私人场所与公共场所)及他们的回家时间。在不同的模拟政策下,如延长公共交通时间和实行"闭店"时间(例如,在闭店前两小时不允许任何人进入场所),比较人群饮酒相关危害(如争吵或因醉酒打闹而被驱逐出场所)的发生情况。研究清晰指出这些饮酒控制策略反而可能会让饮酒者在外停留更长时间,进而增加饮酒导致的其他危害,可能只是将危害从公共场所转移到私人场所。

复杂多主体建模探索社会和环境因素对饮酒行为的影响。模型中的自然人主体可以在建模网格单元上左右移动,移动和转换状态(如非饮酒者、现在的饮酒者、戒酒者)受到网格单元接触的其他自然人主体饮酒行为影响。研究者同样在模拟网格上引入酒吧主体,实现对现有饮酒者的吸引。该多主体建模结果表明,非饮酒者和饮酒者之间的接触最终会导致人群中非饮酒者数量的减少直至全部消失,产生作用所需的时间因自然人主体的移动特征和相互接触频率及酒吧存在与否而有所不同,这项研究提出饮酒干预策略之一为:限制现存饮酒者与非饮酒者和戒酒者之间的互动。这些发现强调了个体之间及个体和环境(酒吧)之

间的作用关系对人群饮酒情况的影响。该研究支持了 Gruenewald 关于"混合饮酒"的理论研究，即具有相似偏好和行为的个体在特定的饮酒场所聚集容易导致潜在的饮酒行为及其危害后果的发生。

多主体建模分析环境因素对身体活动、个体健康和同伴偏好的影响。例如，城市中个体的步行锻炼多主体建模构建，研究考虑了步行能力与年龄相关，步行偏好受既往步行经验、他人步行行为及朋友和家人对步行锻炼的态度所影响。研究发现在不同城市步道设置和安全环境影响下，不同社会经济地位的人群在步行锻炼方面的差异。该模型进一步扩展考虑不同干预措施（如提高区域安全水平、增加社会对步行锻炼的积极态度）对步行行为的影响。该团队进一步开展儿童上学的出行影响研究，包括优化步行上学方案，即学生们在监护人引导下步行上学，沿着规划好的路线，设定指定的"休息站"等方式，改善学生步行上下学。这些研究都体现了土地设置和环境资源对步行行为及其增加身体活动有效干预的重要性。相关研究充分考虑了模型个体和环境之间的交互及其对结局的影响。

多主体建模在健康饮食方面的研究也强调了个体与环境之间交互的重要性。有学者使用多主体建模探讨饮食不平等的决定因素。家庭可以根据食品价格、商店距离和对健康食品的偏好来选择特定商店，而商店可以根据客户偏好来决定是否重新定位或更改其服务内容。模型结果表明，高、低收入家庭在饮食摄入方面存在差异而逐渐形成隔阂，最终导致健康食品摄入方面的差异。研究进一步展示了通过改变低收入家庭的食品偏好并降低健康食品价格可以实现消除健康食品摄入差距。另有学者采用多主体建模模拟荷兰一个城市的家庭食品消费随食品销售点分布的变化。健康食品消费的不平等可通过消除居住区隔离、降低健康食品价格，以及通过大众传媒教育活动、增加健康食品消费偏好而降低。同样有研究通过在纽约市社区中使用多主体建模模拟个人、社交网络和食品销售点来探索教育活动对健康食品消费的潜在影响，研究发现个人的日常饮食选择受到人口特征、食品获取便捷性、价格敏感性、口味偏好和健康信念的影响，而口味偏好和健康信念又受到朋友的影响。大众媒体营销活动和社区营养教育计划可以将健康同伴对食品消费选择的影响增加 10%，从而大大增加水果和蔬菜的消费量，突显了社会规范的积极影响。

四、多主体建模在社会流行病学中的应用

正如多主体建模在探究社会和区域对健康影响的研究所证明的，多主体建模适用于社会流行病学相关研究，此类问题通常涉及集体行为、资源分布及其他影响疾病发生的社会因素。有学者使用多主体建模探究暴力的社会产生机制及其传播，并开展暴力控制策略及其影响研究。该研究模拟纽约市的社区人群模型，其中个体暴力经历受到其他主体互动、社会人口特征、心理健康状态、既往暴力行为以及社区特征的影响，在暴力控制上除警察外，还受"暴力干预者"影响（即受过培训的社区成员，用于减少暴力和报复的发生）。该模型分析社区集体对减少暴力的效用，结果显示整个城市增加集体的管理会大大降低不同群体的暴力受害率。在模型的后续迭代中，研究了人群的暴力预防干预（即重点区域执法）与个体的治疗干预（即增加暴力认知行为疗法）是否可以更大程度降低受暴力者的创伤后应激障碍。两种策略只能使得暴力受害率和暴力相关创伤后应激障碍的小幅降低，但两种策略的联合则能在较短的时间内实现两者的降低。

另有研究同样探讨了犯罪管理的普遍性和针对性方法。该模型中，未成年人群根据个

体察觉的犯罪风险和回报进行选择,这种主观感受受其所处环境中报告的成年人犯罪水平影响。其中一项干预措施旨在提高区域内对犯罪的举报,从而减少犯罪行为,其中社区层面的干预措施对减少犯罪效果更佳,但同样需要更多的资源投入。在此基础上,该研究进一步探究个体交互关系导致暴力和其他犯罪行为,采用"易感-感染-易感"模型,在一个由朋友和家庭组成的社交网络中,模拟了犯罪传播,最后得出结论,更严厉的刑罚可能会增加某一群体范围内的犯罪行为,而并非起到威慑作用,建议努力减少特定群体内的犯罪传播。

当前,多主体建模在公共政策领域得到了广泛使用,从传染病模拟到社会暴力问题都可以使用多主体建模开展研究。学者们还开发了使用多主体建模指导卫生保健服务的供给,包括灾后初级卫生保健的可及性,重度精神障碍患者之间的相互照护,社区口腔健康项目影响研究等。这些研究体现了多主体建模在复杂非线性背景下,测试主体间相互关系和评估干预措施效能的重要作用。

第三节 ｜ 多主体建模解决公共卫生政策的优劣分析

多主体建模在公共卫生政策研究中应用的主要目标是通过纳入影响健康的诸多复杂因素,进而解释和预测人群健康结局,而这也是多主体建模在公共卫生研究、实践和政策研制等领域的主要优势。相关多主体建模研究提供了洞察健康行为对健康结局作用机制的方法,并可用于开展模拟干预和政策实验,以减少疾病造成的负担。

一、因果机制建模优势

多主体建模因其自下而上的建模机制而被誉为深入探究人群作用机制的一种重要方法。通过梳理主体作用关系和机制,逐步构建模型,进而帮助研究者认识事件发生发展的机制和原理,并实现对结局的预测和分析。多主体建模体现了自下而上建模的重要性。当前,应用多主体建模的经典案例为"谢林模型"(Schelling model),该模型创建一个简单的网格模型,每个网格代表一个家庭,其中家庭成员希望自己的邻居中有一定比例是同色人种,通过该模型展示了不同种族隔离居住生活方式的形成过程。本章所述其他多主体建模同样也通过该建模逻辑开展构建,如居住社区差异导致的暴力发生和健康饮食变化,社会交往导致的犯罪监禁和体重变化的差异等。

多主体建模非常适合探索事件发生的因果机制,因其能纳入多个交互作用的影响因素并开展多种不同干预策略的效果,从而进一步阐明事件结局产生的原因和机制。当前多主体建模可能存在几种不同模型设计都能产生相同预期的研究结果,因此难以确定当前设置的多主体建模为唯一正确解。然而,只需要注意在模型构建前进行合理假设,这并不影响多主体建模在洞察事件因果关系上的巨大潜力。

二、政策干预模拟功能

除可用于探究事件发生发展的因果机制外,多主体建模还开展在现实世界中难以实现的反事实模拟,即允许通过场景假设开展虚拟政策实验。例如可以针对模型开展不同情景模拟,在人群基本属性和关系不变的情况下,观察在不同条件下人群健康结局,从而实现反事实模拟。多主体建模不仅可以比较多种政策或干预措施实施效果,还可以用于确定达到预期效果所需的最小干预剂量或最佳政策组合。例如,关于暴力传播的多主体建模研究发现,实施综合干预措施可使每年暴力侵害发生率减少11%,实施单个干预措施需要更大资源投入或者更长时间才能达到同等效果。由于多主体建模是对现实事件的简化模拟,研究人员、政策制定者和其他利益相关者应该以定性方式理解和解释模型模拟实验的结果,即可采纳哪种干预措施能发挥最大效能,而并非以定量方式理解具体效能的数值或能产生的健康影响的比例。因此,多主体建模适用于开展反实施模拟研究,研究在多个因果效应相互作用、混杂因素干扰的情况下,政策干预或组合的优劣及其条件。

除开展不同干预策略或政策环境对人群健康结果的差异比较外,多主体建模还可用于探究实施干预以获得期望结果或产生意外结局的影响因素。如在暴力干预模型中,尽管模拟现实干预措施能够大大增加社区集体的效能,但在居住区种族和经济隔离程度较高时,种族间的暴力发生率存在巨大差异的问题仍然难以解决。同样,在步行锻炼行为模型中,如果环境特征不利于步行,改变对步行锻炼的态度或提高周围安全水平仍难以改变步行锻炼行为。当研究涉及的干预策略可能反作用于主体行为、社交交互网络、环境等要素,产生非期望结果时,多主体建模能够开展主体对事件的反馈和自适应模拟。多主体建模同样可以开展对净效应(无混杂因素)的模拟,探究单一干预措施对某一结局的正面和负向影响,如增加主动运动可减少肥胖发生,但可能增加运动风险。

开发多主体建模过程本身被认为是该方法开展公共卫生政策研究的优势。因为,建立多主体建模概念框架的过程,需要汇集多方利益相关者,并明确该利益相关方(主体)对人群健康结局的影响及其作用关系假设。模型的构建和校准过程有助于不断发现现有理论知识和实践数据之间存在的差距。总而言之,通过建模过程,发现并完善新的模型假设,有助于进一步开发和探究新的研究领域与内容。

三、参数效度验证局限

多主体建模可以为诸多公共卫生领域研究提供诸多有益尝试并发挥重要作用,但其模型本身由于开发过程和参数化特征,存在一些限制和挑战,这需要研究者在解释模型结果时予以考虑和分析。

(一) 模型简约化原则和多主体建模复杂性

多主体建模的设计和构建面临的最重要的挑战之一就是模型简约化和现实真实性之间的矛盾。美国公共政策教授罗伯特·阿克塞尔罗德(Robert Axelrod)强调,模型构建要遵循学界倡导的"简单"原则。但同时多主体建模本身具有复杂性优势,可纳入多种研究系统的关键要素,为潜在干预措施和公共卫生规划研制提供决策支持。因此,开展多主体建模构建需要通过不断试错和调试,实现现实的简化表达和包含足够复杂要素两者的平衡。同样,研究者不能过于执着模型复杂设计思路,而忽略模型的复杂性同样可能限制对研究意义的解释,这就失去了建模的真正目的。因此,模型构建过程要科学合理,从易到难逐渐增加模型复杂性,充分考虑各方利益相关者,确定模型必需的基本元素以提高模型的适用性和可信度。此外,还可以在模型中增加随机效应关系,以实现对其他未指定要素的影响分析,帮助在模型的后续迭代中进一步分析这些影响。

（二）数据缺乏导致的模型构建困难

由于现实数据的缺乏，模型中参数难以量化的困难加大了模型对现实模拟的不确定性。实证数据通常通过在特定人群中开展观察性研究获得，这些人群可能与多主体建模所关注的目标人群不同，其所涉及各要素之间的作用关系可能不同，导致模型构建的基础数据不够准确。其主要矛盾在于，多主体建模常用于探究事实因果作用机制和或反事实干预研究，但该模拟构建是基于因果机制不明和（或）无法开展反事实对比研究的观察数据开展的。此外，多主体建模在社交作用关系和主体间交互影响方面具有重要优势，但对于这些作用关系却几乎没有实证数据予以支持，因此需要模型开发者创造性地使用定性和定量方法开发模型，清晰展示模型假设和作用关系及其影响，以此通过对模型的验证，增强模型结果可信度。甚至，因为验证模型需要区别建模和校正所使用的数据采用新的验证数据开展分析，所以当实证数据极其稀缺时，开展模型验证本身就存在困难。

（三）模型对现实政策模拟的困难

除确定模型的适当范围、模型要素参数化和开展模型验证在内的困难外，开展政策干预模拟也经常存在困难，而这恰恰是模型构建的重要目标。许多与公共卫生相关的多主体建模开展人群健康结局变化的评估，模型预计干预措施会产生一定的效果，但目前并没有足够数据证明该干预措施每一步的开展对结果变化的影响。尽管这些模型有助于在理论层面或在随机试验中观察不同干预措施对结局的定性影响，但都没有实现多主体建模构建最初的预期结果，即明确不同干预对人群健康改善的方式和原因。

（四）多主体建模的复杂性导致的技术困难

最后，在公共卫生领域开展多主体建模构建存在许多技术和保障困难，如公共卫生学生、研究人员和专业人员缺乏系统建模和工程技术的培训，以及开发、运行和验证这些模型所需的大量时间和计算机资源。

第四节 | 多主体建模在公共卫生政策应用的未来前景

尽管公共卫生多主体建模存在诸多限制和挑战，但其仍然是指导公共卫生研究、实践和政策的重要的、富有前景的工具。

一、多主体建模方法优化

随着多主体建模在公共卫生领域中被逐渐认可和广泛使用，为了保证科学研究的可重复性，学界呼吁采用统一的、系统性的校准、验证、许可和报告协议。许多研究在公共卫生多主体建模方法中采用了 ODD 协议，即概况（overview）、设计概念（design concepts）和细节（details），这有利于推广理解模型并有助于该技术的推广和重复验证。当前，公共卫生领域的多主体建模构建研究还需要大量的学习和发展，特别是对于模型的验证和认可，以减少相关从业人员对该模型方法稳定性和科学性的质疑。通过开展不确定性分析和敏感性分析，能够在一定程度上提高模型的可信度。对于缺乏实证数据的公共卫生问题研究，可考虑建立学术-实践的合作伙伴关系，将特定公共卫生领域多主体建模与实践者专业知识像融合，通过建立可访问的、用户界面友好的模型，由公共卫生从业人员或决策者根据所需特定场景定制多主体建模模拟逻辑参数,促进模型的实践应用,提高模型结果实用性,并有助于独立开展模型的可信度评价。

除了借鉴其他学科的方法学外,公共卫生领域在多主体建模上融入了该领域独特的方法论研究,包括将多主体建模因果推断作用关系的具象化。学者开展了多主体建模与其他因果建模方法,如边际结构模型和参数 G-formula 等方法,明确不同方法所需模型假设以及多主体建模方法在其中的优劣。有学者使用多主体建模与 G-formula 方法对比分析 HIV 感染者在抗逆转录病毒治疗 12 个月后死亡率变化的因果效应,结果显示当时间相关性混杂、中介效应和因果估计的连续性假设不满足时,多主体建模会产生偏差。除了多主体建模外,其他建模方法在不同情境下同样存在各种局限,而这恰恰显示在促进公共卫生领域多主体建模构建研究中,尚需大量方法学研究工作。

在公共卫生领域研究中,当环境因素对模型结果并非重要因素时,多主体建模对环境进行抽象的模拟是可行的。但是,公共卫生建模同样可以将环境和地理信息进行具象化,结合地理信息系统数据来实现该功能,这在大多数多主体建模软件包中都可兼容。此外,电子医疗记录和移动设备大数据同样可拓展多主体建模的适用。例如,通过手机数据模拟个体之间的社交互动,而这恰恰是在观察性研究中难以获得的重要信息。但归根结底,需要注意平衡好模型复杂度和结果输出目标和研究意义的关系。

二、多主体建模数据规范收集

公共卫生领域不同要素之间的相互作用关系为多主体建模带来了挑战。许多情况下,开展健康相关多主体建模构建中,不同要素的作用关系及其对健康解决的影响是研究的核心,旨在探究各要素对结局的协同、促进或恶化作用。然而,反映这些联合效应的数据非常匮乏。但是,正如系统建模可以有助于分析健康结果发生的因果路径,多主体建模构建过程本身也有助于系统测试多要素相互作用效应,以帮助实践决策者获得可能的联合效应信息。

尽管多主体建模在分析复杂数据,探究公共卫生领域问题具有优势,但相关数据的收集规范和实践过程并没有明确。这可以通过循环建模(即从模型开发到模型实施到数据收集再回到模型开发)不断优化和改进对公共卫生问题的理解和分析。当前,大多数公共卫生领域多主体建模研究多以非确定性的结论进行展示,也暗示这些模型可能由于各种原因,与事实存在差距。因此,需要通过持续改进模型验证、数据收集和建模方法优化等手段解决这些问题,使得关于公共卫生实践和政策支持真正成为可能。

三、多主体建模应用领域拓展

在公共卫生领域的多主体建模应用中,不应只关注某一特定的健康问题,而应考虑更多的健康状况和行为,探究多病共存或健康行为和结局之间的关系。此外,公共卫生多主体建模可包含多种类型风险因素,以识别不同要素之间的作用关系和效用,如遗传、生物学、行为、环境和社会交往等。这些研究设计,将进一步扩大多主体建模在公共卫生领域的应用,有助于提高理解和改善人群健康的能力。

本章小结

本章对多主体建模概念与内涵及其在公共卫生政策领域的应用实践进行了介绍。

多主体建模,是一种基于计算机技术的系统工程研究方法,被广泛用于公共卫生政策领域开展问题分析、复杂动态系统模拟和可视化实现等研究。多主体建模是一种模拟多个具有特有属性的主体,根据预先定义的交互规则开展主体间及主体与环境间相互作用的计算机模拟方法。多主体建模的特征包括自主性、多样性、反馈性和随机性。

多主体建模已经被越来越广泛地应用于非传染性疾病、健康行为、社会流行病学和其他与人群健康相关问题研究。这些多主体建模的研究从系统简化的抽象模拟到真实人群的系统仿真,正在经历持续的发展和改进。

多主体建模在公共卫生政策研究中应用的主要目标是通过纳入影响健康的诸多复杂因素,进而解释和预测人群健康结局,而这也是多主体建模在公共卫生研究、实践和政策研制等领域的主要优势。但其模型本身由于开发过程和参数化特征,存在一些限制和挑战,这需要研究者在解释模型结果时予以考虑和分析。

练习题

一、选择题

请问以下哪种模型开展的是线性模拟?(　　　)

A. 多主体建模　　　　B. SIR 模型　　　　　　C. 离散事件仿真模型

D. 线性回归模型　　　E. 系统动力学模型

二、填空题

多主体建模特征包括_____、_____、_____和_____。

三、判断题

1. 多主体建模能够与地理信息系统功能联合实现对地理信息的可视化。(　　　)

2. 多主体建模的结果是定量的,其对现实的指导也是定量的。(　　　)

3. 相较于系统动力学模型,多主体建模的优势在于其能开展事件因果作用关系的分析。(　　　)

（吕奕鹏）

第三篇

案 例 篇

第十三章
医药分开政策案例分析

章前案例

"以药养医"是20世纪50年代的中国医疗体制，因政府财力不足，允许医院将药品加价后卖给消费者。改革开放后，医院需负担自身发展所需的资金和医务人员的工资，在医疗服务价格政府管制的背景下，需通过药品收入来维持医院运行，导致了人民群众的"看病贵"问题。

新医改以来,国家一直在致力于解决人民群众"看病难、看病贵"问题,而医疗费用过高,成为人民群众生活的一项重要负担,其中"医药分开"一直是热点话题,也被认为是解决"看病难、看病贵"问题的主要途径之一。1997年,中共中央、国务院《关于卫生改革与发展的决定》中首次提出医药分开概念,并于2012年《"十二五"期间深化医药卫生体制改革规划暨实施方案》重申了破除"以药养医"机制为关键环节,推进医药分开,逐步取消药品加成政策的政策目标。

第一节　｜　医药分开政策案例概述

医药分开是将公立医疗机构的经济补偿由服务收费、政府补助和药品加成收入三个渠道转变为服务收费和政府补助两个渠道。以药养医机制是我国对公立医疗机构的一项经济补偿机制,主要是公立医疗机构用药实行15%的药品加成政策,即公立医疗机构的药品销售价是在其实际购进价的基础上,增加了15%的药品加成费用,用于补偿医疗机构运行成本,保障医疗机构的基本运行。经过2009—2011年的医药卫生体制改革,目前我国公立医疗卫生机构的药品加成已基本取消。2013年起,国家开始陆续取消县级公立医院的药品加成,目前已基本完成。2015年起,国家又陆续在200个公立医院改革试点城市实施了医药分开改革。本节重点介绍北京医药分开综合改革政策案例。

一、政策背景分析

在国家改革政策的引领下,医药分开改革分阶段逐步展开,主要手段包括补偿渠道转变、药品加成取消、医疗服务价格调整、政府投入增加、医疗保险支付方式改革及降低医院运行成本等。国家层面指导政策包括:

(1)2009年国务院印发的《关于深化医药卫生体制改革的意见》,明确将公立医院补偿由服务收费、药品加成收入和政府补助三个渠道改为服务收费和政府补助两个渠道。

(2)2009年国务院印发的《医药卫生体制改革近期重点实施方案(2009—2011年)》提出,推进医药分开,逐步取消药品加成。

(3)2015年国务院办公厅印发的《关于城市公立医院综合改革试点的指导意见》,明确要求公立医院改革试点城市所有城市公立医院和县级公立医院全部取消药品加成,实施医药分开改革。

(4)2016年国务院印发的《"十三五"深化医药卫生体制改革规划》要求,公立医院要取消药品加成,通过调整医疗服务价格、加大政府投入、改革支付方式、降低医院运行成本等,建立科学合理的补偿机制。

北京医疗资源丰富,但优质医疗资源面对来自全国的医疗需求,又显紧张和稀缺。由于改革涉及的医疗机构举办主体多,隶属关系复杂。医药分开综合改革本身的政策性、复杂性和敏感性都很强。作为全国首批公立医院改革试点城市之一,实施医药分开综合改革是落实国务院深化医药卫生体制改革决策部署的重要举措。从 2012 年起,北京已在首都医科大学附属朝阳医院等 5 家市属三级医院进行了医药分开改革的探索,2014 年、2015 年又在密云区、延庆区 6 家区属二级医院,进行了系统的医药分开改革试点探索。相关研究实践显示医药分开综合改革既有利于遏制医药费用不合理增长,又有利于缓解群众医药费用的负担。取消"以药养医"机制,有助于医疗机构主动控制和合理使用药品,减少"多开药、开贵药"等现象。广大医务人员希望能够通过体制机制改革,建立科学补偿机制,通过辛勤的劳动和无私的奉献获得合法的、有尊严的收入,体现劳动价值。

二、政策方案研制

北京医药分开综合改革政策方案研制是在充分分析政策问题影响因素基础上,由涉及改革的各部门共同研究,广泛听取各利益相关者意见建议,进行医药分开综合改革政策方案的可行性论证,形成共识,并不断反复论证修改完善方案,形成最终的北京医药分开综合改革实施方案。北京医药分开综合改革政策方案的出台充分体现了民主性,可减少政策实施过程的阻力,提高了政策方案实施的可行性。北京医药分开综合改革政策方案研制实践步骤如下:

(1)对市、区两级医药分开改革试点和基层医疗卫生机构基本药物零差率销售工作进行了评估总结。

(2)市发展改革、人力社保、卫计、财政、民政、食品药品监管等多部门共同研究、评估、分析,根据北京地区不同医疗机构特点和实际情况进行分析,研究风险防控举措,制定了综合改革政策措施。

(3)召开了多场涉及不同层级医疗机构和专家学者的座谈会,广泛吸纳了各方建议意见。

(4)专门听取了人大代表、政协委员和社会各界代表的建议意见,凝聚了社会各界的共识和智慧。

(5)中央有关部门给予指导,军队、武警后勤部卫生部门给予支持,形成了改革共识。

(6)经过反复论证修改完善,形成了北京市医药分开综合改革实施方案,并经市政府专题会议和市委全面深化改革领导小组会议研究同意,是市委市政府深化医药卫生体制改革的重要决策部署。

三、政策方案内容

(一)政策目标

医药分开综合改革坚持党委领导、政府统筹、全面推进,坚持医疗、医药、医保联动,增强改革的系统性、整体性和协同性。

(1)通过取消药品加成,设立医事服务费,转变公立医疗机构运行机制,规范医疗行为。

(2)通过医药产品阳光采购、医保控费等措施,降低药品、器械、耗材等的虚高价格和费用。

(3)规范医疗服务价格,逐步建立以成本和收入结构变化为基础的医疗服务价格动态调整机制。

(4)加强医疗机构监督管理,健全医疗机构成本和费用控制机制,建立财政分类补偿机制,推进医保支付方式改革,增强公立医疗机构的公益性,使群众有更多获得感。

到2017年底,以行政区为单位,公立医院药占比(不含中药饮片)力争降到30%左右,百元医疗收入(不含药品收入)中消耗的卫生材料降到20元以下。到2020年上述指标得到进一步优化,公立医院医疗费用增长稳定在合理水平。

(二) 政策措施

1. 取消药品加成、挂号费、诊疗费,设立医事服务费

参与本次改革的医疗机构全部取消药品加成(不含中药饮片)和挂号费、诊疗费,所有药品实行零差率销售,设立医事服务费,实现补偿机制转换。医事服务费主要用于补偿医疗机构运行成本,体现医务人员技术劳务价值。

2. 实施药品阳光采购

落实药品购销"两票制"(生产企业到流通企业开一次发票,流通企业到医疗机构开一次发票)。鼓励和规范集团采购、医疗联合体采购和区域联合采购,进一步提高医疗机构在药品集中采购中的参与度,降低药品、耗材价格。药品采购全部在政府搭建的网上药品集中采购平台上进行,药品采购价格实现与全国的省级药品集中采购最低价格动态联动。公开公立医疗机构药品采购品种、价格、数量和药品调整变化情况,确保药品采购各环节在阳光下运行。

3. 规范医疗服务价格

按照"总量控制、结构调整、有升有降、逐步到位"的原则,推进医疗服务价格改革,建立完善动态调整、多方参与的医疗服务价格形成机制。降低大型医用设备检查项目价格,提高中医、护理、手术等能体现医务人员技术劳务价值和技术难度高、执业风险大的医疗服务项目价格,逐步理顺医疗服务比价关系。首批选择435个项目进行价格规范。

4. 改善医疗服务

实施改善医疗服务行动计划,强化医务人员的服务意识,提高医疗服务质量和水平。建立健全医疗质量管理长效机制,综合考虑医疗质量安全、基本医疗需求等因素,加强临床路径管理,促进治疗项目精细化、标准化;加强药品处方审核和处方点评,促进合理用药。大力推行非急诊预约诊疗服务,推广知名专家团队服务模式,规范服务流程,改善患者就医体验。丰富家庭医生签约服务内容,使居民享受到更加便利的就医、转诊服务。推动京、津、冀三地医疗机构检查结果互认。

5. 加强成本和费用控制

健全公立医疗机构医疗费用、关键绩效指标监测体系,推动公立医疗机构控制成本和费用。采用信息化手段,加大对异常、高额医疗费用的预警和分析,控制高值医用耗材的不合理使用。严格新技术、新项目、特需服务准入和管理。加强对大型设备购置的可行性论证,提高医疗设备的使用效益。强化公立医疗机构内部绩效考核,保持医疗机构人员数量和薪酬合理增长。

6. 完善分级诊疗制度

完善分级诊疗政策体系,健全医疗机构分工协作机制,逐步实现基层首诊、双向转诊、急慢分治、上下联动。推进紧密型医联体与专科医联体建设,提供连续性的医疗服务。引导大医院医生和返聘专家到基层工作,提高基层医疗服务供给能力和水平。完善家庭医生签约服务。高血压、糖尿病、冠心病、脑血管病等4类慢性疾病稳定期常用药品,统一大医院与基

层医疗卫生机构的采购和报销目录,符合条件的患者在基层医疗卫生机构可享受 2 个月的长处方便利,有序分流三级医院门诊量。

7. 建立财政分类补偿机制

根据公立医疗机构隶属关系落实财政投入政策,对积极参加医药分开综合改革且效果良好的医疗机构给予适当补助,保障公立医疗机构基本建设和设备购置、离退休人员费用、重点专科发展、人才队伍建设、政府指令性任务及承担公共卫生服务等方面支出。不断完善财政分类投入政策,对中医(含中西医结合、民族医)、传染病、精神病、职业病、妇产科、儿科、康复、老年病等医疗机构及基层医疗卫生机构予以倾斜,促进各级各类医疗机构协调发展。

8. 加大医保保障和支付方式改革力度

通过完善医保支付制度、医疗保险制度、医疗救助制度等,减轻参保患者负担。在医保基金总额预算管理框架下,探索以按病种付费为主,按人头付费、按服务单元付费、按疾病诊断相关组付费等为补充的复合型付费方式,逐步减少按项目付费。对于重症精神病住院治疗、疾病恢复期康复、非传染性疾病社区康复、老年病护理,探索按床日付费改革。发挥各类医疗保险对医疗服务行为和费用的调控引导与监督制约作用。全面实施城乡居民大病保险,推进商业健康保险加快发展。完善对低收入等困难群体的医疗救助制度,加强医疗救助与医疗保险业务协同,防止因病致贫。

第二节 | 医药分开政策根源分析

中国现行的医疗卫生体制形成于 20 世纪 50 年代,为预防疾病政府免费向居民提供医疗卫生服务,政府管制医疗服务价格并严格规范医疗机构行为。医疗机构的费用由政府全额补助,医疗机构不承担经营的经济效果责任,广大居民可享受基本医疗卫生服务。但限于社会经济发展水平,免费医疗卫生服务水平相对较低,仅能防控传染病等流行病,无法满足居民更高的卫生服务需求。

改革开放以来,市场机制对公立医疗机构的发展产生了重大影响。1985 年我国正式启动医疗卫生体制改革,这一年被称为"医改元年"。我国于 1992 年提出"以工助医""以副补主"方式逐步减少财政对医疗系统的投入,导致医疗机构经费缺口不断增加,并出现了全行业的政策性亏损。为解决上述问题,政府提出"以药养医"政策,医院自负盈亏,医疗服务经费不足的问题由市场化的方式来解决。由此,药品收入成为公立医疗机构经费重要来源,逐步形成了"以药养医"问题,甚至出现了"药品价格越降,药品费用越高"的现象,也诱发了抗生素滥用和医药贿赂等现象。

一、政策问题根源因素分析

政策问题根源分析是指针对特定的政策问题,运用公认的科学方法和逻辑步骤,明确其根源和影响因素,即形成问题的作用机制。当某些影响因素的进一步关系在一定条件下能够被穷尽时,这些因素被认为是特定问题的根源。影响因素又可分为直接影响因素和间接影响因素,直接影响因素是指对问题的产生和发展不可缺少的影响因素;间接影响因素指借助中间环节作用于问题产生和发展的因素。根据相关概念,要分析医药分开政策问题根源,关键是找出医药分开政策问题影响机制。

出现"以药养医"现象,与公立医疗机构补偿机制本身问题密切相关。从图 13-1 我们可知,医院自身收费补偿有两种渠道——服务收费和药品收费。当医务人员的劳务不能体现其实际价值,常规服务项目不能得到足够补偿时,便会呈现医疗服务价格体系扭曲,即服务收费渠道 1 和 2 阻断,只能通过服务收费渠道 3 和药品收费增加补偿,医务人员只能追求药品费和能增加收益的项目进行补偿。考虑到价格体系属于物价部门的权限范围,可以认为物价部门未有效履行部门职能,使其掌管的医疗服务价格体系扭曲,导致医院无法从医务人员劳务和常规服务项目得到足够补偿,只有追求药品收费和能增加收益的项目收费。

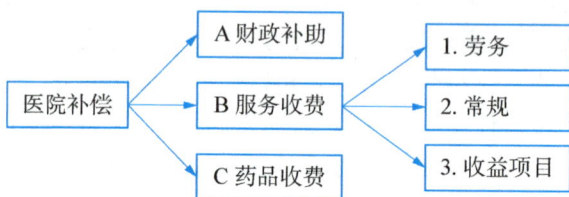

图 13-1　医疗机构补偿渠道示意图

从图 13-1 可知,医院补偿有 A、B、C 三条途径:财政补助、服务收费和药品收费。如果财政补助畅通的话,没有任何一家医院愿意将精力过多地放在服务和药品收费上。通过服务和药品收费进行补偿,难度相对较大且存在违规风险。所以政府财政对医院投入量相对萎缩,是医院偏重服务收费补偿途径的直接动因。

综上分析结果,可以明确"财政对医院投入量相对萎缩,是医院重视服务收费的直接动因",由此可以确定"政府财政补助不足"是医疗机构寻求药品收益的根源,即医药分开政策要解决的看病费用贵的根源因素(图 13-2)。

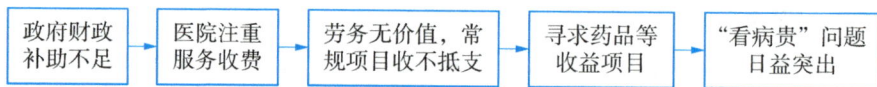

图 13-2　医药分开政策问题根源

二、政策问题成因分析

(一)政府财政拨款不足

从机制分析结果来看,政府财政拨款不足是最根本的原因。改革开放以来,市场化改革使各级政府对医疗部门的支持力度大幅下降,政府投入仅占公立医院支出的 7%,余下支出需医院自行解决。在此条件下,公立医院开始依靠增加药品收入来维持生存。

(二)政府对医疗服务价格进行管制

医疗服务价格是医生劳动价值的货币表现,包括门诊、住院、检查、治疗、手术等项目的收费价格。医疗服务具有一定的公共产品的特性,其价格一定程度上受到政府管制。医疗服务相关的材料和设备的成本不断变化,但医疗收费标准在制定后变动缓慢甚至长期不动。

医疗服务价格既不能体现医疗供求关系,也不能体现医务人员的劳动价值。医务人员工作积极性降低,医疗机构只能通过药品收入来谋求利益最大化。

(三)药品定价机制不合理

药品作为特殊商品,原料成分、技术含量较复杂,供求双方信息不对称造成定价困难。政府在进行价格降价管制时,医药企业就通过"新药审批"将药品重新销售,结果药价不降反升。由于政府处于信息劣势,缺少专门的监管人员和有效的约束机制,使得药品降价难以落实。

(四)药品生产流通机制复杂

目前,我国医药生产和流通领域均呈现出"多、小、散、乱、低"等特点。企业之间恶性竞争,促使医院多用药、用新药、用贵药,甚至采取"高定价、大回扣"的营销手段及通过贿赂等违法手段推销药品,使医疗市场道德行为混乱。

(五)医院的"双垄断"地位

一方面,医院作为患者的代理人是药品需求者,受限于低端混乱的发展状况,作为供给者的医药企业处于被动地位;另一方面,医院是患者的医疗服务和药品供给者,由于对医疗和药品的专业程度不同,信息不对称,患者在选择药品时也处于被动地位。药品供需双垄断地位有利于医院顺利赚取大额药品差价。

综上,通过医药分开政策根源分析,为后续医药分开政策方案的研制提供了基础。

第三节 | 医药分开政策发展历程

通过对医药分开相关政策进行梳理归纳,我国医药分开政策发展历程大致可分为三个阶段,包括问题形成阶段、医药分开改革探索阶段和新医改探索阶段(表13-1)。

表 13-1 我国医药分开改革主要政策文件

时间	政策名称	主 要 内 容
1997 年	《中共中央、国务院关于卫生改革与发展的决定》	首次提出了"医疗收支和药品收支实行分开核算、分别管理"
1999 年	《医疗机构"医药分开核算分别管理"暂行办法》	实施医药分开结算是为了规范医疗行为,降低药品收入在医院收入中的占比
2000 年	《关于城镇医药卫生体制改革的指导意见》	解决当前存在的以药养医问题,必须切断医疗机构和药品营销之间的直接经济利益联系,规定"各地区要选择若干所医院积极进行门诊药房改为药品零售企业的试点,取得经验后普遍推开"
2002 年	《医疗机构药事管理暂行规定》	药学部门要建立以患者为中心的药学保健工作模式,开展以合理用药为核心的临床药学工作,参与临床疾病诊断、治疗,提供药学技术服务,提高医疗质量
2006 年	《处方管理办法》	药师可对医师处方提出质疑
2007 年	《卫生事业发展"十一五"规划纲要》	按照政事分开、管办分开、医药分开、营利性与非营利性分开的原则,深化改革,完善公立医院管理制度,维护公益性质

（续表）

时间	政策名称	主 要 内 容
2009 年	《中共中央、国务院关于深化医药卫生体制改革的意见》	多角度对药品价格、药品流通渠道、医药分开政策提出了指导
2011 年	《公立医院改革试点工作安排》	提出探索多种医药分开的具体途径
2017 年	《关于全面推开公立医院综合改革工作的通知》	全国所有公立医院全部取消药品加成（中药饮片除外），同时政府通过提高医疗服务收入、增加补偿收入等配套政策巩固破除以药补医成果，解决了医院推动处方外流动力不足的问题
2021 年	《关于建立完善国家医保谈判药品"双通道"管理机制的指导意见》	将定点零售药店纳入医保谈判药品供应保障范围，并与定点医疗机构统一支付机制，推动了零售药店承接处方外流时医保统筹问题的解决

一、问题形成阶段

（一）1949 年—20 世纪 70 年代末

医疗卫生定位是社会福利性事业，实行公费、劳保医疗和合作医疗，政府对公立医院实行"全额管理，差额与定项补助，结余上缴"，公立医院盈亏由政府负担，基本是保本经营。但是由于政府对医院的财政控制比较严格，很难提高医院工作人员的效率和积极性，出现了"看病难、手术难、住院难"的现象。

（二）20 世纪 80 年代初—1993 年

改革开放后，由于国家财政紧张，对公立医院的财政投入下降，为提高公立医院的活力和效率，国家对公立医院财政补偿采取"全额管理，定项定额补助，结余留用，超支不补"的模式，鼓励医院自负盈亏。公立医院更多地依靠医疗服务收入和药品收入进行补偿，由于医疗服务成本提升，而医疗服务价格依然维持低价，"以药养医"的格局逐渐形成。

（三）1994—2007 年

随着国家分税制改革，各级政府对公立医院的投入严重不足。医疗服务的价格严重扭曲，基本医疗服务价格低于成本，新技术、新项目价格高于成本，药品加成率升高，卫生材料、设备、水电煤、人员工资等服务成本的大幅增加。医院为求得生存发展，越来越依靠于市场，趋利行为严重，公益性淡薄。"以药养医"达到顶峰，药品收入占医疗机构业务收入比例常年维持在 50% 左右，医疗费用快速攀升。

二、改革探索阶段

从医药分开的提出到现在已经过去 20 多年，在此期间一直有不同的地区尝试医药分开试点工作。早期（2001—2003 年）在广西、四川、南京进行试点工作，但因体制问题等原因无法继续进行。之后医药分开试点工作一直缓慢进行。

在深入认识到"以药养医"所带来的患者医疗费用过高，就医经济压力大等问题，国家开始探索解决该问题的根源，提出医药分开政策措施，逐步探索实行。该阶段主要做法包括规范医疗机构用药行为、切断医疗机构和药品营销之间的经济利益联系、改革医疗机构补偿方式及药品流通体制。初步探索阶段主要政策按年份发展如下。

1997年《中共中央、国务院关于卫生改革与发展的决定》首次提出了"医疗收支和药品收支实行分开核算、分别管理",这是国家首次提出"医药分开"。

1999年《医疗机构"医药分开核算分别管理"暂行办法》中指出,实施医药分开结算是为了规范医疗行为,降低药品收入在医院收入中的占比。该办法表明医药分开政策是为了规范医生用药。

2000年改革进一步深化,在《关于城镇医药卫生体制改革的指导意见》中明确"解决当前存在的以药养医问题,必须切断医疗机构和药品营销之间的直接经济利益联系",规定"各地区要选择若干所医院积极进行门诊药房改为药品零售企业的试点,取得经验后普遍推开"。该指导意见给各地区各医院开展试点工作提供了政策依据,留有充分发挥的余地。

2002年,国务院八部委联合发文,明确指出:"解决当前存在的以药养医问题,必须切断医疗机构和药品营销之间的直接经济利益联系。要在逐步规范财政补助方式和调整医疗服务价格的基础上,把医院的门诊药房改为药品零售企业,独立核算、照章纳税"。同年,原国家卫生部、国家中医药管理局印发的《医疗机构药事管理暂行规定》提出,药学部门要建立以患者为中心的药学保健工作模式,开展以合理用药为核心的临床药学工作,参与临床疾病诊断、治疗,提供药学技术服务,提高医疗质量。该规定表示药师有能力对医生用药做出判断,医生与药师各司其职,能实现医药分开。

2004年国家发展改革委关于推进经济体制改革意见中指出:"深化药品流通体制改革,探索实行医药收支两条线,改革以药养医的机制,逐步实行医药分开"。

2006年国家卫生部部委会议在通过的《处方管理办法》中指出药师可对医生的处方提出质疑。

2007年《卫生事业发展"十一五"规划纲要》中,"按照政事分开、管办分开、医药分开、营利性与非营利性分开的原则,深化改革,完善公立医院管理制度,维护公益性质",是国家深化医药卫生体制改革,推进制度创新的措施之一。

三、深化实施阶段

2009年新医改之后,各地涌现出大量的医药分开改革试点医院。2009年,《中共中央、国务院关于深化医药卫生体制改革的意见》多角度对药品价格、药品流通渠道、医药分开政策提供了指导,至今依然有重大的参考意义。同年发布的还有《国务院关于印发医药卫生体制改革近期重点实施方案(2009—2011年)的通知》。

2011年初,国务院印发了《2011年公立医院改革试点工作安排》,提出探索多种医药分开的具体途径。同年,卫生部年底的例行记者会上表示卫生部将通过公立医院改革试点,总结经验,在全国推进医药分开。

2012年和2013年深化医药卫生体制改革主要工作安排都有提到继续医药分开试点工作,给予相应自主权。

2015年,政府部门发布多项有关"药品零加成""医药分开""处方外流"的政策。

2017年9月底,全国所有公立医院全部取消药品加成(中药饮片除外),同时政府通过提高医疗服务收入、增加补偿收入等配套政策巩固破除以药养医成果，解决了医院推动处方外流动力不足的问题。

2021 年 5 月，国家医保局等部门发布《关于建立完善国家医保谈判药品"双通道"管理机制的指导意见》，将定点零售药店纳入医保谈判药品供应保障范围，并与定点医疗机构统一支付机制，推动了零售药店承接处方外流时医保统筹问题的解决。

第四节 ｜ 医药分开政策实施评估

实施医药分开是北京开展公立医院改革的一项关键举措。北京医药分开政策从 2012 年 7 月开始试行，已有首都医科大学附属北京友谊医院、首都医科大学附属北京朝阳医院两家三级甲等综合医院，以及首都医科大学附属北京同仁医院、首都医科大学附属北京天坛医院、北京积水潭医院三家专科特色突出的三甲医院先后分 3 批推开试点。改革 3 年来的相关数据表明，试点医院在管理体制、运行机制、服务模式等方面都发生了显著变化。

首都医科大学附属北京朝阳医院作为一家大型三级甲等综合医院，门（急）诊量连续多年位于北京地区医院之首，具有很强的综合性，兼有突出的重点专科，十分具有代表性。首都医科大学附属北京朝阳医院于 2012 年 9 月启动医药分开试点工作，经过改革，其成效、作用机制进一步显现，较好地实现了改革预期效果，实现患者、医保、医院三方受益。本节以首都医科大学附属北京朝阳医院为例，评价医药分开政策实施效果。

一、评估目的分析

政策评价是指按照一定的价值标准，以具备专业资质的评价者为主体，运用公认的社会和自然科学研究方法，在排除政策执行过程中环境等非政策因素的干扰后，对政策进行价值判断的过程，并以此作为确定政策去向的依据。

政策评价目的主要包括以下 3 个方面。

（一）检验政策实施效果

政策评价是检验政策实践效果过程。政策是否按照原定计划执行，政策目标是否达成，政策目标达成对政策问题的解决程度，是否带来社会的动荡，是否会引发新的问题，是衡量政策实践效果的主要方面。政策评价是通过对上述方面展开系统评价，检验政策效果，分析存在问题，明确政策价值。

（二）明确完善政策思路

明确政策效果，尤其是明确政策存在的问题和新问题产生的原因，是完善政策、提高政策价值的关键所在。影响政策效果的因素主要包括三类：政策思路、政策思路与政策方案的匹配程度、执行过程。通过政策评价效果的原因分析，可以明确政策问题是否得到解决或引来新的严重问题的原因，究竟是政策思路问题、政策方案问题还是政策执行的问题。明确了问题和归因，为针对性完善政策、提高政策价值提供了方向。

（三）确定政策去向

政策价值高低是决定政策去向的依据。一般而言，随着政策价值从高到低，政策去向可划分为政策延续、政策调整与政策终结。政策目标达成,政策问题已经解决,政策也需要终结。政策评价对政策价值的高低做出了判断,确定了标准,在决定政策去向时就有了客观依据。

二、实施效果评价

北京医药分开综合改革后,从医疗服务、药物使用、收入结构变化、检验结果等方面对政策效果进行分析。

(一)医疗服务

改革后,医疗服务数量、质量与效率都有所提高。改革第三年与改革前一年相比,门(急)诊量和出院人数分别提高 9.2% 和 16.3%。平均住院日由改革前的 9.36 天持续下降至 8.17 天。与此同时,床位使用率、大中手术例数和占比呈现上升趋势(表 13-2)。

表 13-2 改革前后医疗服务数量、质量与效率变化情况

监测指标	改革前一年	改革第一年	改革第二年	改革第三年	改革第一年改革前一年比		改革第二年改革前一年比		改革第三年改革前一年比	
					变化量	变化率(%)	变化量	变化率(%)	变化量	变化率(%)
门急诊总诊疗人次(人)	3 314 775	3 370 126	3 588 441	3 619 076	55 351	1.7	273 666	8.3	304 301	9.2
出院人数(例次)	68 678	73 458	77 953	79 845	4 780	6.96	9 275	13.5	11 167	16.3
平均住院日(天)	9.36	8.74	8.27	8.17	−0.62	−6.62	−1.09	−11.65	−1.19	−12.71
床位使用率(%)	94.43	94.44	95.29	95.28	0.01	0.01	0.86	0.91	0.85	0.90
大中手术例数(例次)	17 237	18 286	20 176	20 829	959	5.53	2 849	16.44	3 502	20.21
大中手术占比(%)	67.13	65.74	67.98	69.05	−1.39	−2.08	0.85	1.27	1.92	2.86

注:数据来源于《北京医药分开试点成效及启示——以北京朝阳医院为例》。

(二)药物使用

改革后,门诊、住院药占比和药品费用持续下降。改革第三年与改革前一年相比,门诊、住院药占比分别下降 16.98% 和 13.3%,年均降幅 25.57% 和 36%。患者用药费用负担减轻,门诊、住院患者次均(例均)药费分别下降 56.6 元和 2 030.6 元,降幅分别为 21.39% 和 34.8%(表 13-3)。

表13-3 改革前后门诊、住院患者药占比、次均药费变化情况

监测指标	改革前一年	改革第一年	改革第二年	改革第三年	改革第一年改革前一年比		改革第二年改革前一年比		改革第三年改革前一年比	
					变化量	变化率(%)	变化量	变化率(%)	变化量	变化率(%)
门诊药占比(%)	66.41	52.37	50.19	49.43	-14.04	-21.25	-16.22	-24.42	-16.98	-25.57
门诊次均药品费用(元)	264.6	210.8	204.4	208	-53.8	-20.33	-60.2	-22.75	-56.6	-21.39
住院药占比(%)	36.90	28.50	25.60	23.60	-8.4	-22.76	-11.3	-30.6	-13.3	-36
出院患者例均药费(元)	5832.9	4379.3	3942.4	3802.3	-1453.6	-24.92	-1890.5	-32.4	-2030.6	-34.8

注:数据来源于《北京医药分开试点成效及启示——以北京朝阳医院为例》。

(三) 收入结构变化

改革三年后,医疗、药品收入结构较改革前持续保持"一升一降"。医疗收入较改革前增加81326万元,增幅68.1%。药品收入较改革前下降18923万元,降幅14.29%。取消挂号、诊疗收入后,医事服务费收入成为补偿药品加成损失的重要来源。改革第三年,医事服务费收入达到24350万元,不但实现了"平移转换"的改革目标,而且医院收益略有结余。医院床位、手术、治疗、护理收入整体呈现下降。医院检查、化验收入与卫生材料及其他收入持续上涨,改革后第三年较改革前一年分别增加23529万元和31841万元,增幅分别为52.60%和97.93%(表13-4)。

表13-4 医疗收入、药品收入情况

监测指标	改革前一年(万元)	改革第一年(万元)	改革第二年(万元)	改革第三年(万元)	改革第一年改革前一年比		改革第二年改革前一年比		改革第三年改革前一年比	
					变化量(万元)	变化率(%)	变化量(万元)	变化率(%)	变化量(万元)	变化率(%)
医疗收入	119426	155472	181448	200752	36046	30.18	62022	51.93	81326	68.1
挂号、诊疗医事服务费收入	2778	22770	24038	24350	19992	719.65	21260	765.3	21572	776.53
检查、化验收入	44732	50780	61494	68261	6048	13.52	16762	37.47	23529	52.6
床位、手术、治疗护理收入	39401	27473	28023	28367	-11928	-30.27	-11378	-28.88	-11034	-28
卫生材料、其他收入	32513	54394	59987	64354	21881	67.3	27474	84.5	31841	97.93

（续表）

监测指标	改革前一年（万元）	改革第一年（万元）	改革第二年（万元）	改革第三年（万元）	改革第一年改革前一年比		改革第二年改革前一年比		改革第三年改革前一年比	
					变化量（万元）	变化率（%）	变化量（万元）	变化率（%）	变化量（万元）	变化率（%）
药品收入（万元）	132 453	109 189	110 679	113 530	−23 264	−17.56	−21 774	−16.44	−18 923	−14.29
合计（万元）	251 878	264 661	292 127	314 282	12 783	5.08	40 249	15.98	62 404	24.78

注：数据来源于《北京医药分开试点成效及启示——以北京朝阳医院为例》。

（四）检验结果

数据显示，改革后三年与改革前一年相比，门诊、住院患者检验、检查人次数持续增长。尤其是 CT、MRI、B 超等大型医疗设备检查患者例数增长趋势更为明显，改革后三年每年多以 10% 以上的增长率递增，远高于门（急）诊和出院患者普通放射检查的增长率（表 13-5）。

表 13-5　门诊及住院检查、检验人次变化情况

监测指标	改革前一年（人）	改革第一年（人）	改革第二年（人）	改革第三年（人）	改革第一年改革前一年比		改革第二年改革前一年比		改革第三年改革前一年比	
					变化量（人）	变化率（%）	变化量（人）	变化率（%）	变化量（人）	变化率（%）
普通放射检查人次	429 776	430 024	460 833	470 093	248	0.06	31 057	7.23	40 317	9.38
CT（不含 PET 和 SPECT）检查人次	135 125	144 342	162 167	173 130	9 217	6.82	27 042	20.01	38 005	28.13
MRI 检查人次	37 289	41 018	47 603	50 614	3 729	10	10 314	27.66	13 325	35.73
B 超检查人次	310 955	344 188	395 597	407 366	33 233	10.69	84 642	27.22	96 411	31
全血细胞分析人次	501 198	512 547	556 169	577 721	11 349	2.26	54 971	10.97	76 523	15.27

注：数据来源于《北京医药分开试点成效及启示——以北京朝阳医院为例》。

三、核心结论总结

（一）医药分开提高了服务效率，使医院更注重服务质量提升

医药分开改革通过取消药品加成切断了医院通过销售药品获得收入的渠道，从政策设计上消除"以药养医"的不合理机制。同时，收取医事服务费提高了医务人员的劳务价值，促使医院的管理重心和临床医师的关注点进一步转移到医疗服务质量的提高上。数据显示，改革后，门诊和住院服务量持续大幅度增长，平均住院日持续下降，床位使用率、大中手术例数和占比呈现上升趋势。可以说，医药分开改革促进了医院医疗服务质量的提升。

（二）医药分开促进合理用药，减轻患者经济负担

医药分开改革取消药品加成，从利益机制上促进了合理用药，为患者带来的最大红利是用药更加安全、实惠。在门（急）诊量、出院患者总量持续增长的情况下，改革致使药占比和患者次均药费均下降，门诊、住院患者药品支出负担显著减轻。可见，北京医药分开改革对于公立医院在遏制"大处方"，促进合理用药，减轻人民群众"用药负担"方面的成效比较显著。

（三）医院收入结构变化，获利途径转为提供医疗服务

医药分开改革试点三年后，医院医疗收入保持逐年增长，药品收入得到控制。医疗收入在医院收入结构中所占比例显著上升；同时，药品收入比例显著下降，医院的收入来源结构日趋科学合理。随着改革的不断深入，药品从改革前的加成收入完全变为成本的支出，医院将着力加强成本控制，在保障医疗质量和安全的前提下，必将进一步减少药品销售，药品收入在医院收入中的比例也将进一步下降。

（四）化验、检查、卫生材料收入增幅较大

伴随着医药分开改革的持续推进，医院药品费用得到合理控制的同时，医疗收入中，化验、检查（特别是大型医疗设备检查）、卫生材料收入增长幅度较大。因同时期医院病例组合指数值未见升高，可见，医院化验、检查、材料收入的升高并不是病例疑难程度提高导致的。后续若不加以有效监管，可能会导致新的问题出现，在未来政策调整中需予以重视。

本章小结

"看病难、看病贵"是新医改要解决的核心政策问题，医药分开综合改革政策是解决"看病贵"问题的重要政策措施。本章根据卫生政策的周期性，系统梳理了医药分开综合改革政策解决的政策问题，其要解决的政策问题根源，政策措施的发展历程，以及政策实施的效果评估，为深入把握"医药分开"综合改革政策提供了基础支撑，也为卫生政策分析提供了范例。

练习题

一、选择题

下面有关政策评价目的表述错误的是（   ）

A. 只明确政策直接效果

B. 明确完善政策思路

C. 明确政策效果

D. 为确定政策取向提供依据

二、简答题

1. 简述"以药养医"的成因？

2. 简述医药分开政策的发展历程？

3. 简要分析医药分开综合改革政策研制步骤？

（李　阳）

第十四章

基于疾病诊断相关组和按病种分值付费的支付方式案例

学习目标

（1）知识目标：概括疾病诊断相关组和按病种分值付费支付方式的定义。
（2）能力目标：联系疾病诊断相关组和按病种分值付费支付方式的优点与不足。
（3）素质目标：认同中国化医保支付方式种类与特点，具有家国情怀和科学精神。

思政知识

卫生事业的发展关乎人民的生活健康水平，医保支付方式关系到医保资金公平和效率，需要专业、发展的探索支付方式，实现中国式的支付方式形成。

专业术语

（1）主要诊断大类：major diagnostic category，MDC
（2）核心疾病诊断相关组：adjacent diagnosis related groups，ADRG
（3）疾病诊断相关分组-预付费 diagnosis related groups-prospective payment system，DRG - PPS
（4）先期分组：pre-major diagnostic category，Pre - MDC
（5）病例组合指数：case mix index，CMI

章前案例

以北京为例，在应用 DRG 的十年间，药占比由 38.8% 下降到 24.2%，而与之相对应的是医疗服务费用占比由 30.6% 提升到了 36%。医疗机构由无序提供新药、新技术、新耗材的扩张式发展转向合理诊疗的内涵式发展，整体效率提高，参保人少做了不必要的检查，少吃了不必要的药，体验感提高。2019—2021 年，30 个试点城市次均费用呈增长趋势，但随着整体医疗费用结构的优化，参保个人负担是降低的。以广西梧州为例，自 2021 年 1 月启动 DRG 后，1—9 月间，平均住院日、次均住院费用、患者自付比例同比分别下降 10.3%、6.1%、4.7%。

第一节　｜　医保控费政策案例概述

一、政策背景与改革动因

　　医疗保障是减轻群众就医负担、增进民生福祉、维护社会和谐稳定的重大制度安排。一直以来,我国传统的医保支付方式是按项目付费,就是根据诊疗过程中用到的所有药品、医疗服务项目、医用耗材进行结算,患者和医保根据实际费用分别承担各自需要支付的部分。这种医保支付方式执行起来相对容易,也较为符合过去我国医药卫生体制的实际情况,在医保支付的历史中一直占据着重要地位。然而,随着人民群众生活水平的不断提高,看病就医的刚性需求被逐渐释放,它的缺陷也暴露得越来越明显:容易滋生"大处方""大检查"等过度医疗行为。《中共中央、国务院关于深化医疗保障制度改革的意见》明确了医保待遇、筹资、支付、监管四项机制。支付机制是提高医保基金使用效能的关键机制。《"十四五"全民医疗保障规划》明确要持续优化医保支付机制。推进医保支付方式改革,不仅是医保高质量发展的需要,还是医院高质量发展的需要,更是人民群众获得更高质量医保医药服务的需要。

二、疾病诊断相关组和按病种分值付费核心机制

　　推行 DRG 后,对医疗机构来说,原来靠量增收和扩张床位规模的时代结束了,将促使医院进行提质控费增效。医保部门在考核医疗机构服务质量的基础上,明确结余留用政策,合理超支分担。因此医疗机构将更关注药品、耗材等成本管控,压缩治疗中的水分,实行更高效的管理模式。在这一过程中,患者也可以避免不必要的医疗支出。

　　DRG 按照疾病诊断、病情严重程度、治疗方法等因素,把患者分入临床病症与资源消耗相似的诊断相关组。在此基础上,医保按照相应的付费标准进行支付。DRG 是以划分医疗服务产出为目标(同组病例医疗服务产出的期望相同),其本质上是一套"管理工具",只有那些诊断和治疗方式对病例的资源消耗和治疗结果影响显著的病例,才适合使用 DRG 作为风险调整工具,较适用于急性住院病例。不适用于以下情况,应作"除外"处理:①门诊病例。②康复病例。③需要长期住院的病例。④某些诊断相同,治疗方式相同,但资源消耗和治疗结果变异巨大病例(如精神类疾病)。DIP 在总额预算机制下,根据年度医保支付总额、医保支付比例及各医疗机构病例的总分值计算点值,形成支付标准,对医疗机构每一病例实现标准化支付。与传统按项目付费相比,DRG/DIP 付费是一种更科学、更精细的医保支付模式,能够帮助医院在进行费用管理的同时,兼顾临床发展。

　　DRG 付费始于 20 世纪 80 年代的美国,目前有 40 多个国家将其应用于医保定价或基金预算。1967 年美国耶鲁大学 Robert B. Fetter 及其团队开发 DRG,1980 年开始用于美国医疗保险支付制度改革,我国以北京作为探索先驱,2008 年开发出适用于中国国情的 BJ - DRG,几年后该模式作为医保支付方式对其 108 个诊断分组在北京市 6 家大型医院进行实地验证。由于其合理结余的部分归医院,超出部分医院自行承担的特性,也被称为"风险共担的医保付费制度"。2019 年以来,先后启动了 30 个试点城市的 DRG 付费国家试点。《DRG/DIP 支付方式改革三年行动计划》明确从 2022 年到 2024 年底,全国所有统筹地区全

部开展 DRG/DIP 支付方式改革工作,到 2025 年底,DRG/DIP 支付方式覆盖所有符合条件的开展住院服务的医疗机构。

DRG 支付是世界公认的较为先进和科学的支付方式之一,是有效控制医疗费用不合理增长,建立公立医院运行补偿新机制,实现医、保、患三方共赢和推进分级诊疗促进服务模式转变的重要手段。近年来,国内也有部分地区开展了 DRG 支付方式改革的探索,但版本众多,技术标准差异较大,运行情况和成效也有较大差别。国家医保局组织形成专家团队形成医保 DRG 支付方式改革分组标准与技术规范。

三、国家医疗保障疾病诊断相关分组特色创新

近些年来,不少城市开展 DRG 付费改革的探索,国家医保局在综合地方主要版本的基础上,形成了中国特色的支付版本,即国家医疗保障疾病诊断相关分组(China healthcare security diagnosis related groups, CHS - DRG),具有融合兼容、覆盖最全、编码统一、临床平衡、数据保证等特点,这也标志着 DRG 在我国的施行从分散走向统一,逐步规范。

国家医疗保障疾病诊断相关分组 CHS - DRG 的特点:①唯一用于付费。全国其他 DRG 版本都没有付费功能,CHS - DRG 是唯一一个和经济杠杆挂钩的支付标准。②行业共识。我国之前各地试点流行着 C - DRG、CN - DRG、BJ - DRG、CR - DRG 四大 DRG 流派,CHS - DRG 是在这四大流派之上,基于各自特点,集合长处形成的共识版本。③临床权威。国家医疗保障局成立 DRG 付费国家试点工作组技术指导组(以下简称"技术指导组"),设在北京市医疗保障局。试点城市和所在省(区)组建本地专家队伍,包括医保管理、信息技术、统计分析、病案管理、临床医学等各方面的专家,打造专业化的管理队伍,提高管理水平,保障试点工作顺利实施和推进。④大数据支撑。收集了 30 个试点城市从 2016 年到 2021 年间 1 亿多份住院病历数据,庞大的大数据支撑,让 CHS - DRG 分组更科学,最终形成最新的 628 组细分分组,能充分代表每个病例的特点。

CHS - DRG 付费体系也在不断改善。①有动态化调整分组和标准。②当出现新药、新技术的时候,使用必要的新药、新技术进行治疗,会导致医疗成本的上升,这种情况可以特殊申请,申请后可以进行除外据实结算,给新药、新技术发展提供了空间,确保不因 CHS - DRG 分组影响技术发展。③有对极值病例除外的机制。对于 DRG 分组来说,同一个组内的大多数病例会围绕一个均值上下进行浮动,差异不会太大;但是也有极个别病例,会有极高费用或者极低费用的情况,严重偏离均值。对于偏离值极高与极低的情况,也可以进行除外据实支付。通过这三点,可以保证 CHS - DRG 付费契合临床实际情况。

第二节 | 医保控费政策核心问题

传统的医保支付,主要是基于预算总额管理与次均费用考核控制为主的支付模式。

一、项目付费制度的问题

(一) 过度医疗问题
主要原因是医院要获得较高的医保支付,需要多做项目才能多收入,客观上和主观上刺

激过度诊疗、过度检查,导致医疗费用快速上升。

（二）效率不高问题

卫生资源利用效率较低,导致医疗资源的浪费,有限的医保基金不能得到最佳利用。

（三）医保基金穿底风险大增

医保基金的有限性与民众医疗消费需求的无限性,以及医院对收入驱动的无限性,三者之间矛盾突出,使医保基金穿底风险大增。

二、病组付费的优势

（一）现实环境下的必然选择

医保在与医疗、医药协同发展治理中,面临着诸多重大挑战。①从医保制度运行现状来看,最为突出的挑战是筹资条件的变化和解决保障不平衡、不充分的压力。职工医保筹资受经济增长、企业成本等因素制约;居民医保筹资同样受经济增长的制约,直接体现在政府财政状况、居民筹资缴费能力等因素。综合来看,医保筹资环境不容乐观。同时,医保制度发展至今,住院费用实际报销比总体达到了60％多,但地区间、制度间、人群间就医费用负担差距较大,门诊保障水平总体较低,基本医保保障不平衡、不充分的矛盾叠加。因此,有效缓解筹资增长的有限性与保障待遇提高的迫切性之间的现实矛盾是医保制度高质量发展的基础命题。②从医保制度特性来看,其制度价值并不仅仅在于维持基金的收支平衡,而是要以战略购买者的身份,为参保人购买有价值的医疗服务和医药产品;不仅是为参保人分担医药费用,还要促使医疗服务规范,让参保人获得有品质的医疗服务。③医药服务供给侧具有规模扩张的内驱力。无论是医疗服务体系,还是医药产业,都存在"做大做强"的竞争压力和市场冲动。而在医药服务市场这个典型的"供给创造需求"的领域,规模扩张后的资源过剩大概率导致"过度服务",进而导致医药费用上涨,这种传导机制下的后果对医保基金的压力是直接和明显的。④人口老龄化、高龄化导致对医疗服务需求的更快增长,对医疗服务能力、质量有更高要求,伴随着新药、新材料、新技术、新设备的快速增加和应用,医药费用上升也成为必然趋势。近年来,基本医保基金支出增速高于收入增速的态势,就是以上因素综合作用的结果。通过 DRG/DIP 付费,医保基金不超支,使用效率更加高效,对医疗机构和医保患者的管理更加精准;医院方面诊疗行为更加规范,医疗支出得到合理补偿,医疗技术得到充分发展;患者方面享受高质量的医疗服务,减轻疾病经济负担,同时结算方式也更加便捷。

DRG/DIP 付费,医疗收费与医保付费脱钩,带来全新的付费理念,即"预付费"制,医保部门基于历史数据的测算和修正后,预设每个病种的付费标准。通过"公开透明"的方式预先告知医疗机构,引导医疗机构加强目标管理,主动开展成本管控,减少套餐式检查、辅助类药耗使用,主动作用集中带量采购药耗、避免医疗资源浪费。医保部门通过"预付费"制,掌握医保基金支付的主动权,在付费实践中加强与医疗机构的沟通交流,通过月度结算和年终清算等措施,持续优化每个病种的付费标准。

（二）内在机理

DIP 是利用大数据优势建立的医保支付管理体系,包含病种分组、支付标准、费用结算和监管考核等一系列技术方法,是中国原创的,在理论体系、分组策略等方面具有显著特征和优势的医保支付方式。相比之下,DIP 付费在对供给侧的调控杠杆作用方面,更为精准、适宜和更具可行性。

与按项目付费比较,DIP付费的优势在于:①以病种为付费和管理评价单元,比项目更具整体性。②按病种打包付费,有效防范医疗服务供给方过度提供部分项目。③实现各病种的治疗方式、资源消耗等在纵向、横向维度更具可比性,有利于医保、医院各方改进管理。

与DRG付费比较,DIP付费按照"疾病诊断+手术操作"的分组逻辑更加适应现代医学诊断体系的发展变化,具有"一病、一操作、一组"的特点:①与临床实际更为贴近,更加直观、客观反映医疗服务行为。②付费单元更为适宜,组内差异更小,付费标准更为精准。③注重大数据分析在区域总额预算、病种组合、分值计算、结算标准、基金监管等各技术环节的应用。

DRG/DIP付费实行区域总额预算管理,每年年初遵循"以收定支,收支平衡,略有结余"的原则,基于基金收支预算,根据上年医疗费用金额、医保基金支出、区域收治患者人数、参保人数及增长预期、参保人员年龄结构及缴费水平、药品和医用耗材集采降价等指标,综合确定本年度区域DRG/DIP付费总额预算。不再给每个医疗机构单设总额指标,充分尊重医疗机构发展的自主权。医保部门不再"切蛋糕",而是担任规则制定者和秩序管理者,引导医疗机构在区域总额预算下,通过高超的技术、优质的服务、合理的费用吸引参保人前去就医,让各级各类医疗机构找准各自功能定位,在区域总额预算"大盘子"中公平有序竞争。

2023年,全国有超九成统筹地区开展了DRG/DIP付费。25个省和新疆生产建设兵团已实现统筹地区全覆盖。在已经启动改革的统筹地区,DRG/DIP付费医保基金支出占统筹地区内住院医保基金超过七成。2023年完成的2022年度清算数据显示,在101个国家试点城市中,医疗服务行为更加规范,参保人个人负担较2021年减少约215亿元。

(三)构建新的支付体系

DIP付费的核心特征在于既源于临床实际,基于临床真实世界,反映病种的诊断、操作及资源消耗共性特征,又借助大数据予以必要的校正,并以此主导支付体系的完整构建。

大数据是指全量的多维度数据,也是指临床发生的现实数据,即"真实世界"数据。大数据的汇聚与应用是DIP的最基本特征,也是发挥其支付价值最核心的技术支撑,应贯穿到病种分组、分值点值计算、结算及监管考核的各环节、全过程,并连接医疗服务和医保管理乃至经济社会发展全链条。医疗医保服务领域的信息化,以及医疗医保编码的统一、规范、标准化,为大数据汇聚与应用奠定了技术基础,也为科学分析、精细管理提供了无限空间。

病种分组是实现科学付费的基础。DIP按照"诊断+操作"的组合方式将历史病例聚类形成病种,同一诊断下以不同的操作形成不同的组别,精准反映某个病种组合的疾病严重程度、资源消耗水平以及临床行为特征。在此基础上,将病种逐层向上聚合,可形成一套包含主索引、一级目录、二级目录和三级目录的DIP目录分级体系,对病种进行分类管理,总括反映病种类别和临床分型,全面应用于医保支付和医院管理,也可深化拓展应用于基金监管、资源配置效率和诊疗绩效评估分析等。

DRG/DIP为实现医保基金预算刚性管理提供了好用的技术工具。大数法则下,区域总额预算能够比单个机构预算编制得更精准合理。年初确定预算费率或点值,并与医疗机构进行月度结算,加强基金支出过程管理;在年底基于当年预算基金和实际总服务量,重新确定清算费率或点值,与医疗机构清算当年费用。DRG/DIP基金结算、清算等各类基金支出都在年初区域总额预算下开展,实现了医保基金预算的刚性约束,保障了基金安全,提升了医保基金宏观管控能力。DRG/DIP 为医保部门研究医保数据、挖掘大数据价值提供了趁手工具。DRG 作为舶来品,在用于医保付费之前,在国外首先应用于医疗数据统计分析;DIP 作为本土化的病种付费工具,因其分组更精细,在医疗行为评价方面的潜力不可估量。随着付费改革的深入推进,医保部门对 DRG/DIP 的数据基础、运行逻辑、作用原理有了全面深入地理解,在应用于数据分析方面也进行了积极有效的探索。数据分析有聚类分析(找群体共性属性)、主成分分析(找关键影响因素)、时间序列分析(预测趋势)等方法。DRG/DIP 本质上是病例聚合的一种方式,具有聚类分析的特性,又重点关注主要诊断的主要手术操作,具有主成分分析的特性,再加之以时间轴进行同比分析,便可形成对医疗服务的立体式评价,使医疗服务的横向、纵向可比较,全面客观、具体量化的评价结果也将规范医疗服务行为。

第三节 | 国内外典型案例分析

2019 年以来,国家医保局先后启动 30 个城市的 DRG 付费国家试点和 71 个城市的 DIP 付费国家试点。2021 年国家医疗保障局公布 DRG/DIP 付费示范点名单,其中 DRG 付费示范点(18 个):北京、河北邯郸、山西临汾、辽宁沈阳、黑龙江哈尔滨、江苏无锡、浙江金华、山东青岛、河南安阳、湖北武汉、湖南湘潭、广西梧州、四川攀枝花、贵州六盘水、云南昆明、甘肃庆阳、青海西宁、新疆乌鲁木齐及新疆生产建设兵团直属统筹区(驻乌鲁木齐)。DIP 付费示范点(12 个):河北邢台、吉林辽源、江苏淮安、安徽宿州、福建厦门、江西赣州、山东东营、湖北宜昌、湖南邵阳、广东广州、四川泸州、贵州遵义。综合(DRG/DIP)示范点(2 个):天津、上海。所有试点已经全部进入实际付费,基本达到预期的效果,并推动医保管理机制的深刻转变,包括医保付费从按项目付费向价值付费转变、从最终买单向主动作为转变、从单纯的手工审核向大数据运用转变、从粗放的供给侧管理向精细的供给侧管理转变等。

一、国内实施案例

以武汉为例,武汉是第一批试点城市之一,全市所有二级及以上定点医疗机构均被纳入试点。2021 年 1—10 月,在全市病例组合数基本持平的情况下,次均费用从 1 月的 14 992 元降至 10 月的 13 712 元,住院次均费用降低 9%。医疗机构的收支结构调整初显,常见病、多发病收治比例明显降低。职工医保统筹基金累计结余由负转正,扭转了连续 7 年当年出现缺口的趋势,基金支出风险得到初步化解。

甘肃省政府办公厅印发的《甘肃省"十四五"全民医疗保障规划》提出,深化医保支付方式改革。全面实行总额控制下按病种付费为主的多元复合式医保支付方式,推进区域医保基金总额预算与点数法相结合,全面推行 DRG/DIP 付费。到 2025 年,DRG/DIP 付费的医保基金占全部符合条件的住院医保基金支出的比例达到 70%。开展门诊支付方式改革,探索开展中医适宜技术和优势病种支付方式改革,开展医保支付方式改革绩效评估。

《四川省"十四五"全民医疗保障规划》指出,完善多元复合医保支付方式。完善医保基金总额预算管理办法,推动实施区域性医保基金总额控制,逐步实现以按病种付费为主的多元复合医保支付方式。推进 DRG 付费、区域点数法总额预算和 DIP 付费改革,并对中医药医疗机构的调整系数进行倾斜支持。推进实行医疗康复、安宁疗护、慢性精神疾病等长期住院及医养结合住院、家庭病床等按床日付费。逐步完善家庭医生医保签约服务包政策，实行按人头付费。完善符合中医药服务特点的支付政策，发布中医优势病种目录，推行按中医疗效价值付费，推行中西医同病、同效、同价。推进紧密型县域医共体医保管理改革，健全考核管理和激励机制，对符合条件的医共体实行"一个总额付费、结余留用、超支不补"的医保管理。

《山西省"十四五"医疗保障事业发展规划》显示，山西已全面实施医保定点医院总额预算管理，建立"总额管理、结余留用、合理超支分担"的激励约束机制，支付方式改革进一步深化。下一步将完善医保基金总额预算办法，推进区域医疗保障基金总额预算点数法，全面实施以按病种付费为主的多元复合式医保支付方式。加快推进 DRG 付费试点，在 2025 年底前实现省内全覆盖(中医医疗机构暂不参与)。积极探索适合中医特点的医保支付方式，鼓励引导基层医疗机构提供适宜的中医药服务。持续推进阳泉国家区域点数法总额预算和 DIP 付费试点改革。探索制定点数法与地区医保基金总额预算管理、按床日付费、按人头付费等技术规范，提高支付方式标准化、规范化程度。探索医疗服务与药品分开支付。

浙江建立健全谈判机制，完善县域医共体总额预算、结余留用、合理超支分担的支付机制，更好地发挥医保战略性购买作用，激发县域医共体内生动力全面实施住院费用 DRG 点数付费，持续完善全省统一的 DRG 分组方案和付费规则，强化价值规律在支付方式改革中的作用，实现同病、同效、同价。稳步推进全省门诊支付方式改革，结合家庭医生签约服务推进门诊费用按人头付费，探索总额预算下门诊费用按人头包干结合 APG 点数法付费，形成医保支付方式改革闭环。

江苏淮安 2021 年住院医疗服务的时间消耗指数、费用消耗指数较 2020 年分别同比下降 4.9% 和 4.3%。山东东营医药费用增速放缓，2021 年住院次均费用增幅为 2.0%，显著低于 2020 年的 8.4%，医保报销比例提高，2021 年职工居民的总体住院报销比例同比提高 1.16%。安徽宿州基层服务增加，2021 年三级甲等医疗机构基层病种病例数同比减少 16.9%，一级及以下(含乡镇二级)医疗机构基层病种病例数同比增加 9.8%。

此外，除 71 个 DIP 付费国家试点城市外，还有 80 多个地市已实施 DIP 付费改革。内蒙古、吉林、河南、海南、西藏等以 DIP 付费改革为主，浙江、广西、重庆等以 DRG 付费改革为主。

二、国内病种分组案例

医保 DRG 支付方式改革包括 DRG 分组和付费两部分。其中规范和科学分组是 DRG 实施的重要前提，精确付费是 DRG 实施的重要保障。

(一) 广州 DIP 入组规则

由于患者住院诊疗过程中可能进行多个手术操作，在 DIP 支付时，可能涉及多个病种组合，如何进入病种分值库应依据相关的入组细则，以广州的病种入组规则为例：

(1) 规则一：医疗保障基金结算清单的第一诊断(主要诊断)和手术操作编码与 DIP 病种目录库能完全匹配时，入组唯一匹配的病种。

(2) 规则二：医疗保障基金结算清单的第一诊断(主要诊断)编码能匹配 DIP 病种目录库病种，但手术操作编码数量多于相关病种手术操作数量时，优先入组匹配手术操作数量最多的病种。

如同时可匹配多个手术操作数量相同的病种时,优先入组手术类病种(含介入治疗,下同)。当均为手术类病种时,优先入组手术级别为四级的病种(是否为手术类病种按照 ICD - 9 - CM - 3"foplb"项判断,手术级别按照"fopjb"项判断)。

当存在多个四级手术的病种时,优先入组该病例费用与 DIP 病种目录库中相关病种同级别次均费用最接近的病种,即病例的诊次费用减去病种分值表中相关病种同级别次均费用的绝对值最小。

费用最接近的病种出现两个以上有高有低的分值时,取高分值的病种;对应到的病种出现两个以上相同分值时,选其一。

(3) 规则三:医疗保障基金结算清单的第一诊断(主要诊断)编码能匹配 DIP 病种目录库病种,但按上述规则仍未能入组,手术操作编码为空或全部为简单操作的,入组到相应的 n(y)病种。简单操作是指 ICD - 9 - CM - 3"foplb"项为"治疗性手术操作""诊断性手术操作"的,并除外 00.4500、00.4600、00.4700、00.4800、00.4801、00.4802,除外手术操作编码根据 ICD - 9 - CM - 3 更新情况进行更新。

(4) 规则四:按上述规则均不能入组的病例归入综合病种。

上述入组规则的优先级为:规则一>规则二>规则三>规则四。

(二) 唐山 DIP 入组规则

1. 诊断及操作编码识别规则

病案首页的主要诊断编码(取小数点后一位,以下简称"诊断编码")。

例如肺动脉栓塞 I74.800x021,识别为动脉的栓塞和血栓形成,其他的(I74.8)。

病案首页的手术与操作编码取原始编码。

例如:经皮冠状动脉球囊扩张成形术 00.6600x004,识别为经皮冠状动脉球囊扩张成形术 00.6600x004(原代码)。

2. 病种分值入组规则

(1) 规则一:病案首页的诊断编码和操作编码与病种分值表能够完全匹配时,则入组唯一匹配的病种组。

(2) 规则二:①病案首页的诊断能匹配病种分值表的有关病种组,操作编码多于相关病种组的操作时,优先入组匹配操作数量最多的病种组。②如果同时可匹配多个操作数量相同的病种组时,优先入组该病例的诊次费用与病种分值表中相关病种组的次均费用最接近(病例的诊次费用-病种分值表中相关病种组的次均费用的最小绝对值)的病种组。③如费用最接近的病种组出现两个以上有高有低的分值时,取高分值的病种组。如对应到的病种组出现两个以上相同分值时,选其一。

(3) 规则三:按上述规则均不能入组的病例归入综合病种。

上述入组规则的优先级为规则一>规则二>规则三。

三、国外实施案例

(一) 美国

DRG 是一种根据历史数据,将诊断相关疾病组合设置支付标准的预付费制支付方式。由于超支不补的规则,使得过多的费用将由医疗机构承担,因此这种支付方式可能会诱导医院将尚未痊愈的住院患者,办理多次出院、入院手续,以获取报销。这种行为也称为"分解住院",是一种严重违反医疗保险规定的行为,它加大了医保基金的支出,影响医疗保险制度的可持续发展,导致医疗服务质量降低,最终损害患者利益。因此如何解决"分解住院"问题具有重要的现实意义。对此,美国推行了"再入院减少计划"(Hospital Readmissions Reduction Program,HRRP),通过对高于平均再入院率的医院进行经济处罚来降低再入院率,提高医疗质量。本文对美国 HRRP 进行阐述,为解决我国医疗机构在 DRG 支付体系下的"分解住院"问题提供经验借鉴。

1. HRRP 政策背景

有研究显示,2003—2004 年美国住院的 1 180 万医疗保险患者中,19.6% 在住院后的第一个月重新入院,这些重新入院的费用估计每年为 410 亿美元。这一研究结果促进了 HRRP 的制定,研究人员和政策制定者推断,如果大部分再入院是由于医疗保健系统的制度问题造成的,那么需要采取旨在减少不适当再入院的措施。第二年,HRRP 出台,该计划将医院的再入院率作为医院质量的衡量标准,对"再入院"过多的医院减少医保支付,从而提高医疗质量。

2012 年 10 月,HRRP 开始实施,评估项目包括慢性阻塞性肺疾病、冠状动脉搭桥手术,后又增加了全关节置换等。截至目前,HRRP 评估项目包括急性心肌梗死、慢性阻塞性肺疾病、心力衰竭、冠状动脉搭桥术、全髋关节置换术和(或)全膝关节置换术 6 项。美国医疗保险与医疗服务中心(Centers for Medicare & Medicaid Services,CMS)根据前三年 6 种疾病的再入院率设定罚款。

2. HRRP 评估思路

总体来看,HRRP 使用风险标准化再入院率(以下简称为再入院率)评估其表现,对 30 天再入院率高于预期的医院减少医疗保险费用支付,其中预期再入院率是根据全国医院的再入院的平均水平确定的。

3. HRRP 调整 DRG 支付计算

步骤 1:计算各评估项目的再入院率。

再入院率＝本医院再入院率/全国同类型医院再入院率

同类型医院再入院率是指经患者特征和医院规模调整后的全国医院平均再入院率。

步骤 2:将不同患者构成的医院分为不同水平组。

患者构成主要通过双重比例进行体现,若该医院收治更多具有老年保健医疗制度和医疗补助双重资格的患者,则双重比例越高。老年保健医疗制度适用对象为 65 岁及以上的人群,同时也包括部分 65 岁以下的残障人士。申请资格主要与医疗保险税的缴纳时间相关,收入和资产通常不是决定因素。相比之下,医疗补助涵盖所有年龄段以及所有类型的人,包括低收入者、儿童、老人、残障人士等。申请资格主要基于收入、资产和资源是否符合资格标准。美国医院共分为 5 个双重比例水平组,最终根据医院的双重比例值确定医院所处的水平组,如,经计算某医院的双重比例为 0.263 8,则该医院为第四水平组。

步骤 3:确定医院所属水平组的再入院率中值。

找到医院所属的水平组后,确定该水平组每个评估项目所有医院的再入院率中位数。

步骤 4:确定满足评估要求的项目。

每个评估项目必须满足两个要求:

（1）该项目再入院率＞同组再入院率中位数。

（2）合格出院病例数≥25 人。

步骤 5：计算各评估项目付款减少比例。

某项目付款减少比例＝中立性修正值×DRG 比率×（本医院该项目的再入院率－同水平组该项目再入院率中值）

DRG 比率为该项目 DRG 组支付标准与所有 DRG 组支付标准的比率。

步骤 6：计算付款减少金额。

总付款减少比例等于各项目付款减少比例相加。如果各条目对付款减少的贡献之和＞3％，则应用 3％的上限。最终具体减少金额按照付款减少比例在 DRG 支付金额中进行扣除。

4. 政策实施效果

HRRP 实施后，美国再入院率有所下降。2016 年，相关研究显示，引入 HRRP 和其他项目后，30 天再入院的绝对人数减少 4％。平均而言，实施 HRRP 后（2010—2016 年），风险调整后的再入院率的下降速度比早期（2008—2010 年）快，每年约快 0.12 个百分点。再入院人数的下降也将使医保资金得到节省，据估计，HRRP 每年将为医疗保险节省 6.2 亿美元。2016 年，所有情况下再入院人数的下降导致医疗保险计划每年净节省约 15 亿美元。

(二) 德国

德国 DRG 监管体系是建立在精细化医保治理体系基础之上的（图 14-1）。首先是宏观层面的法律监管。联邦卫生部在医保方面的职责主要是向联邦议会和参议院提出立法建

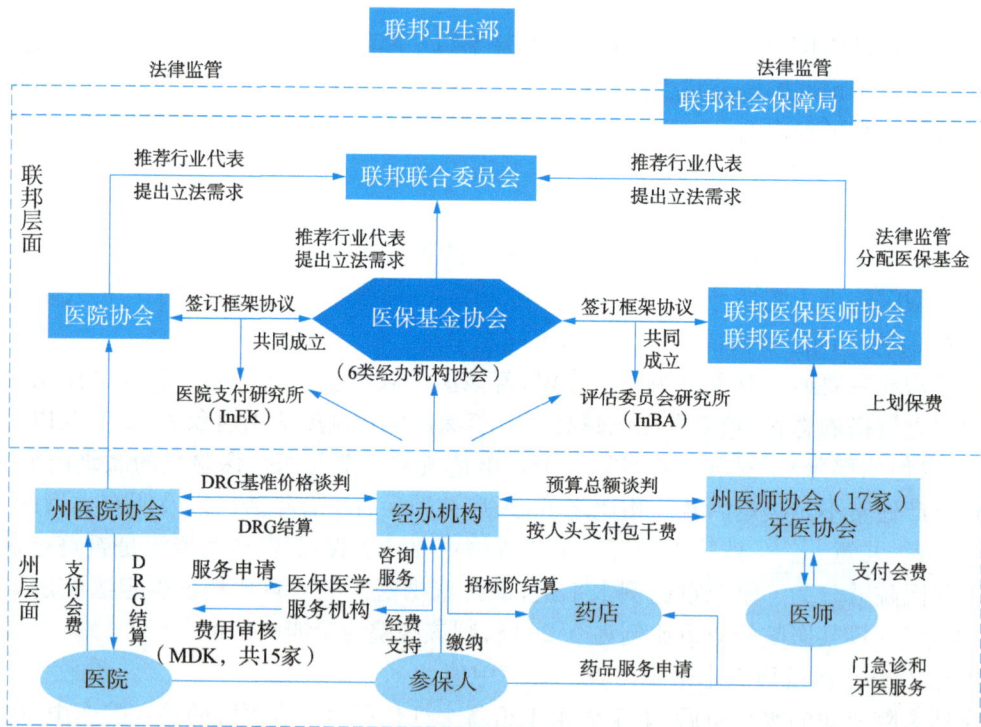

图 14-1　德国医保治理体系

议,拟订法律草案;制定和完善相关政策;实施行业监管,具体的专业性、审批性以及经办性工作由相应机构承担。联邦社会保障局在医保方面的职责首先是医保基金的归集与再分配,负责医保基金的风险调节和运行监管;其次是运行层面的自治管理,各类相关机构均依法设立,实行自治管理。各机构发挥自身在医保治理体系中的作用,同时通过联邦健康委员会形成一致决策,并负责执行。其中,全国法定医疗保险基金协会设立专门的医疗保险医学服务机构(Der Medizinische Dienst der Krankenversicherung,MDK),提供专业化的医保监管服务。

1. 德国 DRG 监管体系

德国约 90% 人口参加法定健康保险,2023 年 1 月的数据显示由 96 家法定医疗保险基金承保。根据《德国社会法典》第 5 卷第 275 条款,MDK 的任务是代表法定医疗保险基金审核医疗服务是否医疗必需,并提供鉴定意见。具体而言,MDK 评估患者病史、诊断和检查结果,并据此决定是否由法定医保承担所申请的服务费用。因此,MDK 在确保医疗质量和医保基金可持续发展方面发挥着重要作用。1989 年 MDK 成立,为法定健康保险、长期护理保险提供医疗咨询和评估服务。法定医保基金在处理复杂的医疗问题时会逐案咨询 MDK。《德国社会法典》规定,法定医保下医疗机构须秉持充分、适当和经济原则提供医疗服务,不得超过医疗必需的范围。法定医保基金必须详细地审核医院传输的住院服务和账单数据,以确定医疗服务的成本效益及其费用结算的正确性。在德国引入 DRG 系统之前,法定MDK 就已针对住院治疗的必要性和住院天数开展相应审核。

随着 2004 年德国推行 DRG 支付改革并实施 DRG 统一费率,与住院服务相关的审核内容也得到了进一步扩充。医学编码是 DRG 支付的核心,医院诊断、操作编码和完整的患者病历对 DRG 支付以及住院收入影响重大,德国卫生部专门委托德国医学编码研究所为DRG 设计开发了一套先进的诊疗编码体系,并出台了编码指南、诊断编码目录、操作编码目录等相关立法,通过法律法规形式保证编码准确和完整。DRG 住院审计涉及更多内容,如正确编码、结算、转院、再入院、住院天数等,这些都可能对每个 DRG 病例的结算定额和发票金额产生影响。

德国全面实施 DRG 的经验表明,MDK 是德国 DRG 监管中不可或缺的重要组成部分,账单审计和医学审查对医疗机构和医保基金都具有重要的财务意义。2018 年,MDK 审计了近 260 万个病例,大约每审计两个病例就会有一例调减费用。据此,法定医保基金从医院追回了违规费用约 30 亿欧元。为了加强 MDK 的独立性和权威性,2019 年 MDK 改革法案出台,进一步提高法定医疗保险咨询和评估任务的透明度。MDK 从 2021 年 6 月起,脱离中央法定医疗保险基金、成为联邦政府机构设立的医学服务中心(Medizinischer Dienst,MD),并下设各州分中心。

2. 德国 DRG 监管流程

医院须以电子方式将发票和所有必要的患者数据信息传输给法定医保基金,进入法定医保基金自建的自动化流程和规则系统审核,检查发票的正确性以及是否符合适用的计费法规。如果无明显异常,立即支付发票。如果发票的合理性无法确认,则需要委托医学服务中心进一步验证。审查内容包括主要编码填写、次要编码填写、医学适应证、部分操作编码的技术人员要求等内容,由医学服务中心对住院服务的成本效益或账单正确性进行审查。

一旦发现审计异常,医学服务中心将出具专家意见,供法定医保基金直接与医院进行案例对话以讨论异常情况。案例对话旨在减少双方的审计工作量,如果在案件对话中双方达成协议,则审查程序结束。但是,如果对医院发票的内容仍有疑问,法定医保基金会指示医学服务中心审查发票,此阶段医学服务中心的评估员可以根据审查需要向医院索取病例文件进行书面程序审查,或亲自前往医院进行现场审查。

根据《德国社会法典》第5卷,只有在法定医保基金和医院之间事先进行案例对话的情况下,才允许对医院的账单进行司法审查。为了减轻法院的负担,2014年4月在联邦层面成立了仲裁委员会,医学服务中心和德国医疗控制协会之间有争议的病例将以具有法律约束力的方式进行仲裁。如果仍然无法达成一致,医院或法定医保基金公司将通过法律渠道执行其索赔。

3. 德国 DRG 监管体系的优势

首先,德国通过编码立法、DRG立法等形式促进了医疗服务编码的规范化和标准化,促使医院提高病案首页填写质量和规范化水平,有效防止医院为了获取更高收入而进行低码高编、增加诊断等不合规行为,维护了DRG支付方式改革的公平性和可持续性。

其次,德国完善的DRG监管体系有效维护了医保基金的可持续发展。德国DRG监管通过医疗审查确保医院准确计费,防止医院获得过多的报销。这有助于降低医疗费用,并确保法定医保基金不支付超额费用,促进医保基金的可持续发展。医学服务中心出具的专家意见也有助于医院重视资源的有效利用,推进医院提供高效服务。通过逐案审查与反馈,为医院提供参考依据,了解医院可以在哪些方面提高效率和降低成本,帮助医院在不影响医疗质量的情况下减少支出。

此外,德国DRG监管通过评估患者治疗和服务的医疗必需和适当性,减少不必要的或过于昂贵的治疗,实现更经济、有效的资源利用和成本节约。通过编码合理性的审核,可以发现医院高编、错编、多编等情形,减少法定医保基金支付的同时降低未来医院被处罚的可能性。合理充分的偿付促使医院重视病案和编码质量,改善医院的财务业绩,并最终促进成本效益的提升。

第四节 ｜ 政策发展启示

一、精细化高质量发展

DRG/DIP支付方式改革,使医院必须向"精细发展模式"转变,提高效率、提升质量、降低成本,向管理和服务要效益,走"精细化管理"之路。通过DRG/DIP支付方式改革,医院管理从思想认识上完全转变传统思维模式,在贯彻精细化管理理念中发挥带头人作用。精细化管理是一个全员参与的过程,全体员工都参与到精细化管理之中,精细化管理才能落到实处。

DRG/DIP支付方式可结合不同病种的疑难风险程度,是基于"预付费",等于给每个病种设置了最高收入线。医院要获得好的收益,不能单纯依靠收住患者的数量和做检查的数目,而是需要靠医疗服务技术能力水平提升。公立医院诊疗手段从"数量型"驱动,向"质量型"转变。

二、成本驱动模式转型

DRG/DIP 支付方式给每个病种设定了收入的上限,病种增收驱动路径被切断,使医院必须关注成本控制的节省。在收入封顶的前提下,优化和降低成本,"控费降本"才能获得合理的效益。从数量模式向成本模式发展,更加注重诊疗手段的控本增效。DRG/DIP 给病组设定了封顶线,向"价值医疗买单",向"无效医疗、过度医疗说不",为各家医院搭建公平竞争的环境,促使医院更加关注"医疗服务技术价值、成本优化价值、患者满意度",以提高医院的竞争优势。

三、病种结构调整路径

DRG/DIP 给病组支付的点数或分值,激励医院收住符合自己功能定位的病种,不再担心"次均费用"的考核,更加关注病种结构调整,加强学科建设,提高医疗服务能力。DRG/DIP 支付方式不再明确各医院医保定额,实行区域医保预算管理。

四、病种成本核算转型

DRG/DIP 支付方式改革,支付方式按照病种支付,赋能医院向病种成本核算转变,算清病种收入、支出、盈亏账,为病种结构调整、评价医疗服务行为和医生绩效提供翔实的数据支撑。DRG/DIP 支付改革,把许多轻微慢病及小手术纳入门诊统筹。但改革仍存在一些不足。

📊 本章小结

基于 DRG/DIP 的医保控费政策,旨在解决传统按项目付费方式带来的过度医疗、效率低下和医保基金风险等问题。DRG/DIP 支付方式通过疾病诊断和手术操作分组,优化了医疗费用结构,降低了患者负担,提高了医疗服务效率。此外,医保支付方式的改革也促使医院从粗放式发展转向内涵式发展,注重成本核算和效率提升,如从科室成本核算转向病种成本核算,并平衡门诊和病房服务。通过这种方式,医保基金得以更有效地使用,同时改善了患者的医疗体验。

📊 练习题

思考题

DRG/DIP 支付方式有哪些相同点和不同点?

(王 君)

第十五章
转化医学的政策与发展

学习目标

（1）知识目标：归纳转化医学的基本概念、流程框架与特征，描述转化医学相关的政策起源与发展，总结转化医学的成效与启示。

（2）能力目标：讨论转化医学的基本概念和内涵，联系实际基础与临床研究，灵活运用转化医学的思维。

（3）素质目标：关注转化医学的建设与发展，在研究中形成转化医学的逻辑思维。

思政知识

1. 任务单元
理解转化医学对健康、学科建设和经济增长的价值。

2. 思政元素
知行合一的思辨。

3. 思政素材

在 20 世纪 80 年代，急性早幼粒细胞白血病（acute promyelocytic leukemia，APL）是临床表现最为凶险的一种白血病，可诱发弥散性血管内凝血，缓解率低、死亡率高。传统化疗方法在杀死白血病细胞的同时，也损伤正常细胞。

王振义院士提出了让癌细胞"改邪归正"的诱导分化疗法，并证明采用全反式维甲酸可将恶性的早幼粒白血病细胞诱导分化为正常细胞，并得到了国内外同行的广泛证实。在此基础上，王振义院士带领的研究团队不断优化治疗方案，发现联合应用维甲酸和三氧化二砷治疗 APL，可使患者五年生存率上升至 95％，使 APL 成为第一个可治愈的成人白血病。为此，国际血液学界特将此方案誉为"上海方案"。在后续的一系列研究中，又阐明了这种基于"择其善者而从之，其不善者而改之"思想的诱导分化治疗新策略的遗传学基础与分子机制。

为了使更多患者得到救治，王振义院士放弃了药物的专利申请，而是将其公开，让全世界的患者受益。在我国，一盒 10 粒装的白血病"救命药"——维甲酸，仅售 290 元，并且纳入了医保。

专业术语

转化医学：translational medicine

章前案例

2010 年 6 月,由全球医师组织、中国医学科学院和美国国立卫生研究院临床中心共同组织举办了"中美临床和转化研究学术研讨会"。该会议将来自医院、科研院所和政府部门的临床医生、研究人员、伦理学家和卫生管理官员聚集起来,围绕"实验台到临床"理念合作讨论了一系列重要主题,例如,临床和转化研究的现状和环境、全球健康研究领域的展望和新的发展方向、药物试验的生物伦理学和在转化研究中对人类机体的保护、药物试验和药物研发的战略、罕见疾病的研究方法及其对更为广义的临床研究的启示、新型传染病的研究、基因治疗和基因组学、遗传学和细胞学技术、心脏病的早期诊断和预防、肿瘤学中的临床和转化研究以及干细胞治疗方法的应用价值等。以此会议为契机,2010 年上半年,至少有 7 个转化医学相关的研究所或中心在中国得以建立。

案例来源:《转化医学正在中国蓬勃发展:一个新的协作集结地》

转化医学的发展已成为我国健康领域的关键突破点和国家新的经济增长点,相关政策的发展是转化医学得以兴起与繁荣的关键。本章从宏观政策的角度,对转化医学的产生、发展、成效与启示进行介绍,阐述我国转化医学的基本内涵与特征,梳理转化医学发展的主要内容与存在问题,结合当前医疗卫生政策及医疗服务理念的转变,探讨转化医学的发展趋势。

第一节 | 转化医学案例概述

一、概念界定

(一) 转化医学

1992 年,Choi 在 *Science* 杂志首次提出"从实验室到病床"(bench to bedside)的概念。1996 年,Geraghty 在 *The Lancet* 杂志上首次提出"转化医学"(translational medicine)这一新名词,强调了临床医疗、科学研究、市场应用的协同转化作用。2003 年,美国国立卫生研究院的 E. Zerhouni 在 *Science* 杂志上首次阐释了转化医学的概念,即将基础研究成果转化为有效的临床治疗手段,强调了从实验室到病床旁的连接。

转化医学是连接基础研究和临床医疗的桥梁,能够打破基础医学与药物研发和临床医学之间的固有屏障,从而实现从实验室到病床,把基础研究成果快速转化为有效的临床治疗手段。转化医学是一个连续的过程,从临床发现到医学研究,再回归到临床应用,包含了多个学科领域和多类科学家的有效协同。

(二) 转化医学的流程框架

转化医学研究者要通过运用科学的方法,研究如何将基础研究和应用研究的成果有效地转化为实践并产生影响。这一流程框架包括发展、检验、制度化和评估共四个阶段(T1~T4)。

以"职业安全与健康的转化医学研究"为案例(图 15 - 1、表 15 - 1)。

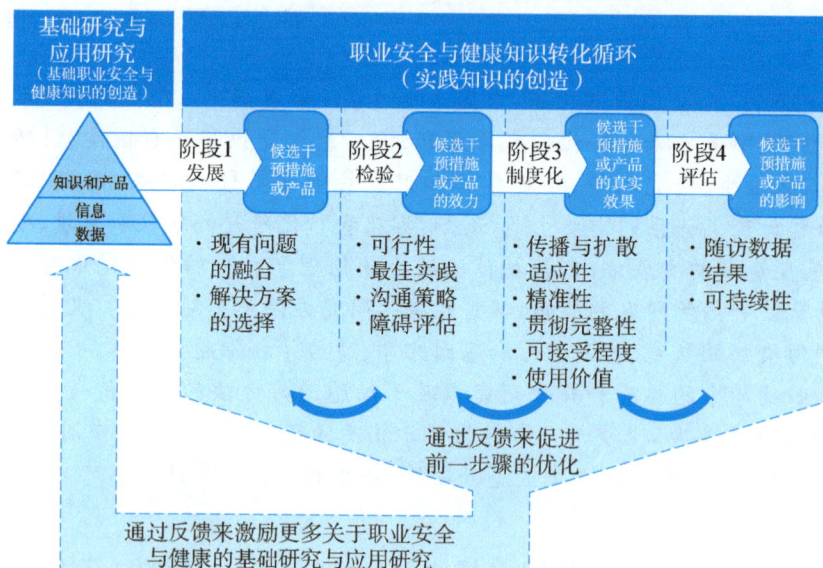

图 15-1 职业安全与健康的转化医学研究的流程框架

资料来源:Schulte PA, Cunningham TR, Nickels L, et al. Translation research in occupational safety and health: A proposed framework. Am J Ind Med. 2017 Dec; 60(12):1011-1022.

表 15-1 不同类型的危害的转化研究

问题及危害	阶　段				
	T0 问题及危害识别	T1 发展	T2 检验	T3 制度化	T4 评估
物理因素:噪声引起的听力损失	职业噪声引起的听力损失	设计听力保护装置测试的科学实验计划	听力保护的有效性研究	识别佩戴听力保护装置的态度和行为	听力保护对听力损失发生率的影响
有害物质:采矿中的硅肺病	采矿中的硅肺病的识别	研制一个干预措施	检验工人对于干预措施的回应	发展可以广泛传播使用的指南	利用正在进行的或新的监测数据来确定影响
社会心理危害:压力	在医疗保健工作者中压力危害的识别	研制医疗保健干预措施	检验调整心理社会工作环境的影响	系统综述不同干预措施的有效性	监测
安全隐患:绞车缠绕导致严重的创伤和死亡	识别与绞车有关的伤害	研制辅助停止开关	在目标使用者中检验干预措施	探索应用方法	伤害监测

第一阶段(T1)是职业安全与健康转化医学的发展阶段,是研究成果向人的转化阶段(从实验室到病床边)。该阶段是研究如何将实验室、现场或试点研究中的发现或风险发现,转化为待检验的、潜在的职业安全与健康实践。

第二阶段(T2)是职业安全与健康转化医学的检验阶段,是研究成果向患者的转化阶段(从病床边到临床实践)。该阶段会评估新发现、发明、过程、培训计划或干预的价值。将寻找针对特定工作部门或跨两个及以上的工作部门的、更大规模的工作场所的职业安全与健康实践。

第三阶段(T3)是职业安全与健康转化医学的制度化阶段,是研究成果向医学实践的转化阶段(从临床实践到广泛的临床实践和护理服务)。该阶段是研究循证技术和建议如何转化为广为接受的工作场所的职业安全与健康实践,并大规模地传播和使用。

第四阶段(T4)是职业安全与健康转化医学的评估阶段,是研究成果向人群健康的转化阶段(从医疗保健服务到对社区、公众健康和公共政策的影响)。该阶段会探索"现实世界"的健康效益,以及将这些发现和干预措施转化为大规模实践的影响。这一阶段通过持续监督和评估来检验职业安全与健康实践的长期影响。

此外,第 0 阶段(T0)是上述 4 个阶段所重点研究的基础性或应用性研究的成果,但第 0 阶段并不是转化医学流程框架中的一部分。

因此,基于上述 4 个阶段形成的职业安全与健康的转化医学研究成果,能够帮助研究者理解科学如何更好地实现实际效益,以及理解阻碍科学工作转化为有用成果的因素。职业安全与健康的转化医学研究能够揭示科学发现和指导是如何改善工人的生活的。

(三) 转化医学的内涵

1. 转化医学的总体目标

虽然对于不同主体,转化医学具有不同的意义和价值,但其总体目标都是使临床发现和实验室研究成果的应用造福于人类健康。

2. 转化医学的任务

2012 年,美国国立卫生研究院提出了转化医学的四大任务,包括:①加速技术发现。②推动转化科学。③加强卫生保健决策的循证基础。④鼓励新的研究和新的观念。

3. 转化医学的优势

基于转化医学的总体目标和任务,转化医学必然要将临床医生、实验室科学家、企业科学家、生物技术专家和政治家整合在一起,这种多主体的协同能够促进不同主体对同一问题的相互交流和理解,弥合研究与实践之间的差距,将实验室研究与临床需求结合起来,从而激发实验室生物医学发现在患者和临床实践中的转化和应用。由此,转化医学能够显著促进知识的交流,能够帮助阐明科学问题,促进实验室研究,加速临床应用,推动新的研究和治疗模式,为患者带来更大的健康效益,最终促进医学的进步和发展。

4. 转化医学的劣势

基于转化医学的流程框架,转化医学也存在一定的弊端和风险。转化医学整合的不同主体之间可能因为不同的观点或争论,需要花费更多时间或有可能推迟研究计划的落实。转化医学的实践过程也有可能花费更多代价,包括消耗在谈判和交流上的额外的时间,用于不同主体之间沟通和差旅的更多费用,不同主体对于研究设计和结果的矛盾,以及成果分享产生的冲突等。此外,如何应对多个主体之间的信任关系和相互理解问题、资源配置与分配冲突等矛盾,也是转化医学面临的重要挑战。

二、建设发展

(一) 我国转化医学的建设起源

2006 年 5 月,阿斯利康公司宣布在中国投资 1 亿美元,建立阿斯利康中国创新中心,开展针对中国人基因的转化医学研究。这一药物转化医学的重要尝试,成为我国转化医学的开端。此后,转化医学在中国得以兴起和快速发展。

(二)我国转化医学研究中心的建设与发展

自转化医学理念引进国内后,转化医学受到广泛重视,尤其是北京协和医院于 2007 年在国内举办了第一届国际转化医学大会后,诸多高校院所和医院开始探索转化医学研究中心的建设与发展,以期探索转化医学领域的突破点。

2007 年 11 月,上海交通大学在我国率先建立了转化医学研究中心,由此推动了转化医学研究中心在我国的广泛探索。2008 年,第二届国际转化医学大会召开;同年,复旦大学生物医学研究院将转化医学定为重要发展方向,率先成立了出生缺陷研究中心。2009 年,转化医学的理论与实践探讨会议在上海召开;同年,一系列转化医学研究中心如雨后春笋纷纷成立,例如,卫生部比较医学重点实验室阜阳转化医学研究中心、中南大学湘雅国际转化医学联合研究院、上海儿童医学中心成立儿科转化医学研究所、同济大学消化疾病临床医学中心等。同时,中国科学院系统开始建立转化医学研究中心,例如,中国科学院深圳先进技术研究院成立转化医学研究与发展中心、上海生命科学院成立糖尿病相关的转化型研究中心、中国科学院广州生物医药与健康研究院成立转化医学中心。2010 年,协和转化医学中心在北京成立,同年,杭州召开转化医学相关会议。到 2013 年,国内成立的转化医学研究中心及相关平台机构已达 129 家,推动了我国转化医学的迅猛发展。

随着转化医学相关国内外学术会议的多次召开以及高校院所和医院对于转化医学研究中心的探索和相关学科的发展,2011 年,国内医药企业开始成立转化医学研究机构。2015 年,科技部批准江苏先声药业有限公司成立转化医学与创新药物国家重点实验室,成为我国第一家转化医学方面的国家重点实验室,建设基因测序平台、伴随诊断平台、生物信息学平台,主要从事抗肿瘤、心脑血管和神经免疫方面的转化医学与创新药物研究。由此,以企业为主导的创新研究转化平台和创新药物国家重点实验室成为我国医药卫生事业发展的特色标志之一。

(三)国家临床医学研究中心的建设与发展

在转化医学研究中心的迅猛发展基础上,为了落实《医学科技发展"十二五"规划》,加强医学科技创新体系建设,打造一批临床医学和转化研究的高地,以新的组织模式和运行机制加快推进疾病防治技术发展,科技部会同原卫生部和原总后卫生部于 2012 年 7 月联合启动国家临床医学研究中心的申报工作,并于 2013 年 8 月最终确定了恶性肿瘤、心血管病、神经系统疾病、呼吸系统疾病、慢性肾病、代谢性疾病 6 个领域的首批 13 个国家临床医学研究中心。国家临床医学研究中心的任务涵盖搭建专业化的临床研究公共服务平台、培育临床研究人才、搭建协同研究网络和开展基础与临床紧密结合的转化医学研究等。国家临床医学研究中心的建设与发展是我国在完善国家医学科技创新体系上的一个重要部署,对于提高医药卫生科技创新能力并更好地服务于临床需求、提高临床转化医学研究效率、加快创新成果的转化应用都具有十分重要的意义。

在首批国家临床医学研究中心建设启动后,我国于 2013 年 10 月、2015 年 9 月、2017 年 11 月、2021 年 6 月分别开展了第二批至第五批国家临床医学研究中心的申报工作。同时,根据《国家临床医学研究中心五年(2017—2021 年)发展规划》,到 2021 年底,我国针对重大需求,在主要疾病领域和临床专科统筹建成 100 家左右的国家临床医学研究中心。截至公示确定的前四批建设名单,我国按疾病领域已建设完成 50 家国家临床医学研究中心,布局在心血管疾病、神经系统疾病、慢性肾病、恶性肿瘤、呼吸系统疾病、代谢性疾病、精神心理疾病、妇产疾病、消化系统疾病、口腔疾病、老年疾病、感染性疾病、儿童健康与疾病、骨科与运动康复、眼耳鼻喉疾病、皮肤与免疫疾病、血液系统疾病、中医、医学检验、放射与治疗共 20 个疾病领域(表 15-2)。

表 15-2　前四批(2013—2017 年)国家临床医学研究中心名单

疾病领域或临床专科	重点疾病或技术领域	依托单位	地区	批次
心血管疾病	心血管疾病	中国医学科学院阜外心血管病医院	北京	第一批
		首都医科大学附属北京安贞医院	北京	第一批
神经系统疾病	神经系统疾病	首都医科大学附属北京天坛医院	北京	第一批
慢性肾病	肾脏疾病	中国人民解放军南京军区南京总医院	江苏	第一批
		中国人民解放军总医院	北京	第一批
		南方医科大学南方医院	广东	第一批
恶性肿瘤	肿瘤疾病	中国医学科学院肿瘤医院	北京	第一批
		天津医科大学附属肿瘤医院	天津	第一批
呼吸系统病	呼吸疾病	广州医学院第一附属医院	广东	第一批
		中日友好医院	北京	第一批
	儿童呼吸系统疾病	首都医科大学附属北京儿童医院	北京	第一批
代谢性疾病	代谢性疾病	中南大学湘雅二医院	湖南	第二批
	慢性非传染性疾病为主的代谢性疾病	上海交通大学医学院附属瑞金医院	上海	第二批
精神心理疾病	精神心理疾病	北京大学第六医院	北京	第二批
	情感障碍等	中南大学湘雅二医院	湖南	第二批
	精神心理疾病	首都医科大学附属北京安定医院	北京	第二批
妇产疾病	妇产疾病	中国医学科学院北京协和医院	北京	第二批
		华中科技大学同济医学院附属同济医院	湖北	第二批
	围生期、生殖内分泌、妇科肿瘤和生殖道感染等妇产科疾病	北京大学第三医院	北京	第二批
消化系统疾病	胃癌早诊、难治性肠病、晚期肝病、内镜介入新技术等	空军军医大学第一附属医院(西京医院)	陕西	第二批
	消化系统疾病	首都医科大学附属北京友谊医院	北京	第二批
	消化道肿瘤早诊、胰腺疾病、消化内镜技术等	上海长海医院	上海	第二批
口腔疾病	口腔疾病	上海交通大学医学院附属第九人民医院	上海	第三批
		四川大学华西口腔医院	四川	第三批
		北京大学口腔医院	北京	第三批
	口腔重大疾病、遗传性和特发性口腔疾病等	空军军医大学第三附属医院(第四军医大学口腔医院)	陕西	第三批
老年疾病	痴呆、帕金森病、脑卒中等	中国人民解放军总医院	北京	第三批
		中南大学湘雅医院	湖南	第三批

（续表）

疾病领域或临床专科	重点疾病或技术领域	依托单位	地区	批次
感染性疾病	病毒性肝炎	四川大学华西医院	四川	第三批
		北京医院	北京	第三批
		复旦大学附属华山医院	上海	第三批
		首都医科大学宣武医院	北京	第三批
		浙江大学医学院附属第一医院	浙江	第四批
		中国人民解放军第三〇二医院	北京	第四批
	结核病	深圳市第三人民医院	广东	第四批
儿童健康与疾病	儿童保健和儿童疾病	浙江大学医学院附属儿童医院	浙江	第四批
		重庆医科大学附属儿童医院	重庆	第四批
骨科与运动康复	腰椎间盘突出、颈椎病、骨科创伤、骨科退行性疾病等（骨科疾病）	中国人民解放军总医院	北京	第四批
眼耳鼻喉疾病	白内障、青光眼、屈光不正等（眼部疾病）	温州医科大学附属眼视光医院	浙江	第四批
		上海市第一人民医院	上海	第四批
	耳聋等（耳鼻咽喉部疾病）	中国人民解放军总医院	北京	第四批
皮肤与免疫疾病	皮肤肿瘤、免疫相关皮肤病、性病等（皮肤疾病）	北京大学第一医院	北京	第四批
	系统性红斑狼疮、类风湿性关节炎、过敏性疾病等（免疫疾病）	北京协和医院	北京	第四批
血液系统疾病	白血病、贫血等	苏州大学附属第一医院	江苏	第四批
		北京大学人民医院	北京	第四批
		中国医学科学院血液病医院	天津	第四批
中医	心血管疾病（重大慢病）	中国中医科学院西苑医院	北京	第四批
	针灸（特色疗法）	天津中医药大学第一附属医院	天津	第四批
医学检验		中国医科大学附属第一医院	辽宁	第四批
放射与治疗	介入治疗	复旦大学附属中山医院	上海	第四批

（四）国家级转化医学研究重大科技基础设施的建设与发展

根据《国务院关于印发国家重大科技基础设施建设中长期规划（2012—2030年）的通知》，转化医学是"十二五"时期，我国科技发展急需、具有相对优势和科技突破先兆显现的领域之一，是现代医学发展的重要方向，对推动医学基础研究成果快速向临床应用转化和提高诊治水平具有关键作用。转化医学研究设施的建设，是我国优先安排的16项重大科技基础设施建设之一。《国家重大科技基础设施建设中长期规划（2012—2030年）》指出，转化医学研究是现代医学发展的重要方向，对推动医学基础研究成果快速向临床应用转化和提高诊治水平具有关键作用。围绕人类重大疾病发生、发展与转归中的重大科学问题，建设转化医学研究设施，主要包括符合国际标准并具有我国人种和疾病特色的临床资源库，医学信息技术系统，疾病生物标志物检测、功能分析和临床验证技术系统，个性化医学技术系统，细胞、组织和再生医学技术系统,临床技术研发系统等。该设施建成后,将推进临床医学和系统生物学结合,促进我国转化医学研究水平大幅提升。

在此政策背景下,分别依托上海交通大学、北京协和医院、中国人民解放军总医院、空军军医大学和四川大学分批次建设 5 个国家级转化医学研究重大科技基础设施(俗称"1+4"项目)(表 15-3)。其中,转化医学国家重大科技基础设施(上海)上海交通大学作为综合性转化医学中心,转化医学国家重大科技基础设施(北京)北京协和医院为疑难病研究中心,中国人民解放军总医院联合清华大学为老年病研究中心,转化医学国家重大科技基础设施(成都)四川大学华西医院和转化医学国家重大科技基础设施(西安)空军军医大学为再生医学中心。

表 15-3　国家级转化医学研究重大科技基础设施名单

依托单位	主要研究方向	获批时间	地点
上海交通大学医学院附属瑞金医院	肿瘤、代谢障碍和心脑血管疾病转化研究	2013 年	上海
北京协和医院	老龄化心脑血管疾病和复杂、不可治愈疾病转化研究	2015 年	北京
中国人民解放军总医院联合清华大学	肿瘤、内分泌、老年代谢性疾病	2017 年	北京
空军军医大学	心脑血管疾病和代谢紊乱,阐明疾病在分子、细胞和生物体水平上的生理和病理机制	2017 年	西安
四川大学华西医院	肿瘤、心脑血管病等重大疾病的核心科学问题和关键技术问题	2016 年	成都

第二节 ｜ 转化医学政策体系

自 2006 年转化医学在我国首次尝试以来,我国转化医学在政策的引导与支持下,得以不断兴起和蓬勃发展。我国转化医学相关政策分析如下。

一、法律保障政策

为了促进科技成果转化为现实生产力,规范科技成果转化活动,我国从修订法律条款、制定配套细则到部署具体任务,形成了科技成果转移转化相关工作的"三部曲"。于 2015 年,颁布了《中华人民共和国促进科技成果转化法》,强调"科技成果转化活动应当有利于加快实施创新驱动发展战略,促进科技与经济的结合,有利于提高经济效益、社会效益和保护环境、合理利用资源,有利于促进经济建设、社会发展和维护国家安全。"次年,为了加快实施创新驱动发展战略,落实《中华人民共和国促进科技成果转化法》,国务院进一步出台《关于实施〈中华人民共和国促进科技成果转化法〉若干规定》,强调要"打通科技与经济结合的通道,促进大众创业、万众创新,鼓励研究开发机构、高等院校、企业等创新主体及科技人员转移转化科技成果。"同年,国务院办公厅印发《促进科技成果转移转化行动方案的通知》指出,促进科技成果转移转化是实施创新驱动发展战略的重要任务,是加强科技与经济紧密结合的关键环节;强调要"紧扣创新发展要求,推动大众创新创业,充分发挥市场配置资源的决定性作用,更好地发挥政府作用,完善科技成果转移转化政策环境,强化重点领域和关键环节的系统部署,强化技术、资本、人才、服务等创新资源的深度融合与优化配置,强化中央和地方协同推动科技成果转移转化,建立符合科技创新规律和市场经济规律的科技成果转移转化体系";鼓励发布转化先进适用的科技成果包,以加速重大科技成果的转化应用,引导支持医疗卫生等社会公益领域科技成果的转化应用;鼓励医疗机构、医学研究单位等构建协同研究网络,加强临床指南和规范制定工作,加快新技术、新产品应用推广。引导有条件的高校和科研院所建立健全专业化科技成果转移转化机构,明确统筹科技成果转移转化与知识产权管理的职责,加强市场化运营能力。

2021年修订的《中华人民共和国科学技术进步法》鼓励以应用研究带动基础研究,促进基础研究与应用研究、成果转化融通发展;指出利用财政性资金设立的科学技术研究开发机构和高等学校,应当积极促进科技成果转化,加强技术转移机构和人才队伍建设,建立和完善促进科技成果转化制度;鼓励企业、科学技术研究开发机构、高等学校和其他组织建立优势互补、分工明确、成果共享、风险共担的合作机制,按照市场机制联合组建研究开发平台、技术创新联盟、创新联合体等,协同推进研究开发与科技成果转化,提高科技成果转移转化成效;表明利用财政性资金设立的科学技术计划项目所形成的科技成果,在不损害国家安全、国家利益和重大社会公共利益的前提下,授权项目承担者依法取得相关知识产权,项目承担者可以依法自行投资实施转化、向他人转让、联合他人共同实施转化、许可他人使用或者作价投资等。此外,国家培育和发展统一开放、互联互通、竞争有序的技术市场,鼓励创办从事技术评估、技术经纪和创新创业服务等活动的中介服务机构,引导建立社会化、专业化、网络化、信息化和智能化的技术交易服务体系和创新创业服务体系,推动科技成果的应用和推广。

二、成果转化政策

2015年,国务院发布《关于深化体制机制改革加快实施创新驱动发展战略的若干意见》,强调要坚持需求导向。紧扣经济社会发展重大需求,着力打通科技成果向现实生产力转化的通道,着力破除科学家、科技人员、企业家、创业者创新的障碍,着力解决要素驱动、投资驱动向创新驱动转变的制约,让创新真正落实到创造新的增长点上,把创新成果变成实实在在的产业活动。2016年,国家卫生健康委等多部门同步联合发布《关于全面推进卫生与健康科技创新的指导意见》和《关于加强卫生与健康科技成果转移转化工作的指导意见》,指出虽然我国卫生与健康科技的某些重要领域已跻身世界先进行列,一些前沿方向开始进入并行、领跑新阶段,但卫生与健康科技创新的整体能力和发展水平与满足人民群众健康及国家战略需求相比仍有不小差距。卫生与健康科技创新必须以促进科技成果转移转化等为重点,着力推动成果转移转化应用,引领和支撑"健康中国"目标的实现。文件指出,到2020年,基本建立功能完善、运行高效、市场导向的卫生与健康科技成果转移转化体系,科技成果开放共享取得明显成效,卫生与健康领域科技成果转移转化和适宜技术推广能力显著提升,科技中介服务能力和水平显著提升,科技成果转移转化政策环境进一步优化,成果转移转化的激励力度显著增强。

在加强卫生与健康科技创新基地和平台建设方面,要瞄准生物医药科技前沿,聚焦重大需求,加强系统整合布局。积极推动卫生与健康领域国家实验室建设,继续加强国家重点实验室、国家转化医学中心、国家技术创新中心、国家临床医学研究中心、重点实验室及中医药临床研究基地建设;深化省部合作机制,布局一批特色鲜明的省部共建重点实验室和工程技术中心;加强各类科研基础设施、大型科学仪器装置、科技文献信息资料、生物样本等资源性和数据性平台建设,推进国家人类遗传资源中心建设,加强高等级生物安全实验室网络和中国科学院武汉病毒研究所微生物菌(毒)种保藏中心等建设。

在加强科技成果转移转化机构和队伍建设方面,要引导医疗卫生等机构和企业联合建设科技成果转移转化机构;支持医疗卫生等机构建立健全内部成果转移转化机构,设立专门部门,完善内部技术转移功能;引导一批公益类科研院所转制为非营利性科技服务机构,鼓励社会资本或企业参与科技服务机构建设,采取多种形式大力培育和发展卫生与健康科技创新服务、科技成果转化评估评价、知识产权和专利服务等机构;发挥科技社团促进成果转移转化的纽带作用。建设一支专业化的科技成果转移转化队伍,依托有条件的地方和机构建设一批技术转移人才培养基地。

在完善科技成果转移转化激励制度方面,要完善收益分配制度,下放科技成果转移转化收益处置自主权。医疗卫生机构、科研院所、高等院校和食品药品检验检测机构等机构要研究制订科技成果转移转化收益分配的具体办法,为科技成果转移转化提供政策依据。落实国家科技成果转移转化相关法律法规,建立促进科技成果转移转化的绩效考核评价体系和激励政策。建立有利于科技成果转移转化的人事管理制度,鼓励医疗卫生机构、高等院校、科研院所、食品药品检验检测机构、企业及其他组织开展科技人员交流,支持本单位科技人员以在职创业、离岗创业等方式到企业及其他组织从事科技成果转化活动。健全知识产权保护制度,加强医疗卫生机构、科研院所、高等院校和食品药品检验检测机构等机构的知识产权管理制度建设。规范科技成果转移转化程序,明确科技成果转移转化形式,合理确定转化价格,对科技成果的使用、处置实行公示制度,明确并公开异议处理程序和办法。

强调要开展卫生与健康科技成果转移转化行动。通过支持医疗卫生机构、高等院校、科研院所、食品药品检验检测机构、骨干医药企业、生物医药高新技术产业园区等联合建立研发机构和科技成果转移转化中心,构建协同研究网络和产业技术联盟,并重点建设一批国家和区域卫生与健康科技成果转移转化示范基地。通过推动医疗卫生机构和科研院所等开展科技成果转移转化,推动科技成果与产业、企业需求有效对接,实现科技成果市场价值。通过鼓励和支持企业开展科技成果转移转化,推动企业加强科技成果转化应用,并构建多种形式的卫生与健康产业技术创新联盟,支持联盟承担重大科技成果转化项目。通过组织科技人员开展科技成果转移转化,动员医疗卫生科技人员和高层次专家深入基层一线开展技术咨询、技术服务、科技攻关、成果推广等科技成果转移转化行动。

强调要发展科技成果转移转化的专业化服务。通过大力培育和发展卫生与健康科技中介服务机构,提高服务科技和面向社会的能力和效率。鼓励建设一支专业化的科技成果转移转化队伍。通过积极发挥中华医学会、中华预防医学会、中华中医药学会及卫生与健康相关技术创新战略联盟等社会团体的作用,依托国家级科技社团开展卫生与健康创新驱动助力工程,充分发挥行业协会等社会团体促进科技成果转移转化的纽带作用。

三、医院配套政策

2019年,国务院办公厅发布《关于加强三级公立医院绩效考核工作的意见》,强调通过科研成果临床转化指标考核医院创新支撑能力,将"每百名卫生技术人员科研项目经费"和"每百名卫生技术人员科研成果转化金额"两项指标纳入绩效考核体系,成果转化正式提升至三级公立医院发展的战略层面。

2021年,国家卫生健康委和国家中医药管理局联合印发《公立医院高质量发展促进行动(2021—2025年)的通知》,提出要实施临床科研提升行动。建立临床需求导向的科研机制,对接生命科学和生物医药领域前沿科技。强化科研攻关对重大公共卫生事件应对的重要支撑作用,坚持临床研究和临床诊疗协同,科研成果服务临床和疾病防控一线。完善医学创新激励机制和以应用为导向的成果评价机制。依托国家医学中心和国家区域医疗中心建设一批高水平的医药、医疗设备和器械的临床研究基地和科研成果转化基地。支持公立医院牵头或参与联合建立研发机构、科研成果转移转化中心。

四、规划保障政策

2022年,国务院办公厅印发《"十四五"国民健康规划的通知》,强调要加快卫生健康科技创新,推进医学科技创新体系的核心基地建设。新布局一批国家临床医学研究中心,形成覆盖全国的协同研究网络。健全涉及人的医学研究管理制度,规范生物医学新技术临床研究与转化应用管理。

同年,科技部与国家卫生健康委联合印发《"十四五"卫生与健康科技创新专项规划》,指出目前在生物医学领域已建立一批全国重点实验室和国家工程技术研究中心,布局建设了50家国家临床医学研究中心,一批高等级病原微生物实验室投入使用,建设5个国家级转化医学国家重大科技基础设施;强调要推进高校、科研院所、医疗机构、企业等创新主体高效协同,探索适用不同研究需求的协同创新模式,有效汇聚科技创新资源,激发创新活力,提升创新成果临床转化效率;设立突破关键核心技术的目标,指出要加强颠覆性技术创新,发展基因治疗、免疫治疗、再生修复等关键核心技术并转化应用。

第三节 | 转化医学政策成效

一、健康促进成效

转化医学可以通过新的研究和治疗模式,如转化再生医学、肿瘤诊断与治疗、干细胞治疗与转化研究、新的生物材料的应用等,为患者带来真正的健康效益。例如,通过诊疗技术成果的临床转化,提高疾病的诊断和治疗水平;通过人工智能在医疗器械领域的转化应用,提高了疫情大流行期间的医疗物资保障能力;通过基础和临床的紧密结合型成果转化,推动了卒中的诊疗水平;青蒿素的转化是中医药转化医学最成功实践之一,为全世界人民带来了巨大健康效益。

案例1 胃癌转化医学

上海交通大学医学院附属瑞金医院针对胃癌转化医学的需求,将现代基础研究思路应用于胃癌的诊疗研究,如利用蛋白质芯片技术和肿瘤患者自身抗体产生原理筛选特异性胃癌血清标志物,用于胃癌的筛查和早期诊断,展示出较高的临床诊断价值及预测预后的价值;通过活细胞免疫筛选制备的胃癌特异性抗体已转化为胃癌靶向治疗候选抗体药物;采用多嵌段共聚物自组装纳米胶束输送用于胃癌治疗的 miRNA 和抗癌药物,提高了我国胃癌的诊断、治疗水平。

案例 2　肠外肠内营养转化医学

截至 2020 年,中国肠外肠内营养学已经从实验室研究到临床应用、大样本临床有效性研究阶段,分步进入到测算医疗质量及成本-效果阶段。中华医学会肠外肠内营养学分会(Chinese Society for Parenteral and Enteral Nutrition,CSPEN)组建的"营养风险-不足-支持-结局-成本效果比"(nutritional risk-undernutrition-support-outcome-cost/effectiveness ratio,NUSOC)多中心分享数据库协作组(CSPEN - NUSOC 协作组)致力于多学科合作开展高质量临床研究。CSPEN - NUSOC 协作组基于国际转化医学发展流程图,在中国开拓了肠外肠内营养学领域的医疗质量及成本-效果的转化研究。CSPEN - NUSOC 协作组率先提出卫生经济学是转化医学卫生决策的重要内容,应加强多中心实践,积极开展营养用药合理应用及卫生经济学相关研究,基于临床有效实践的高品质佐证,促进了国家合理营养支持指南与共识的制定实施,形成"合理应用,患者受益"的中国肠外肠内营养转化医学的范例。

案例 3　卒中转化医学

2019 年,中国卒中学会汇集全国的基础、转化和临床研究专家,集体探讨我国卒中转化医学的研究模式,即"研发贴近人的卒中动物模型→研究卒中发生、发展、预后判断的分子标志物→融入大数据人工智能筛样平台→研发卒中脑损伤的保护剂→培养卒中转化医学人才",从而将基础和临床紧密结合,培养卒中转化医学研究人才,研究成果进行产业化,将高新技术创研产品转化于临床治疗,形成专家共识和行业指南。

案例 4　中医药转化医学

中医药的发展历史至今已有两千多年,其"临床-理论-临床"的螺旋式发展模式与转化医学的运作模式是一致的。科学家屠呦呦的多中心研究组通过对古文献的研究,发现并创新研制了青蒿素。形成了"抗疟疾青蒿素→临床治疗验证→形成中国标准化的抗疟药→多中心验证和国内外应用证实安全有效→纳入国家和世界卫生组织标化抗疟疾"的路径。青蒿素的转化是中医药转化医学最成功的典范之一。

二、学科发展成效

2020 年,国务院办公厅印发《关于加快医学教育创新发展的指导意见》指出,面对疫情提出的新挑战、实施"健康中国"战略的新任务、世界医学发展的新要求,我国医学教育还存在人才培养结构亟须优化、培养质量亟待提高、医药创新能力有待提升等问题;强调要优化学科专业结构,体现"大健康"理念和新科技革命内涵,对现有专业建设提出理念内容、方法技术、标准评价的新要求,建设一批新的医学相关专业,强力推进医科与多学科深度交叉融合。

转化医学作为引领当前生命科学发展的一门重要前沿学科,在我国医学教育创新发展的大背景下,被赋予了重要价值。同时,我国提出了新医科建设,旨在实现从以生物医学学科为主要支撑的医学教育模式向以医文、医工、医理交叉学科为支撑的医学教育新模式的转变,要建立"医学+X"多学科交叉融合平台和机制,围绕生命健康、临床诊疗、生物安全、药物创新、疫苗攻关等领域,建设临床诊疗、生命科学、药物研发高度融合,医学与人工智能、材料等工科以及生物、化学等理科交叉融合,产学研融通创新、基础研究支撑临床诊疗创新的,具有中国特色、世界水平的医药基础研究创新基地。在此基础上,转化医学学科建设发展迎来了一个重要的发展契机。

在学科设置方面,截至 2023 年 6 月,全国共有 10 所高校围绕转化医学设置了二级学科或交叉学科,如表 15-4 和表 15-5 所示。此外,温州医科大学与瑞典隆德大学于 2016 年合作开展的临床医学专业(转化医学方向)博士研究生教育项目获教育部正式批准,成为我国第一个转化医学领域的中外合作培养项目。但是,转化医学学科仍然处于萌芽阶段,到目前尚未建立完整的教育体系和职业发展路径。

表 15-4　教育部学位授予单位(不含军队单位)自主设置二级学科名单

单位名称	自设学科名称	所涉及一级学科名称
河北大学	转化医学	临床医学、化学、生物学
厦门大学	转化医学	公共卫生与预防医学、临床医学、生物学、仪器科学与技术、计算机科学与技术
遵义医科大学	转化医学	基础医学、临床医学、药学

表 15-5　教育部学位授予单位(不含军队单位)自主设置交叉学科名单

单位名称	一级学科名称	自设学科名称
宁波大学	临床医学	转化医学
安徽中医药大学	中西医结合	中西医结合转化医学
南昌大学	基础医学	转化医学
南华大学	基础医学	转化医学
广西医科大学	基础医学	转化医学
四川大学	临床医学	疾病分子与转化医学
贵州医科大学	基础医学	转化医学

第四节 ｜ 发 展 启 示

一、热点趋势分析

近 20 年来,国内外转化医学的研究热点主要集中在 5 个方面,即转化医学理念与发展模式、肿瘤诊断与精准治疗、干细胞转化研究、3D 生物打印与组织工程、精准医学与基因组学。但是,转化医学研究的前沿趋势在不断变化,逐步从基础医学、肿瘤诊断与治疗、转化医学理念等研究转变为干细胞与转化研究、3D 生物打印与组织工程、精准治疗等相关研究。

虽然转化医学不断兴起和发展,但文献计量研究数据表明,我国转化医学研究发文量在2008—2012年快速增长,而后出现下降趋势,提示转化医学当前在我国的发展存在瓶颈。其关键问题可能包括资源投入与整合不足、多学科交叉的人才队伍不足、研究机构间缺乏协同等因素。

案例5 基于文献计量学的国内外转化医学研究热点与前沿分析

基于文献计量学方法,利用Web of Science数据库及中国知网数据库,对国内外2001—2020年转化医学领域相关文献进行计量分析。分析发现,我国转化医学研究热点主要集中在5个方面:①转化医学学科建设及人才培养。在这一主题,研究人员从本科教育及研究生教育两个维度就如何创新人才培养模式及培养具有交叉学科背景的转化医学专业人才进行了讨论。②研究型医院建设。在这一主题,研究人员从转化医学理念出发,探讨如何建设发展研究型医院,部分研究人员从理念、价值的角度分析了建设研究型医院的必要性,也有研究人员结合我国目前公立医院的发展模式从转化医学理念角度给出建立研究型医院的意见与建议。③肿瘤诊断与治疗。在这一主题,"临床试验""乳腺癌""基础研究""抗肿瘤药物""生物标志物"和"肿瘤标志物"为高频词。④干细胞治疗与转化研究。在这一主题,研究路径之一是通过强调干细胞在临床转化应用方面的优势,结合我国目前干细胞研究的现状,探讨干细胞在临床疾病治疗方面的前景及挑战。⑤精准医学与转化研究。在这一主题,有研究人员强调基因组学在肿瘤治疗方面的重要作用,也有研究人员重点探讨基因组研究在转化医学领域的应用。

二、协同创新价值

协同创新是近年来转化医学相关政策发展的重要导向。转化医学协同创新已经成为主流趋势,并且是转化医学得以蓬勃发展的基本要求。转化医学是从临床发现到医学研究再到临床应用的一个连续过程,需要整合多学科和多领域的科学家。但是,从基础科学家到临床医生,从医院、大学、研究机构到企业,多主体之间必然存在着专业壁垒和特征差异。因此,推动不同主体间的有效协同是保障多学科交叉团队形成的重要且必要路径,也是公认的实现转化医学总体目标的关键。

转化医学协同创新能够促进多学科交叉团队的形成,促进关键知识与信息的交流,提高不同主体之间的沟通交流效率和效果,破除不同机构之间的壁垒,实现资源的有效整合,促进实验室研究并加速临床应用。因此,协同创新是突破当前我国转化医学发展瓶颈的重要路径。

但同时,也必须清醒认识到转化医学协同创新的弊端和风险,诸如多学科交叉团队的整体目标和分目标的冲突、成果分配的矛盾、时间与经济成本等,都需要进一步探索应对策略来有效保障转化医学的协同创新水平。有发达国家的实践经验表明,形成产业集群并发挥集群效应,可能是转化医学协同发展的有效路径。

案例6 转化医学协同创新的有效实践——"张江药谷"的集群效应

张江高科技园区的国家上海生物医药科技产业基地——张江生物医药基地,重点集聚和发展生物技术与现代医药产业领域创新企业,被誉为"张江药谷"。"张江药谷"自1992年成立发展 30 年以来,在逐步构建与发展的生物医药产业集群效应下,取得了良好的社会和经济效益,创新成果快速涌现,国内外影响力日益扩大,已成为我国创新药物研发数量最多的园区之一,也是国际新药研发注册最多的园区之一。

"张江药谷"定位为生物医药产业高端产品研发中心和研发外包与服务中心。因此,必然要拥有完整的产业链,才能保证研发、转化和制造全流程的顺利开展。"张江药谷"目前形成了较为完整的生物医药产业集群,汇集了高校和科研院所、医院、企业、中介服务机构等核心主体。全球销售收入排名前 10 位的药企中,有 7 家医药巨头聚集在"张江药谷";此外,还聚集了超过 35 家生物医药上市或挂牌企业,培育了一批拥有自主知识产权的创新药物研发企业。

知识拓展

产业集群效应实际上是通过构建转化医学的协同创新网络所产生的效应,是当代国际社会普遍存在并认可的一个重要现象,能够提高效率、降低成本、促进创新、信息交流、节约资源、提升区域竞争力。在发达国家都有不同程度的实践,如美国九大都市区(波士顿、旧金山、圣地亚哥、华盛顿-巴尔的摩、北卡罗来纳州科研三角园、西雅图、纽约、费城、洛杉矶)、英国伦敦、德国 BioRiver 区域、丹麦-瑞典生物谷等。

本章小结

转化医学能把基础研究成果快速转化为有效的临床治疗手段,是我国健康领域的关键突破点和国家新的经济增长点。近十年来,伴随着转化医学研究中心、国家临床医学研究中心、国家级转化医学研究重大科技基础设施的建设与发展,转化医学在我国快速兴起和繁荣发展。包括法律、配套建设、战略与导向、保障等在内的一系列政策,有效推动了转化医学的发展及健康和学科建设成效的突破。协同创新或有可能是转化医学的未来发展更有效的路径。

练习题

一、选择题

1. 美国国立卫生研究院 2012 年提出的转化医学的任务不包括(　　　)
   A. 加速技术发现　　　　　　　　　B. 推动基础医学
   C. 加强卫生保健决策的循证基础　　D. 鼓励新的研究和新的观念
2. 我国转化医学研究的首次尝试和开端是(　　　)年
   A. 2003　　　　　　B. 2004　　　　　　C. 2005　　　　　　D. 2006

二、简答题

1. 简述转化医学的总体目标。
2. 简述转化医学的 T1~T4 阶段。

(粟美娜　俞文雅　田佳禾)

第十六章
"互联网＋医疗健康"政策案例分析

📘 学习目标

（1）知识目标：讲述"互联网＋医疗健康"的概念及该政策的发展历程；解释"互联网＋医疗健康"的特点和作用，阐述我国"互联网＋医疗健康"政策存在的问题及根源分析，概括"互联网＋医疗健康"的政策主旨。

（2）能力目标：能够使用卫生政策研究常见方法，剖析我国"互联网＋医疗健康"存在问题及解决策略，预测我国"互联网＋医疗健康"发展趋势。

（3）素质目标：通过对案例中的政策进行批判性思考，识别其优点与不足，并讨论切实可行的改进建议，培养对政策效果的评估能力，提升其独立思考和解决卫生管理领域实际问题的能力。

📘 专业术语

（1）互联网：interconnected network

（2）政策问题根源分析：root-cause analysis of policy problems

（3）政策根源分析的逻辑思路：the logical thinking of the policy root cause analysis

章前案例

某互联网企业实践"互联网＋医疗健康"创新模式的健康管理平台。通过将医疗健康服务产业链进行数字化改造，该企业致力于实现对药品全产业链、医疗全流程、健康全场景、用户全生命周期的覆盖，着力构建一个完整的"互联网＋医疗健康"生态。

该企业在其发布的《未来科技趋势白皮书》中指出，应通过数智化社会供应链推动医疗健康产业发展。目前，该企业打造的数智化社会医疗健康供应链已将医药供应链、互联网医疗、健康管理、智慧医疗等业务板块有效衔接。另外，该企业的"互联网医院"是国内首批取得互联网医院牌照的平台型互联网医院之一，主要依托技术与算法提升运营效率；其研发的AI辅助诊疗平台可以帮助医生进行智能导诊、智能辅助问诊等工作，提升医生工作效率。

该企业第一家接入线下实体医院的互联网医院坐落在江苏。当地居民可以通过手机App进入互联网医院，在挂号前充分了解各位医生的专业背景。有患者表示，从进入"医院"到问诊结束，整个过程只花了十几分钟，平时跑医院却经常耗时一上午。另外，当地居民可以在该互联网医院进行复诊和买药，在绑定个人医保卡后可以通过医保缴费,并享受物流送货到家的服务。由此,该企业在业界率先实现了互联网"医疗、医药、医保"的闭环。

在如今信息技术蓬勃发展的时代,互联网应用正逐渐渗透到社会行业中的各个领域,在促进产业转型、提升公共管理效率等方面均发挥着重要作用。本章从宏观的角度对"互联网＋医疗健康"政策的概念、政策根源分析及其发展历程进行介绍,阐述了我国"互联网＋医疗健康"的主要内容与存在问题,结合当前医疗卫生政策及医疗服务理念的转变,探讨了"互联网＋医疗健康"的发展趋势。

第一节 | "互联网＋医疗健康"政策概述

一、基本概念

(一)互联网

互联网,又称国际网络,指的是网络与网络之间所串联成的庞大网络,这些网络以一组通用的协议相连,形成逻辑上的单一巨大国际网络,是连接世界各地的计算机网络和计算机设备的全球电子通信网络系统。

中国互联网已经形成规模,互联网应用走向多元化。互联网越来越深刻地改变着人们的学习、工作及生活方式,甚至影响着整个社会进程。据中国互联网信息中心(China Internet Network Information Center,CNNIC)第50次中国互联网络发展状况统计报告显示,截至2022年6月,我国网民规模达10.51亿,较2021年12月增长1 919万,互联网普及率达74.4％,较2021年12月提升1.4个百分点。我国手机网民规模达10.47亿,较2021年12月增长1 785万,网民使用手机上网的比例为99.6％,与2021年12月基本持平。我国城镇网民规模达7.58亿,占网民整体的72.1％;农村网民规模达2.93亿,占网民整体的27.9％。

(二)"互联网＋"

"互联网＋"是中国政府针对互联网产业在经济社会各领域中的融合应用提出的概念。《2015年国务院政府工作报告》提出制定"互联网＋"行动计划,推动移动互联网、云计算、大数据、物联网等与现代制造业结合,促进电子商务、工业互联网和互联网金融健康发展,引导互联网企业拓展国际市场。

"互联网＋"代表着一种新的经济形态,它指的是依托互联网信息技术实现互联网与传统产业的联合,以优化生产要素、更新业务体系、重构商业模式等途径来完成经济转型和升级。"互联网＋"计划的目的在于充分发挥互联网的优势,将互联网与传统产业深入融合,以产业升级提升经济生产力,最后实现社会财富的增加。

随着技术的变化和时代的发展,"互联网＋"的核心要素主要包括基础设施、生产要素、网络空间和平台组织。

1. 云、网、端是"互联网＋"的基础设施

在如今的信息社会中,特别是移动大互联时代,云、网、端成为重要的基础设施。"云"是

根据用户需求对计算和存储资源进行有效部署与匹配的分布式计算机系统资源,它是移动大互联时代最重要的基础设施之一。"网"是包括支持"互联网""物联网"通信的信息基础设施,如光缆、微波、4G、5G等。"端"是用户直接使用的电脑、移动设备、可穿戴设备、可编码设备等终端设备以及App形式的应用程序。

2. 数据是"互联网＋"的生产要素

相较于传统的生产要素,数据不仅具有非独占性、非排他性、零边际成本等特征,还具有强流动性。数据的强流动性,意味着所有人可以在全球更大的平台快速配置数据资源。数据作为新的生产要素,一方面,使人类社会更加公平化;另一方面,可以在某种程度上减少人类社会对不可再生能源的依赖,是一种可持续的生产生活方式。

3. 网络空间是"互联网＋"的主要社会网络

在互联网时代中,随着5G、物联网、人工智能等技术的发展,人们更多的交往和社会活动发生在网络空间,而非传统意义上的物理空间。以医疗服务为例,传统的诊断治疗模式需要患者到医院挂号、排队、到指定科室就诊。在信息技术、健康大数据及人工智能的支持下,远程医疗已经打破了医院的空间边界,医疗卫生服务更加便捷化、智能化、高效化。

4. 平台组织是"互联网＋"的产业组织模式

随着数据成为新的生产要素,平台组织成为一种新的商业或产业组织模式,平台组织的核心在于双边、多边平台中有效的数据流动与匹配,并进一步带来了跨界或跨行业的产业融合。

(三)"互联网＋医疗健康"

"互联网＋医疗健康"是以互联网为载体,以移动通信、物联网、云计算和大数据等信息通信技术为手段,与传统医疗健康服务深度融合而形成的一种新型医疗健康服务业态的总称。

"互联网＋医疗健康"通过医疗资源配置的优化、服务模式的创新、医疗服务供给的丰富,推动医疗优质资源下沉,提高医疗健康服务效率和服务质量,提升医疗卫生现代化管理水平,助推医药卫生体制改革进程,助力"健康中国"建设。

(四)国家政策

2015年两会期间,《国务院政府工作报告》中首次提出"互联网＋"战略,旨在充分利用信息与互联网平台,对传统产业进行优化升级转型,使得互联网与传统产业实现深度融合,从而创造新的经济发展生态。在此基础上,国务院办公厅印发的《全国医疗卫生服务体系规划纲要(2015—2020年)》指出,要积极推动移动互联网、远程医疗服务等发展;开展健康中国云服务计划,积极应用移动互联网、物联网、云计算、可穿戴设备等新技术,推动惠及全民的健康信息服务和智慧医疗服务,推动健康大数据的应用。2016年,国务院办公厅发布了《关于促进和规范健康医疗大数据应用发展的指导意见》,进一步明确了医疗健康大数据是我国重要的基础性战略资源,并且对"互联网＋医疗健康"服务的提供与管理提出了规范性要求。2018年,《国务院办公厅关于促进"互联网＋医疗健康"发展的意见》对"互联网＋医疗健康"全生态的发展提供了政策指导,该文件鼓励"互联网＋"与医院医疗服务、公共卫生服务、家庭医生签约服务、药品供应保障服务和医学教育和科普服务等深度融合。相较于之前的相关意见与政策,该文件强调,不仅要健全"互联网＋医疗健康"服务体系,还要完善"互联网＋医疗健康"支撑体系,着重强调了在"互联网＋"时代医疗质量监管的重要性、紧迫性及大数据时代的信息安全。

基于此,2018 年 7 月 17 日,国家卫生健康委员会和国家中医药管理局还组织制定了《互联网诊疗管理办法(试行)》《互联网医院管理办法(试行)》《远程医疗服务管理规范(试行)》对"互联网＋医疗健康"进行了较为全面的规范。

二、"互联网＋医疗健康"的特点

"互联网＋医疗健康"是互联网思维在医疗健康领域的实践和应用,具有较为明显的七大特征:连通性、融合性、创新性、整合性、预防性、普及性及多学科交叉性。

(一) 连通性

连通是"互联网＋"的基础,在"互联网＋医疗健康"体系下,患者与医生之间可以随时联系,信息互通。即使双方相隔甚远,患者也可以通过网络线上系统进行疾病咨询,医生也可以在线上查阅患者的诊疗记录等信息。很大程度提高了诊疗咨询的便捷性与高效性,确保患者的诊疗一致、连贯。

(二) 融合性

"互联网＋医疗健康"基于互联网、移动互联网、云计算、大数据等现代信息技术,通过各个单位、各个产业、各个行业、各个领域之间的相互渗透与融合,打破传统医疗机构的固有模式、组织边界和系统架构,融入最新的发展理念和科学技术,实现跨界、变革、开放,获得新动力、推动新发展,更快地把创新技术转化为服务于百姓、创造社会价值的医疗卫生健康产品。

(三) 创新性

创新发展是国家新时代的发展战略,"互联网＋医疗健康"利用互联网思维,在大数据应用的基础上,融入大量的科学技术,对传统行业进行变革,打破原有制约创新的环节,不断推进医疗技术的革新,提高临床研究的效果和效益,激发创新成果的转化和应用。

(四) 整合性

"互联网＋医疗健康"通过各类资源与服务的整合,不同的医疗机构之间可以实现信息与资源共享,实现社会各类资源的整合与共享,保险支付、养老、保健等健康产业资源的整合,医生间协作、医院间协作、医院与其他健康产业间的协作。

(五) 预防性

基于对大量信息的整合与分析,"互联网＋医疗健康"可以更迅速地发现疾病的征兆,及时跟进,并采取处理措施,在疾病暴发之前进行医疗干预,将其消灭于萌芽之中。而且,具体到对每个患者的诊治,也能够随着病情的变化实时调整治疗方案,在察觉到病情发展时立刻实施对应的治疗,有效控制病情。

(六) 普及性

由于医疗资源的分布不均,偏远地区及基层医疗机构的医疗水平较低,这些地方的居民常常面临着优质医疗资源匮乏的问题。而"互联网＋医疗健康"体系能够将所有的医疗机构连接在一起患者即使在医疗资源短缺地区,也能够得到权威专家的治疗意见,从而提高医疗系统的整体水平,把优秀的医疗资源普及到更大的范围。

(七) 多学科交叉性

"互联网＋医疗健康"是一门综合性、多学科的应用型学科,是多学科、多领域的交叉与融合。

三、"互联网＋医疗健康"的作用

(一) 弥补了人力资源不足

在就医方面,我国医疗资源分布极不均衡,如优质医疗设备,人才资源多集中于城市,而农村地广人多,医疗资源却很不充分,医疗条件相差很大,"互联网＋"打破了因地域原因导致的资源分配困局,通过互联网、物联网、大数据等方式,扩大优质医疗资源的覆盖面,使城乡居民均能享受优质的医疗服务。不仅如此,"互联网＋医疗健康"应用可以使患者主动联系医生,而不是与传统的诊疗模式一样需要挂号、排队,这样极大程度提高了服务效率,增加患者满意度。

案例 1　山东省卫生健康委:"互联网＋医疗健康"惠民便民服务平台

依托山东省全民健康信息平台,构建了开放型、整合型的山东省"互联网＋医疗健康"惠民便民服务平台,突出全生命周期的健康服务这个核心,充分发挥政府主导和市场主体作用,实现"一号通用、一码通行、一生服务、一网共享",建立全、真、活、可用的健康医疗大数据汇聚模式,打造可持续发展的互联网生态环境,为人民群众提供更加规范有序的"互联网＋医疗健康"服务。全省 391 家二级以上公立医院已接入省平台,通过"健康山东服务号"为群众提供挂号就医、报告查询、预防接种、网上问诊等服务,公众号累计活跃用户数超过3 000 万。

(二) 提高了医疗服务质量

医患关系分为主动-被动型、指导-合作型和共同参与型三种基本模式,目前我国医患关系的主要模式是指导-合作型模式。即患者有较强求医意向,寻求医生治疗。因为双方在医疗领域的信息知识储备差距,医生往往处于权威地位,主动发挥其指导作用。"互联网＋医疗健康"可以使患者通过线上平台了解疾病发生、转归过程,获得病理机制等信息,在诊疗过程中逐渐获得主动性,提高医疗服务质量,改善医患关系。

(三) 优化了医疗就诊模式

相较于传统医疗模式,"互联网＋医疗健康"大大简化了诊疗过程,降低了时间成本、照顾成本等,并且互联网在一定程度上可以消除医患沟通中的专业知识障碍,可以降低医生"诱导需求"的动力,进一步降低个体的医疗支出。

案例 2　吉林大学白求恩第一医院:医"网"服务,"智"再就医
——基于互联网医院的智慧医院建设

吉林大学白求恩第一医院基于互联网医院的智慧医院建设具有以下几个特点:①重塑挂号、缴费、排队叫号、出入院手续和诊后服务等 5 个重点流程,极大提升了患者的就医体验。②互联网医院平稳运行有效缓解线下就医压力,患者逐渐适应互联网诊疗的新型就医模式,"互联网＋医疗健康"呈现积极发展态势。③各临床科室及医生积极主动参与到互联网医院建设工作中,其中随员审核、在线复诊和门诊咨询功能在疫情期间作用突出,有效助力医院严格进出人员管理,通过减少线下人员聚集,有效预防院内感染。截至目前,互联网医院累计注册用户量 421 万,亲情账号用户数量 105 万个,生成电子票据 950 万张,门诊预约达 300 万次以上。

第二节 | "互联网＋医疗健康"政策根源分析

一、政策保障体系有待完善

1. 考核评价

目前我国尚未建立完备的资格认证、考核评价体系,对参与线上医疗服务的医院、医生均未有明确的评价指标。在资格认证上,在各地进展程度也都不一致,需要出台完备的评价体系和考核标准来提升医疗服务质量。与此同时,对于参与"互联网＋医疗健康"的医院和医生也应出台相应的政策以保障其合理合法的权益。

2. 诊疗范围

2018 年 4 月 25 日,国务院办公厅发布的《关于促进"互联网＋医疗健康"发展指导的意见》明确指出,在互联网诊疗过程中,医生在掌握患者病历情况后,允许开具部分常见病、慢性病处方对患者进行健康管理服务。由此可知,线上医疗的范围主要聚焦于常见病与慢性病的诊疗,可是目前这一概念的定义尚不清晰,比如疾病的病种如何划分等问题,并且对于常见病和慢性病的诊疗,多属于基础的医疗服务,有很多医疗行为,无法通过线上开展。

3. 配套政策

2020 年 10 月 24 日国家医保局印发《关于积极推进"互联网＋"医疗服务医保支付工作的指导意见》,明确了"互联网＋"医疗服务纳入医保支付的具体内容,开展"互联网＋"医疗服务的机构可申请签订医保定点协议,线上、线下医疗服务实行公平的医保支付政策,但是全国目前仅有浙江、江苏、重庆等少数省市制定了相关细则。传统医疗医保结算方式仍未实现全国互通,医疗、医药、医保改革也未向互联网方向进一步延伸,如果只是通过电商平台与地方医保对接,互联网医疗将很难进入医保系统,以上问题仍需进一步探索。

4. 立法监管

当前我国在"互联网＋医疗健康"管理模式中,主要包括区域管理、实体医院管理这几个模式,尚未制定线上相应的规范的制度体系,电子处方、病例及收费等方面都缺乏监管,国家对于"互联网＋医疗健康"更多局限于政策文件,尚未上升到立法。因此,线上医疗服务在具体实施过程中,常常伴有无法可依或缺乏监管而引发的等一系列问题。

二、服务供给不平衡、不充分

1. 技术问题

近年来,随着信息化技术的发展,"互联网＋"产业在我国快速发展起来,受众人数也逐渐增多,但是"互联网＋医疗健康"模式依然存在一些问题。首先,在受众人群方面,有相当一部分老年人或农民工对于智能产品的使用较为陌生。因此,智能技术的发展,对于部分人群也产生了"技术鸿沟",短时间较难解决。其次,在信息共享方面,国内三甲医院信息公开程度较低,医疗机构之间尚未实现医疗信息共享,对于在不同医疗机构就医的患者来说,仍存在诸多不便。

2. 发展问题

我国"互联网＋医疗健康"政策的具体实施受各地经济、资源、地理环境等多方面因素的影响,所以不同地区对互联网医疗政策的具体执行情况不同。尤其是在我国贫困偏远地区,信息化硬件配套设施不足,医疗资源匮乏,"互联网＋医疗健康"服务可及性等方面均存在短板。

3. 意识问题

虽然我国"互联网＋医疗健康"产业日益发展,但是国民对于线上医疗服务的接受度和信任度依然有限,尤其是贫困偏远地区,当地居民因其资源匮乏,知识程度较低,而对于线上服务接受较慢,意识也难以快速转变过来,相关信息、教育在偏远地区普及度较低,这些也是影响"互联网＋医疗健康"发展的重要问题。

三、过快发展带来的新挑战

1. 隐私安全问题

随着物联网、大数据、人工智能、信息化等技术应用范围越来越广泛,数据泄露、个人隐私问题也应受到高度重视,传统医疗模式中,医生与患者实行线下诊疗,为尊重患者人格尊严,保护患者隐私权益,均需签署"知情同意书""保密书"等,所以患者的隐私保护安全性较高。但当实行线上诊疗之后,伴随网络上多方资源介入,患者的基本信息、患病情况等隐私内容很可能被其他技术公司或人员盗用,并且线上医疗服务还存在信息共享的模式,患者隐私安全是否会被泄露也是个严重的问题。

2. 违法犯罪问题

"互联网＋"产业本身就伴随着网络法律风险。在网络空间中,不法分子运用编程、加密、解码技术等进行违法活动,高技术犯罪手段层出不穷,防不胜防。而寄托于线上的"互联网＋医疗健康"的网络特征,一旦操作不当或出现沟通问题,也会导致医患双方信任难以建立,进一步加大法律风险。

3. 服务质量问题

社会大众作为"互联网＋医疗健康"政策的直接受益人,反映了政策的执行效果,影响政策舆论走向。目前,互联网市场缺乏相关的准入机制,对于从事互联网医疗健康服务的机构筛选监督措施不够完善,造成了鱼龙混杂的不良市场现象。部分互联网医疗机构将商业广告、赌博等不良内容与真实信息相混合,误导患者,诱导其进行消费行为,而患者不具备相应知识能力及常识经验予以应对,往往容易损失金钱并延误最佳治疗时间,造成不可避免的损失。

第三节 | "互联网＋医疗健康"政策发展历程

我国"互联网＋医疗健康"政策的发展可以分为萌芽、探索、起步建设、规范建立、发展、转型6个时期,不同时期有着不同的发展特色(图16-1)。

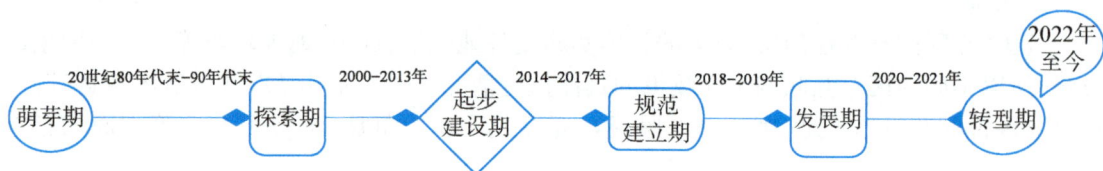

图 16-1 我国互联网医疗发展的 6 个阶段

一、萌芽探索期

(一) 萌芽期

20 世纪 80 年代末,我国部分大型公立医院开始开发和应用与财务收费相关的电子化工作方式,包括相配套的院内有线网络、机房等信息基础设施建设,在医院内部建立医院信息系统(hospital information system,HIS),期望依靠信息化手段提高内部管理水平。1986年,我国对远洋中的急症船员开展了电报会诊,就此开启全国对远程医疗的探索与应用。20世纪 90 年代末,我国先后启动了金卫医疗网络工程、中国医学基金会互联网络和军卫二号工程(远程医疗网),1997 年,我国制定了 HIS 的规范体系标准。

(二) 探索期

21 世纪初期,我国的医疗健康相关网站陆续建立起来,如 39 健康网等。2001 年原卫生部出台《卫生部关于印发〈互联网医疗卫生信息服务办法〉的通知》,允许在经审批、登记注册获得执业许可的医疗机构之间进行远程医疗。该文件于 2009 年更新为《互联网医疗保健信息服务管理办法》,主要聚焦于医疗卫生领域的互联网信息服务。自 2009 年新医改政策出台以来,我国居民就医费用负担重的问题得到有效改善,实现了全民基本医保、初步建立了国家基本药物制度、公立医院改革持续推进,目的在于公立医院的管理体制,建立高效的政府办医体制及公立医院运行新机制,建立符合医疗行业特点的人事薪酬制度,建立分级诊疗制度,多方面推动公立医院改革,形成合理的就医秩序,提高了基本公共卫生服务水平。

二、建设规范期

(一) 起步建设期

2014 年《国家卫生计生委关于推进医疗机构远程医疗服务的意见》首次对"远程医疗服务"进行明确定义,详细列出了"远程医疗服务"包含的项目,并与相关学界专业相联系,我国第一家互联网医院也是在这一年建立。2015 年 7 月国务院发布《关于积极推进"互联网+"行动的指导意见》,积极推进移动互联网、物联网、云计算、可穿戴设备等新技术应用,推动惠及全民的健康信息服务和智慧医疗服务。2016 年互联网第三方平台药品网上零售试点工作被叫停。2017 年《国家卫生计生委办公厅关于征求互联网诊疗管理办法(试行)(征求意见稿)和关于推进互联网医疗服务发展的意见(征求意见稿)》发布,指出互联网诊疗仅可应用于医疗机构间,以及基层医疗机构提供的慢性病签约,不再直接面向患者提供诊疗服务。

案例 3 互联网医院

2014 年,国内诞生了一种新型诊疗服务模式——互联网医院。2014 年 10 月,全国首家互联网医院经广东省卫生和计划生育委员会批准建成,与线下药店协同,通过远程医疗服务线下患者。2014年12月,国家卫生和计划生育委员会出台了《远程医疗信息系统建设技术指南》,进一步规范了我国远程医疗体系建设,推动了远程医疗系统建设和快速发展。2015年3月全国首家云医院正式启动运营,它是运用移动互联网、云计算和物联网等新一代信息技术搭建的一个城市级协同医疗服务的O2O平台。2015年底,乌镇联网医院正式成立,这是首家以"互联网"命名的医院,标志着"互联网医疗＋在线问诊""远程诊疗"时代的开启。2016年1月,我国首个互联网膏方门诊在上海正式开通,使"互联网＋中医"成为现实;2016年2月,我国首个公立三甲医院线上院区正式启动。

(二)规范建立期

2018年国务院办公厅印发《关于促进"互联网＋医疗健康"发展的意见》。同年7月,国家卫生健康委员会和国家中医药管理局印发《互联网诊疗管理办法(试行)》《互联网医院管理办法(试行)》及《远程医疗服务管理规范(试行)》,对互联网诊疗行为进行了规范,并进一步明确了互联网医疗的概念,健全了"互联网＋医疗健康"体系。2019年国家医疗保障局出台《关于完善"互联网＋"医疗服务价格和医保支付政策的指导意见》,明确可将符合要求的互联网医疗服务纳入医保支付范围,截至2019年12月,我国社会保障卡持卡人数已达11.3亿人,为居民提供了如自助查询、就医结算等多种形式的网上便捷服务。

三、快速发展期

2020年2月,国家卫生健康委要求各单位部门实行网络数据传报、信息互通,要求各地积极开展远程医疗服务,缓解医院诊疗压力,强化"互联网＋"政务服务。同月,将符合条件的"互联网＋"医疗服务费用纳入医保支付范围,明确了互联网医疗机构可开具电子处方,创新医药配送方式,实现线上医保结算,互联网医疗得以快速发展。

四、深化转型期

2022年国家卫生健康委办公厅印发《互联网诊疗监管细则(试行)》,进一步规范了互联网诊疗活动,加强互联网诊疗监管,对相关医疗机构、人员、业务、质量安全等监管细则进一步明确,互联网医院面临新的发展挑战。

近年来,随着我国相关政策和技术的不断更新完善,在社会需求、政策支持、技术助力三元协同的基础上,互联网医疗建设迎来加速发展期,我国"互联网＋医疗健康"产业也逐渐趋于成熟,并且已经发展到与医药卫生体制改革相互作用的新阶段,未来的进步也会非常迅速,互联网医疗持续发展势在必行。在趋势发展上,逐步由仅允许网上复诊到允许网上初诊拓展,利用5G技术实现更快、更清晰、更实用的远程医疗,在发展中有望出现非实体运营的独立互联网医院,在人工智能大力融合发展下实现由弱人工智能向强人工智能的转变。

第四节 ︳ 案 例 启 示

我国"互联网＋医疗健康"产业尚处于起步阶段,各项技术、理念还有很大改善空间,其政策能否稳步执行推进,很大程度上取决于政府各部门能否秉承政治意志,做出因地制宜的安排。

一、推动标准规范体系建设

医疗产业内部结构复杂,包含多个主体成分,不同主体内部还具有更加细致的产业链。因此,国家应坚持鼓励创新与防范风险相结合,在政策方面进行统一规划部署,制定并完善标准、高效、合理的政策条例,积极推动医疗、医保、医药"三医联动"改革全面向"互联网+医疗健康"方向延伸,逐步构建起与"健康中国"相配套的信息诊疗系统与医疗服务理念。

二、健全完善配套政策制度

为促进我国"互联网+医疗健康"产业持续发展,应完善相应配套政策。一方面应尽快出台互联网医疗的配套措施,明确"互联网+医疗健康"政策的执行细则和实施标准,根据不同地区的不同情况,制定出因地制宜、因时制宜的政策方案,例如支持人才引进、加大资金投入、在基础设施技术上进行探索,逐渐形成较为成熟的"互联网+医疗健康"模式。另一方面,可以建立互联网医疗数据互联互通平台,实现各区域医疗信息共享,有效提高诊疗效率。并可在此基础上拓展互联网医疗业务,如提高医疗资源配置,增设新型医患诊疗模式,合理调配线下线上医疗资源,促进同质化发展。

三、增强创新信息技术建设

"互联网+医疗健康"产业中,信息技术水平的提高,主要可以改善地区发展不平衡、医疗资源分配不均衡及医疗机构之间信息不共享等问题。首先,通过进行云计算、大数据、区块链、人工智能等技术的应用及技术开发,可有效提高医疗产业的管理水平,并促进互联网与医疗的深度结合。其次,还需适度增加"互联网+医疗健康"的宣传力度,在国家政策层面上宣传推广"互联网+医疗健康",广泛开展相应的医疗教育宣讲,提升国民,特别是处于贫困偏远地区居民,对于互联网医疗的接受程度,并持续加强医德医风建设,增进医患之间信任程度。

四、强化监督管理体制机制

作为一项特殊的医疗形式,参与主体多,信息共享范围广,隐私泄露风险高,关系到我国国民自身隐私安全及国家医疗产业的发展。

在国家立法层面,应尽快出台相应政策,加强监管,建立健全"互联网+医疗健康"的监督机制,对参与的各个主体统一监管,将政府、医疗机构、群众社会监管有效结合,推动"互联网+医疗健康"产业有效发展。

在信息建设方面,国家及地方医疗机构也应制定专项措施,明确医疗信息隐私范围、规范医疗数据收集与管理及对泄露隐私的不法分子进行的处罚措施。同时,还应不断强化信息安全技术水平,以此保护患者隐私问题。

在从业人员方面,应构建"互联网+医疗健康"产业的准入机制,对互联网平台的医疗资源、医生资质进行审核把关,提高产业门槛。鼓励在高校及医疗机构进行线上医疗教育宣讲活动,提升从业人员专业素养,对从业医生进行系统认证,保证医疗质量,并提高对医护人员的管理水平。

案例4　国家癌症中心：医院复杂环境下的网络安全与防护

自开展攻防演习以来，实现"第一次防守方成功在现场捕获攻击人员"和"第一次防守方两次成功在现场捕获攻击人员"两个"第一次"。形成网络攻击对抗能力，溯源攻击人员信息；具备现场社会工程学攻击防御能力，及时发现入侵、快速定位攻击位置，联合保卫部门捕获攻击人员；具备网络态势感知能力，准确掌握全网信息资产，全方位监控网络运行态势，预警未知风险，保障医院信息系统安全运行。

知识拓展

政策问题根源分析：是指针对特定的政策问题，运用公认的科学方法和逻辑步骤，明确其根源和影响因素，并定性定量明确"政策问题-问题危害-影响因素-问题根源"之间的关系，即形成问题的作用机制。

政策根源分析的逻辑思路：①确进行根源分析的特定问题。②明确特定问题的信息基础。③系统搜寻影响因素。④确定特定问题的根源。⑤明确问题作用机制。⑥定量论证问题根源与作用机制。

本章小结

本章以我国各地区各单位依据"互联网＋医疗健康"政策执行过程及结果为例，对"互联网＋医疗健康"这一形式进行了较为系统全面的阐述，了解近年来我国关于互联网医疗的政策，对于目前在实行"互联网＋医疗健康"过程中存在的主要问题及建议措施进行了归纳，使读者更加清晰的了解我国"互联网＋医疗健康"的发展情况，对于如何推进助力我国互联网医疗有更深的认识。

练习题

一、选择题

1. 以下哪项不是"互联网＋医疗健康"的特点？（　　　）

A. 连通性　　　　　　B. 融合性　　　　　　C. 创新性　　　　　　D. 快速性

2. 以下哪项不是"互联网＋医疗健康"发展不平衡不充分问题？（　　　）

A. 技术问题　　　　　B. 发展问题　　　　　C. 管理问题　　　　　D. 意识问题

二、简答题

试述"互联网＋医疗健康"的特点有哪些？

（袁　磊　谢丛尚）

参 考 答 案

第 一 章

简答题

1. 卫生政策与管理是一门研究健康领域政策与管理活动及其规律的学科,旨在以公共管理学、公共经济学、公共政策学、公共卫生与预防医学、政治学、法学等为主要理论基础,运用科学的研究方法,发现、分析和解决健康领域的政策和管理问题,为政策制定和管理实践提供指导,促进医疗卫生体系和医疗保障制度发展,维护和增进人群健康。

基本任务是通过研究和政策转化,提高卫生服务的质量、效率和公平性。

2. 主要研究内容包括:卫生事业的性质与定位,健康的社会决定因素与干预措施,卫生资源筹措与配置,医疗保障制度的完善,卫生服务体系的优化,卫生政策分析,卫生政策与项目的实施与管理。

3. 匹配法,双重差分,工具变量,断点回归。

第 二 章

一、选择题

1. B

2. A

二、填空题

法律方式

三、判断题

√

四、简答题

卫生管理是政府以防治疾病、保障和促进人民健康为目的,通过合理配置卫生资源,将最佳卫生服务提供给全体居民,对卫生组织体系、系统活动和社会措施进行计划、组织和控制的过程。卫生管理的最终目的是最大限度地保持和促进人民的健康,主要目标是最大限度地发挥卫生资源的作用,建立和保持整个卫生系统的高质量和高效率,保持社会各阶层在卫生筹资和健康状况上的公平性。

五、思考题

我国新时代卫生与健康工作方针是:"以基层为重点,以改革创新为动力,预防为主,中西医并重,将健康融入所有政策,人民共建共享。"这一方针把卫生与健康相提并论,凸显了新时代卫生工作的目标与本质要求,同时也扩展了方针的适用范围,是一切与健康相关联的事业的指导方针。

第 三 章

一、填空题

1. 决策,执行,监督

2. 取消药品加成

3. 允许突破现行事业单位工资调控水平;允许收入扣除成本并按规定提取各项基金后主要用于人员奖励

4. 所有公立医院重新核定编制,按现在整个的人员总量核定,编内编外人员晋升、提干一视同仁。

5. 政府投入、服务价格补偿。

6. 腾空间、调结构、保衔接

二、简答题

1. 纵观中国现代社会公共卫生事业发展历程,可以把公共卫生政策的演进分为四个历史阶段。第一阶段新中国建设初期(1949—1978 年);第二阶段改革开放时期(1978—2003 年);第三阶段新医改阶段(2003—2015 年)。第四阶段"健康中国"战略建设时期(2015 年—至今)。在不同的历史发展时期,公共卫生政策框架均依据体制环境、价值观念、制度体系、机制目标、服务范围、经济状况和管理模式等不同发展情势而进行着不断调整与变革。

2. 纵观中国现代社会公共卫生事业发展历程,可以把公共卫生政策的演进分为四个历史阶段。第一阶段,新中国建设初期(1949—1978 年);基本特征是以强调公平性,城乡二元发展格局,医疗保障低水平广覆盖为主要特征。第二阶段,改革开放时期(1978—2003 年),以减轻财政负担、下放经营权、调动医院积极性,激发医疗系统活力,医疗市场化为特征。第三阶段,新医改阶段(2003—2015 年),明确政府主导,以公益性回归的改革目标为主要特征。第四阶段,"健康中国"战略建设时期(2015 年至今),强调以人民为中心。

3. 医疗卫生体系改革是一个非常复杂的系统工程,形象称为"四梁八柱":"四梁"指公共卫生体系、医疗服务体系、医疗保障体系、药品供应体系四个子系统的改革,"八柱"指卫生管理机制、医药卫生机构运行机制、多元卫生投入机制、医药价格形成机制、医药卫生监管体系、医药卫生科技创新机制、医药卫生信息系统、医药卫生法律机制。

4. 目前医联体建设主要有四种模式:①城市建立医疗集团,典型代表深圳罗湖医院集团。城市医疗集团,即以 1 家三级医院为牵头单位,联合若干城市二级医院、康复医院、护理院以及社区卫生服务中心,构建"1+X"医联体,纵向整合医疗资源,形成资源共享、分工协作的管理模式。②在县城建立医疗共同体,典型代表安徽天长。县域医共体,重点探索以"县医院为龙头,乡镇卫生院为枢纽,村卫生室为基础"的县乡一体化管理,并与乡村一体化有效衔接,充分发挥县医院的城乡纽带作用和县域龙头作用,形成县乡村医疗卫生机构分工协作机制,构建县乡村三级联动的县域医疗服务体系。③跨省域的建立专科联盟,典型代表北京儿童医院。跨区域专科联盟,是根据区域内医疗机构优势专科资源,以一所医疗机构特色专科为主,联合其他医疗机构相同专科技术力量,形成区域内若干特色专科中心,提升解决专科重大疾病的救治能力,形成补位发展模式。横向盘活现有医疗资源,突出专科特色。④遥远地区开展远程医疗,典型代表舟山群岛网络医院。远程医疗协作网,是由牵头单位与基层、偏远和欠发达地区医疗机构建立远程医疗服务网络。

三、思考题

1. 影响卫生事业发展的主要因素有以下几方面：①社会制度。②经济基础。③管理水平。④文化背景。⑤人口状况。⑥科技发展水平。⑦生态环境。

第 四 章

思考题

1. 医疗服务模式逐渐向智能化与个性化发展,健康管理体现精细化、一体化和便捷化,卫生信息化注重顶层设计,临床决策与精准医学的科学性提升,患者健康数据的隐私保护得到重视。

2. 智能化伤员搜救及柔性搬运,通过卫勤保障物联网实现战场形势实时监控、保障过程实时可控、卫勤保障主动配送,通过平行医院实现卫勤学习培训、各类伤病员的模拟救治、对军队医院的智能化管理、对医疗资源的精准调度。

第 五 章

一、选择题

1. C

2. D

二、填空题

1. 新型农村合作医疗、城镇职工医疗保险、城镇居民医疗保险

2. 基本医疗保险、大病保险、医疗救助

三、简答题

大病保险、城市定制普惠型商业医疗保险(惠民保)、老年长护险、药品器械集中采购、国药谈判等。

四、思考题

言之有理即可。

第 六 章

一、选择题

1. A

2. B

3. B

4. D

5. C

二、填空题

1. 风险评估、风险管理、预防响应、风险监管、效果评估

2. 预防措施、应对措施、恢复措施

3. 法律保障、技术保障、物资保障、经费保障、通信与交通保障

三、判断题

1. √

2. √

3. ×

四、简答题

公共卫生应急响应政策制定需要遵循以下原则：①全面性。要考虑到公共卫生事件的全面性，保障公众的安全。②协调性。要协调各方面的力量，包括政府、医疗机构、公共卫生部门等。③快速性。要快速有效地采取措施，防止公共卫生事件的扩散。④科学性。要基于科学的原则，采取有效的应对措施。

第 七 章

一、选择题

1. B

2. C

3. D

二、判断题

1. √

2. √

3. √

三、简答题

1. 卫生法是调整在卫生活动过程中所发生的社会关系的法律规范的总称。简言之，卫生法是调整卫生社会关系的法律规范的总称。卫生法调整的对象是卫生社会关系。卫生法的特点：①从内容上看，卫生法是一种行政法律规范和民事法律规范相结合的法律。②从卫生法的发展过程上看，卫生法是在医学发展演变基础上逐步形成的一种专门法律。③从卫生法的规范性质上看，卫生法是一种强制性规范与任意性规范相结合的法律。④从卫生法所确认的规则看，卫生法是具有一定国际性的国内法。

2. ①生命健康权保障原则是卫生法的首要基本原则，要求卫生法对于人的生命健康权予以充分、优先地保障，该项原则集中体现了卫生法的根本目的、核心理念和价值追求。②预防为主原则。无病防病，有病治病，防治结合，是预防为主原则总的要求。③公平原则。公平原则是以利益均衡作为价值判断标准来配置卫生资源，协调卫生服务活动，以便每个社会成员普遍能得到卫生服务。④保护社会健康原则。保护社会健康原则本质上是协调个人利益与社会健康利益的关系，它是世界各国卫生法公认的目标。人具有社会性，要参与社会的分工和合作，所以就要对社会承担一定的义务。这个义务就是个人在行使自己的权利时，不得损害社会健康利益。⑤患者自主原则。保护患者权利的观念是卫生法的基础，而患者的自主原则是患者权利的核心。所谓患者自主原则，是指患者经过深思熟虑就有关自己疾病的医疗问题做出合理的、理智的并表示负责的自我决定权。

3. 卫生法和卫生政策是我国法律体系和公共政策体系的重要组成部分，以国家法律和政策的形式体现的以工人阶级为领导、工农联盟为基础的全体人民的意志，主要目的是维护和增进人民健康水平。卫生法与卫生政策之间的联系：①同为国家卫生制度体系组成部分。卫生法与卫生政策都是卫生治理体系的重要组成部分，是发展卫生健康事业的重要手段。②可以相互转化与支撑。③具有保护生命与健康的共同目的。维护生命健康权益，提高健康水平是卫生法与卫生政策的共同目标和基本目的。

四、思考题

1. 生命健康权保障原则是卫生法的首要基本原则,要求卫生法对于人的生命健康权予以充分、优先地保障,该项原则集中体现了卫生法的根本目的、核心理念和价值追求。在现代国家,生命健康权是受到法律保护的最重要权益,在我国宪法和法律塑造的权利体系中,具有最高的地位。自2016年以来,随着《"健康中国2030"规划纲要》《健康中国行动(2019—2030年)》相继发布,我国把健康摆在优先发展的战略地位,将促进健康的理念融入公共政策制定实施的全过程,强化政府主导、跨部门协作、全民参与,全方位干预健康影响因素,维护全生命周期健康,防控重大疾病,加快形成有利于健康的生活方式、生态环境和经济社会发展模式,实现健康与经济社会良性协调发展,已成为国人的共识;与"将健康融入所有政策"相关的行动方案也正在切实推行中。尤为重要的是,在国家立法层面上,对于"公民健康权""将健康融入所有政策""健康促进"也做了明确规定。2019年12月颁布的《中华人民共和国基本医疗卫生与健康促进法》第四条规定:"国家和社会尊重、保护公民的健康权。"从而使得相关国际条约以及我国宪法中所规定的健康权得以落实。该法第六条规定:"各级人民政府应当把人民健康放在优先发展的战略地位,将健康理念融入各项政策,坚持预防为主,完善健康促进工作体系,组织实施健康促进的规划和行动,推进全民健身,建立健康影响评估制度,将公民主要健康指标改善情况纳入政府目标责任考核。"并在相关条款中对该条规定进行进一步细化与明确。

2. 卫生法和卫生政策的区别主要体现在约束性和强制力的差别。①制定主体和程序不同。两者制定的主体有所不同,制定的程序也有所差别。②不同的效力和强制力。卫生法是由《立法法》规定的国家机关和行政机关制定和颁布,以国家强制力保证实施的行为规范,具有较为普遍的约束性和强制性。③不同的调整范围卫生法。通过法律等规范性文件,明确规定人们的权利和义务,调整的范围比较具体,或者明确经过实践检验确认的政策措施,规范的内容往往涉及重要环节或重要领域。卫生政策则通过决定、纲要、意见等形式表现出来,内容比较概括,调整的社会关系更广泛、更全面。④不同的稳定性和调整周期。卫生法是对卫生政策领域较为成熟、确定的做法和经验,通过法律条文的形式予以固化和规范,调整的周期相对较长。卫生政策则有较强的时效性和灵活性,随着形势的发展而变化,不断调整具体的政策措施。

第 八 章

一、选择题

1. D
2. B
3. C

二、填空题

1. 价值测量、目标规划、优序法
2. 选择和建立评估准则、对准则赋权重
3. 直接评级、层次分析法、摆幅置权法、离散实验选择
4. 灰色关联分析法、模糊综合分析法、层次分析法、熵权法

三、判断题

1. √
2. ×
3. ×
4. √

四、简答题

1. ①明确决策问题时决策者主观的爱好、性格、教育经历等因素都会影响问题的态度、界限、解决方式及问题相对应的准则。②选择和建立评估准则中,准则的表现形式已经确定用何种准则模型的关键变量也会受到决策者的价值影响。③对备选方案进行打分、对准则赋权重时,决策者的偏好机构及价值观也会参与到价值识别之中。

2. ①目标不确定性。在 MCDA 中,每个准则都代表着一个目标,但这些目标可能存在不确定性。例如,某个目标可能难以量化或定义,或者可能与其他目标存在冲突。②数据不确定性。MCDA 需要依赖数据来评估不同方案的表现,但这些数据可能存在不确定性。例如,数据可能不完整、不准确或不可靠。③模型不确定性。MCDA 需要使用模型来将数据转化为决策方案的评估结果,但这些模型可能存在不确定性。例如,模型可能无法准确地反映实际情况,或者可能存在偏差或误差。④环境不确定性。MCDA 的结果可能受到环境因素的影响,例如市场变化、政策变化或技术进步等。这些因素可能难以预测或控制,从而增加了决策的不确定性。

五、计算题

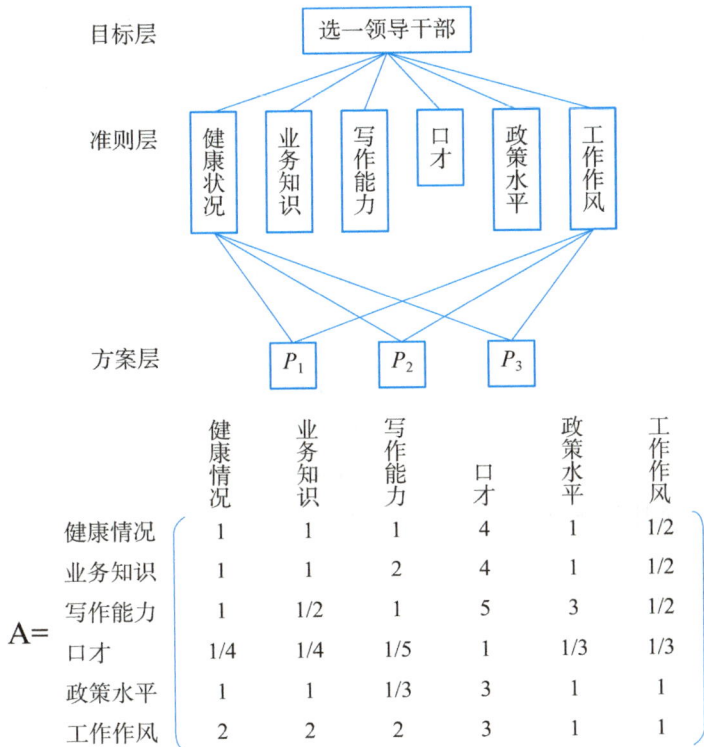

$$
A=
\begin{array}{l}
\text{健康情况} \\
\text{业务知识} \\
\text{写作能力} \\
\text{口才} \\
\text{政策水平} \\
\text{工作作风}
\end{array}
\begin{pmatrix}
1 & 1 & 1 & 4 & 1 & 1/2 \\
1 & 1 & 2 & 4 & 1 & 1/2 \\
1 & 1/2 & 1 & 5 & 3 & 1/2 \\
1/4 & 1/4 & 1/5 & 1 & 1/3 & 1/3 \\
1 & 1 & 1/3 & 3 & 1 & 1 \\
2 & 2 & 2 & 3 & 1 & 1
\end{pmatrix}
$$

由两两比较矩阵计算出：

A 的最大特征值 $\lambda_{max}=6.35$，相应的特征向量为：$W^{(2)}=(0.16,0.19,0.19,0.05,0.12,0.30)^T$

假设 3 名候选人关于 6 个标准的判断矩阵为：

健康情况 $\qquad\qquad\qquad$ 业务知识

$$B_1^{(3)}=\begin{pmatrix}1 & 1/4 & 1/2\\ 4 & 1 & 3\\ 2 & 1/3 & 1\end{pmatrix} \quad B_2^{(3)}=\begin{pmatrix}1 & 1/4 & 1/4\\ 4 & 1 & 1/2\\ 5 & 2 & 1\end{pmatrix}$$

写作能力 $\qquad\quad$ 口才 $\qquad\qquad$ 政策水平 $\qquad\qquad$ 工作作风

$$B_3^{(3)}=\begin{pmatrix}1 & 3 & 1/3\\ 1/3 & 1 & 1\\ 3 & 1 & 1\end{pmatrix} \quad B_4^{(3)}=\begin{pmatrix}1 & 1/3 & 5\\ 3 & 1 & 7\\ 1/5 & 1/7 & 1\end{pmatrix} \quad B_5^{(3)}=\begin{pmatrix}1 & 1 & 7\\ 1 & 1 & 7\\ 1/7 & 1/7 & 1\end{pmatrix} \quad B_6^{(3)}=\begin{pmatrix}1 & 7 & 9\\ 1/7 & 1 & 5\\ 1/9 & 1/5 & 1\end{pmatrix}$$

由此可求得各属性的最大特征值和相应的特征向量。同时，各属性的最大特征值为：

特征值	健康情况	业务知识	写作能力	口才	政策水平	工作作风
λ_{max}	3.02	3.02	3.56	3.05	3.00	3.21

$$W^{(3)}=\begin{pmatrix}0.14 & 0.10 & 0.32 & 0.28 & 0.47 & 0.77\\ 0.63 & 0.33 & 0.22 & 0.65 & 0.47 & 0.17\\ 0.24 & 0.57 & 0.46 & 0.07 & 0.07 & 0.05\end{pmatrix}$$

$$W=W^{(3)}=W^{(2)}=\begin{pmatrix}0.14 & 0.10 & 0.32 & 0.28 & 0.47 & 0.77\\ 0.63 & 0.33 & 0.22 & 0.65 & 0.47 & 0.17\\ 0.24 & 0.57 & 0.46 & 0.07 & 0.07 & 0.05\end{pmatrix}\begin{pmatrix}0.16\\ 0.19\\ 0.19\\ 0.05\\ 0.12\\ 0.30\end{pmatrix}$$

$$W=\begin{pmatrix}0.40\\ 0.34\\ 0.26\end{pmatrix}$$

即在 3 名候选人中应选择 A 担任领导职务。

六、思考题

言之有理即可。

第 九 章

思考题

1. ①建立健康信息化网络，使政府、医疗机构、社会组织和公民之间形成信息共享和互助的机制，实现全民健康信息的安全共享。②建立健康信息化技术体系，进一步提高医疗信息化水平。③实施健康信息化安全技术,确保健康信息的安全。

2. 收集、整理和分析卫生信息,为卫生政策制定提供必要的数据支持。快速准确地对政策的实施进行监督和评估,从而使政策的效果更加明显。利用网络、社交媒体等方式快速准确地传播卫生政策的信息。更快发现疾病的流行,从而及时采取有效的措施,进而防止疾病的传播。

第 十 章

一、选择题

1. ABCD

2. C

二、填空题

1. 参数变化、结构变化、参数和结构变化结合

2. 流量变量、流量变量、存量变量

三、判断题

1. ×

2. √

四、简答题

从事件出发,分析与事件相关的行为模式,进而分析系统的结构,最终实现对大型复杂系统的解析。

五、思考题

真实性检验是在系统动力学模型建立后,对照真实性约束,通过运行模型得到各变量的时间序列数据及其相互关系,从而检验模型对于这些约束的遵守或违反情况,判断模型的合理性和真实性。真实性约束是对于模型中的重要变量,根据常识和基本原则,对模型提出的关于正确性的基本要求。如果真实性检验提示模型在运行时完全满足真实性约束,可以认为模型本身的合理性得到了验证,系统的行为模式有了真实性保证;如果真实性检验提示存在部分约束没有通过,则说明模型尚未完善,需要进一步调整模型的结构和参数,以满足真实性约束。

第 十 一 章

思考题

1. 关键过程要素包括确立模型模拟的环境、构造模型中个体的主要行为模式、通过模型的运行来获得模拟结果、得到政策的调整对微观个体的影响、对模拟结果进行汇总分析。

2. 优势:微观模拟模型首先提出一个政策分析的模型,以微观个体(个人、家庭等)作为描述和模拟的对象,用计算机模型来模拟与分析各项改革及政策项目实施的宏观效果及分配效果,因此特别适用于政策效果的评估。

不足:信息更加全面的微观数据库可以更准确模拟不同特征的微观个体在政策作用下的就医行为。因此,数据库信息的全面性、数据的准确性、估算过程的偏倚会一定程度上影响最终研究结果的准确性。

第 十 二 章

一、选择题

D

二、填空题

自主性、多样性、反馈性、随机性

三、判断题

1. √

2. ×

3. ×

第 十 三 章

一、选择题

A

二、简答题

1. 政府财政拨款不足、政府对医疗服务价格进行管制、药品定价机制不合理、药品生产流通机制复杂、医院的"双垄断"地位。

2. 我国医药分开政策发展历程大致可分为三个阶段,包括问题形成阶段、医药分开改革探索阶段和新医改探索阶段。

3. ①分析政策问题影响因素。②由涉及改革的各部门共同研究解决问题的目标。③明确方案措施手段。④广泛听取各利益相关者意见建议,进行医药分开综合改革政策方案的可行性论证,形成共识。⑤不断反复论证修改完善方案,形成最终的北京医药分开综合改革实施方案。

第 十 四 章

思考题

相同点:①制度设计层面。一是改革试点目标相同;二是适用范围相同。②技术实施层面。一是实施条件和数据要求基本相同;二是相对权重与分值测算的原理相同;三是都要建立结算、监管与考核机制;四是都要针对医疗服务供给方可能采取的不当应对,采取监管、考核等办法。

不同点:①付费设计的立足点不同。②分组原理不同。③费率与点值的差别。④监管难点有差异。

第 十 五 章

一、选择题

1. B

2. D

二、简答题

1. 通过促进临床发现和实验室研究成果的应用,造福人类健康。

2. ①T1:研究成果向人的转化阶段;②T2:研究成果向患者的转化阶段;③T3:研究成果向医学实践的转化阶段;④T4:研究成果向人群健康的转化阶段。

第 十 六 章

一、选择题

1. D

2. C

二、简答题

连通性、融合性、创新性、整合性、预防性、普及性及多学科交叉性。

参 考 文 献

[1] 张正军.公共管理研究范式的嬗变与转换逻辑[J].闽江学刊,2022,14(2):100-111.

[2] 陈振明.中国政策科学的学科建构:改革开放40年公共政策学科发展的回顾与展望[J].东南学术,2018(4):52-59,247.

[3] 杨泽平.公共管理范式的兴起与特征研究[J].中国市场,2016(37):195-1960.

[4] 陈振明.中国公共管理学40年:创建一个中国特色世界一流的公共管理学科[J].国家行政学院学报,2018(4):47-54.

[5] 王广坤.19世纪中后期英国公共卫生管理制度的发展及其影响[J].世界历史,2022(1):59-73.

[6] 胡志.论我国卫生管理学科发展的若干问题[J].中国农村卫生事业管理,2019(1):2-6.

[7] 王虎峰,李颖.卫生政策与管理学百年发展述评[J].国外社会科学,2010(1):8.

[8] Savigny D D, Adam T, Mookherji S . Systems thinking for health systems strengthening [J]. Public Health, 2011,125(2):117-118.

[9] 卢珊,李月娥.Anderson医疗卫生服务利用行为模型:指标体系的解读与操作化[J].中国卫生经济,2018,37(9):5-10.

[10] 田文华.基于RE-AIM模型的城乡居民大病保险模式评估[J].复旦学报(社会科学版),2021,63(1):152-160.

[11] 黄嘉杰,赖鸿皓,孙铭谣,等.实施性研究综合框架(CFIR)更新解读[J].中国全科医学,2023,26(31):3863-3871,3876.

[12] David Hughes,田楠,吴奇飞.质性方法在卫生政策和管理研究中的应用[J].医学与社会,2021,34(1):1-9.

[13] 黄萃,吕立远.文本分析方法在公共管理与公共政策研究中的应用[J].公共管理评论,2020(4):156-175.

[14] 李帆,马亮,李绍平.公共政策评估的循证进路:实验设计与因果推论[J].国家行政学院学报,2018(5):132-138.

[15] 刘芷含,王桢钰.ABM在公共健康政策研究中的应用进展与趋势展望:基于CiteSpace文献计量分析[J].兰州学刊,2022(12):68-83.

[16] 毕齐擎,李小涛,张士靖.基于ESI高被引论文的卫生管理学科研究热点分析[J].中华医学图书情报杂志,2019,28(8):27-34.

[17] 戚淼杰,薄云鹊,韩优莉.国际卫生政策研究进展:基于CiteSpace的文献计量分析[J].中国卫生政策研究,2017,10(7):6-12.

[18] 律琼馨,刘智勇.基于双聚类的国内卫生政策与体系研究热点分析[J].中华医学图书情报杂志,2019,28(6):74-80.

[19] 刘芷含,王桢钰.ABM在公共健康政策研究中的应用进展与趋势展望:基于CiteSpace文献计量分析[J].兰州学刊,2022,(12):68-83.

[20] 毕齐擎,李小涛,张士靖.基于ESI高被引论文的卫生管理学科研究热点分析[J].中华医学图书情报杂志,2019,28(8):27-34.

[21] 戚淼杰,薄云鹊,韩优莉.国际卫生政策研究进展:基于CiteSpace的文献计量分析[J].中国卫生政策研究,2017,10(7):6-12.

[22] 律琼馨,刘智勇.基于双聚类的国内卫生政策与体系研究热点分析[J].中华医学图书情报杂志,2019,28(6):74-80.

[23] 张亮.卫生事业管理学[M].北京:人民卫生出版社,2013.

[24] 梁万年.卫生事业管理学[M].北京:人民卫生出版社,2017.

[25] 贺加.军队卫生事业管理学[M].北京:军事医学科学出版社,2009.

[26] 代涛.医学信息学进展[M].北京:中华医学电子音像出版社,2020.

[27] 甘仞初.信息系统原理与应用[M].北京:高等教育出版社,2004.

[28] 龚庆悦,董海艳,冒宇清.医学信息工程概论[M].南京:南京大学出版社,2019.

[29] 于勇,喻明.中国卫生信息化政策文本量化分析[J].医学与社会,2022,35(12):114-119.

[30] 王桂雁,贺松,俞思伟.数字化转型下的区域医疗健康信息平台技术架构研究[J].中国数字医学,2021,16(5):1-6.

[31] 叶明全.医学信息学[M].北京:科学出版社,2018.

[32] 王伟,吴菁.突发公共卫生事件医院管理实践[M].北京:人民卫生出版社,2021.

[33] 孟鸿志.以习近平法治思想推进公共卫生应急法治体系建设[J].南京社会科学,2021(3):1-9.

[34] 李继伟,徐丽君,王爽.加快完善我国公共卫生应急管理体系[J].宏观经济管理,2021(1):44-48.

[35] 陈兴怡,翟绍果.中国共产党百年卫生健康治理的历史变迁、政策逻辑与路径方向[J].西北大学学报(哲学社会科学版),2021(4):86-94.

[36] 王胜利.新中国公共卫生防疫体系建设成就、制度归因与效能提升[J].中国卫生事业管理,2021(3):195-198.

[37] Li L, Fan Y, Zeng A, et al. Understanding the anticontagion process and reopening of China during COVID-19 via coevolution network of epidemic and awareness [J]. Complexity, 2021, 2021.

[38] Cheng X, Tang L, Zhou M, et al. Coevolution of COVID-19 research and China's policies [J]. Health Research Policy and Systems, 2021, 19(1):1-16.

[39] Yin Y, Gao J, Jones B F, et al. Coevolution of policy and science during the pandemic [J]. Science, 2021, 371(6525):128-130.

[40] 尚虎平,刘俊腾.公共政策全过程科学评估:逻辑体系、技术谱系与应用策略[J].学术研究,2023,3:47-57.

[41] 林君芬.突发事件公共卫生风险评估理论与实践[M].杭州:浙江大学出版社,2016.

[42] 汪建,荣田侃,王安富.卫生法[M].5版.北京:人民卫生出版社,2018.

[43] 姚建红.卫生法与卫生政策[M].北京:中国协和医科大学出版社,2022.

[44] 郝模,马安宁王志锋,等.卫生政策学[M].2版.北京:人民卫生出版社,2021.

[45] 蒋祎.卫生法[M].北京:人民卫生出版社,2020.

[46] 杨淑娟.卫生法学概论[M].4版.北京:人民卫生出版社,2018.

[47] 陈云良.卫生法学[M].北京:高等教育出版社,2019.

[48] 乐虹,赵敏.中国卫生法发展研究[M].武汉:华中科技大学出版社,2020.

[49] 梁万年,王辰,吴沛新.中国医改发展报告[M].北京:社会科学文献出版社,2020.

[50] 申卫星.《中华人民共和国基本医疗卫生与健康促进法》理解与适用[M].北京:中国政法大学出版社,2020.

[51] 杨洪兰.现代实用管理学[M].上海:复旦大学出版社,1996.

[52] 车文博.心理咨询大百科全书[M].杭州:浙江科学技术出版社.2001.

[53] 周三多,陈传明,鲁明泓.管理学:原理与方法[M].3版.上海:复旦大学出版社,1999.

[54] 唐密,杨燕,胡善联,等.多准则决策分析应用于卫生决策的理论基础与进展[J].中国卫生资源,2020,23(4):326-331.

[55] Baltussen R, Niessen L. Priority setting of health interventions: the need for multi-criteria decision analysis [J]. Cost Eff Resour Alloc, 2006, 4:14.

[56] Thokala P, Devlin N, Marsh K, et al. Multiple criteria decision analysis for healthcare decision

making: an introduction: report 1 of the ISPOR MCDA emerging good practices task force [J]. Value Health, 2016,19(1):1-13.

[57] Thokala P, Duenas A. Multiple criteria decision analysis for health technology assessment [J]. Value Health, 2012,15(8):1172-81.

[58] 胡善联.购买有价值的医疗卫生服务[J].卫生经济研究,2019,36(2):3-6.

[59] 许心怡,许晓华.第二届中国价值医疗高峰论坛在北京举行[EB/OL].人民网-人民健康网 http://health.people.com.cn/n1/2018/1 121/c14739-30414252.html,2023-3-12.

[60] 梁樑,杨锋,苟清龙.数据、模型与决策:管理科学的数学基础[M].北京:北京工业出版社,2017.

[61] 张波,张抒扬,屈静晗,等.多准则决策分析应用于罕见病药品临床综合评价的专家共识(2022)[J].罕见病研究,2022,1(2):158-177.

[62] Marsh K, Ijzerman M, Thokala P, et al. Multiple criteria decision analysis for healthcare decision making: emerging good practices: report 2 of the ISPOR MCD-A emerging good practices task force [J]. Value Health, 2016,19(1):125-137.

[63] 鲍海妮,余小兰,耿劲松,等.医药卫生领域多准则决策分析的方法学[J].中国卫生资源,2020,23(4):337-341,372.

[64] Angelis A, Kanavos P. Value-based assessment of new medical technologies: towards a robust methodological framework for the application of multiple criteria decision analysis in the context of health technology assessment [J]. Pharmaco Economics, 2016,34(5):435-446.

[65] 总后卫生部张雁灵部长在全军卫生部长座谈会上的讲话(摘要).解放军医院管理杂志,2010,17(1):V-Ⅷ.

[66] 张鹭鹭.军队卫生发展现况与趋势[M].北京:人民军医出版社,2011.

[67] 高社.适应国家医改新形势　探索军队卫生事业费供应保障形势[J].解放军医院管理杂志,2010,17(6):527-529.

[68] 蔡江南.医疗卫生体制改革的国际经验[M].上海:上海科学技术出版社,2016.

[69] 中国医疗保险研究会,国际劳动保障研究所.部分国家(地区)最新医疗保障改革研究(2013年报告)[M].北京:经济科学出版社,2015.

[70] 马进.国际卫生保健[M].北京:人民卫生出版社,2013.

[71] 姚玲珍.德国社会保障制度[M].上海:上海人民出版社,2011.

[72] 王红漫.日本医疗保障制度述略[J].国外医学·卫生经济分册,2014,31(3):97-99.

[73] 蔡江南.医疗卫生体制改革的国际经验[M].上海:上海科学技术出版社,2016.

[74] 中国医疗保险研究会,国际劳动保障研究所.部分国家(地区)最新医疗保障改革研究(2013年报告)[M].北京:经济科学出版社,2015.

[75] 中国保险行业协会.商业医疗保险国别研究报告[M].北京:中国金融出版社,2015.

[76] 阳义南,梁上聪.中国医疗保险制度"适老化"改革:国际经验与政策因应[J].西安财经大学学报,2022,35(1):108-118.

[77] 郝模.卫生政策学[M].北京:人民卫生出版社,2013.

[78] 耿劲松,鲍海妮,余小兰,等."证据与价值对决策的影响"框架在知证决策中应用的方法学[J].中国卫生资源,2020,23(4):342-347.

[79] 戴泽琦,徐思敏,吴雪,等.EVIDEM框架介绍及其在卫生决策中的应用[J].中国实验方剂学杂志,2022,28(4):212-218.

[80] 戴泽琦,徐思敏,吴雪,等.中医药卫生技术评估应用EVIDEM框架的可行性分析[J].中国实验方剂学杂志,2022,28(6):175-181.

[81] 耿劲松,陈晓炜,余小兰,等.基于EVIDEM的新技术医保报销循证决策框架探析[J].中国卫生政策研究,2018,11(04):50-54.

[82] Hensher D A. Stated preference analysis of travel choices: the state of practice [J]. Transportation, 1994,21(2):107-133.

［83］ Ben-Akiva M, Boccara B. Discrete choice models with latent choices sets ［J］. International Journal of Research in Marketing, 1995, 12(1):9 - 24.

［84］ 张娇. 供需视角下家庭医生签约服务偏好研究:基于离散选择实验［D］. 山东大学,2021.

［85］ De Freitas H M, Ito T, Hadi M, et al. Patient preferences for metastatic hormone-sensitive prostate cancer treatments: a discrete choice experiment among men in three European countries ［J］. Advances in Therapy, 2019, 36(2):318 - 332.

［86］ 鲍海妮,余小兰,耿劲松,等. 医药卫生领域多准则决策分析的方法学［J］. 中国卫生资源,2020,23(4): 337 - 341,372.

［87］ 徐菲,唐密,胡善联,等. 多准则决策分析应用于卫生决策的假设基础与基本操作［J］. 中国卫生资源, 2020,23(4):332 - 336.

［88］ 胡善联,金春林,何江江. 多准则决策分析在卫生决策中的应用［M］. 上海:上海交通大学出版 社,2019.

［89］ 鲍海妮,余小兰,耿劲松,等. 医药卫生领域多准则决策分析的方法学［J］. 中国卫生资源,2020,23(4): 337 - 341,372.

［90］ 王其藩. 系统动力学［M］. 北京:清华大学出版社,1994.

［91］ 王其藩. 社会经济复杂系统动态分析［M］. 上海:复旦大学出版社,1992.

［92］ Li M, Yu W, Tian W, et al. System dynamics modeling of public health services provided by China CDC to control infectious and endemic diseases in China ［J］. Infect Drug Resist, 2019, 12:613 - 625.

［93］ Yu W, Li M, Ge Y, Li L, Zhang Y, Liu Y, Zhang L. Transformation of potential medical demand in China: A system dynamics simulation model ［J］. J Biomed Inform, 2015, 57:399 - 414.

［94］ Grundmann H, Hellriegel B. Mathematical modelling: a tool for hospital infection control ［J］. The Lancet Infectious Diseases, 2006, 6(1):39 - 45.

［95］ Homer J B, Hirsch G B. System dynamics modeling for public health: background and opportunities ［J］. American Journal of Public Health, 2006, 96(3):452 - 458.

［96］ Atun R A, Lebcir R M, McKee M, et al. Impact of joined-up HIV harm reduction and multidrug resistant tuberculosis control programmes in Estonia: System dynamics simulation model ［J］. Health Policy, 2007, 81(2):207 - 217.

［97］ Atun R A, Lebcir R M, Drobniewski F, et al. High coverage with HAART is required to substantially reduce the number of deaths from tuberculosis: system dynamics simulation ［J］. International Journal of STD & AIDS, 2007, 18(4):267 - 273.

［98］ Sirois S, Cloutier L M. Needed: system dynamics for the drug discovery process ［J］. Drug Discovery Today, 2008, 13(15):708 - 715.

［99］ Rwashana A S, Williams D W, Neema S. System dynamics approach to immunization healthcare issues in developing countries: a case study of Uganda ［J］. Health Informatics Journal, 2009, 15(2): 95 - 107.

［100］ Lich K H, Osgood N D, Mahamoud A. Using system dynamics tools to gain insight into intervention options related to the interaction between tobacco and tuberculosis ［J］. Global Health Promotion, 2010, 17(1 suppl):07 - 20.

［101］ Hirsch G, Homer J, Evans E, et al. A system dynamics model for planning cardiovascular disease interventions ［J］. American Journal of Public Health, 2010, 100(4):616.

［102］ Worni M, Pietrobon R, Zammar G R, et al. System dynamics to model the unintended consequences of denying payment for venous thromboembolism after total knee arthroplasty ［J］. PLoS One, 2012, 7(4):e30578.

［103］ Frerichs L M, Araz O M, Huang T T K. Modeling social transmission dynamics of unhealthy behaviors for evaluating prevention and treatment interventions on childhood obesity ［J］. PLoS One, 2013, 8(12):e82887.

[104] Wakeland W, Nielsen A, Schmidt T D, et al. Modeling the impact of simulated educational interventions on the use and abuse of pharmaceutical opioids in the United States a report on initial efforts [J]. Health Education & Behavior, 2013, 40(1 suppl): 74S – 86S.

[105] Weeks M R, Li J, Liao S, et al. Multilevel dynamic systems affecting introduction of HIV/STI prevention innovations among Chinese women in sex work establishments [J]. Health Education & Behavior, 2013, 40(1 suppl): 111S – 122S.

[106] Struben J, Chan D, Dube L. Policy insights from the nutritional food market transformation model: the case of obesity prevention [J]. Annals of the New York Academy of Sciences, 2014.

[107] Rauner M S, Schaffhauser-Linzatti M M. Impact of the new Austrian inpatient payment strategy on hospital behavior: a system-dynamics model [J]. Socio-Economic Planning Sciences, 2002, 36(3): 161 – 182.

[108] Hoard M, Homer J, Manley W, et al. Systems modeling in support of evidence-based disaster planning for rural areas [J]. International Journal of Hygiene and Environmental Health, 2005, 208(1): 117 – 125.

[109] Tobias M I, Cavana R Y, Bloomfield A. Application of a system dynamics model to inform investment in smoking cessation services in New Zealand [J]. American Journal of Public Health, 2010, 100(7): 1274.

[110] Chalmers J, Ritter A. Subsidising patient dispensing fees: The cost of injecting equity into the opioid pharmacotherapy maintenance system [J]. Drug and Alcohol Review, 2012, 31(7): 911 – 917.

[111] Merrill J A, Deegan M, Wilson R V, et al. A system dynamics evaluation model: implementation of health information exchange for public health reporting [J]. Journal of the American Medical Informatics Association, 2013, 20(e1): e131 – e138.

[112] Loyo H K, Batcher C, Wile K, et al. From model to action using a system dynamics model of chronic disease risks to align Community Action [J]. Health Promotion Practice, 2013, 14(1): 53 – 61.

[113] Ansaha J P, Eberleina R L, Lovea S R, et al. Implications of long-term care capacity response policies foran aging population: A simulation analysis [J]. Health Policy, 2014.

[114] Taylor K, Dangerfield B, Le Grand J. Simulation analysis of the consequences of shifting the balance of health care: a system dynamics approach [J]. Journal of health services research & policy, 2005, 10(4): 196 – 202.

[115] Samuel C, Gonapa K, Chaudhary P K, et al. Supply chain dynamics in healthcare services [J]. International journal of health care quality assurance, 2010, 23(7): 631 – 642.

[116] Wong H J, Wu R C, Caesar M, et al. Smoothing inpatient discharges decreases emergency department congestion: a system dynamics simulation model [J]. Emergency Medicine Journal, 2010, 27(8): 593 – 598.

[117] Barber P, López-Valcárcel B G. Forecasting the need for medical specialists in Spain: application of a system dynamics model [J]. Human resources for health, 2010, 8(1): 24.

[118] Diaz R, Behr J G, Tulpule M. A system dynamics model for simulating ambulatory health care demands [J]. Simulation in Healthcare, 2012, 7(4): 243 – 250.

[119] Lattimer V, Brailsford S, Turnbull J, et al. Reviewing emergency care systems I: insights from system dynamics modelling [J]. Emergency Medicine Journal, 2004, 21(6): 685 – 691.

[120] Ishikawa T, Ohba H, Yokooka Y, et al. Forecasting the absolute and relative shortage of physicians in Japan using a system dynamics model approach [J]. Human resources for health, 2013, 11(1): 41.

[121] Rohleder T R, Bischak D P, Baskin L B. Modeling patient service centers with simulation and system dynamics [J]. Health care management science, 2007, 10(1): 1 – 12.

[122] Chaerul M, Tanaka M, Shekdar A V. A system dynamics approach for hospital waste management [J]. Waste Management, 2008, 28(2): 442 – 449.

[123] Cofiel L, Zammar G R, Zaveri A J, et al. A system dynamics analysis determining willingness to wait and pay for the implementation of data standards in clinical research [J]. Health Research Policy and Systems, 2010,8(1):38.

[124] Ciplak N, Barton J R. A system dynamics approach for healthcare waste management: a case study in Istanbul Metropolitan City, Turkey [J]. Waste Management & Research, 2012,30(6):576－586.

[125] Wu M H, Yu J Y, Huang C H. Theoretical system dynamics modeling for taiwan pediatric workforce in an era of national health insurance and low birth rates [J]. Pediatrics & Neonatology, 2013,54(6):389－396.

[126] Ghaffarzadegan N, Epstein A J, Martin E G. Practice variation, bias, and experiential learning in cesarean delivery: a data-based system dynamics approach [J]. Health Services Research, 2013,48(2pt2):713－734.

[127] 张鹭鹭. 医疗卫生服务系统建模研究[M]. 上海:第二军医大学出版社,2006.

[128] 余江,臧雷,王卫东,等. 大型综合性医院风险防范系统动力学模型的构建[J]. 中国医院管理,2009(6):15－16.

[129] 谢长勇,张鹭鹭,杨鸿洋,等. 我国宏观卫生筹资系统动力学模型构建[J]. 中国卫生经济,2010(2):8－12.

[130] 甘筱青,李红. 基于系统动力学的双向转诊"下转难"现象研究[J]. 中国全科医学,2010,13(28):3141－3142.

[131] 关理. 社区卫生服务机构"零差率"药品实际费用比例的系统动力学分析[J]. 中国卫生经济,2010,29(5):55－57.

[132] 董丹丹,雷海潮. 系统动力学模型在卫生总费用推算中的应用研究[J]. 中国卫生经济,2011,30(4):17－19.

[133] 栗美娜,张鹭鹭,许苹,等. 基于系统动力学的医疗卫生人力动员补偿探析[J]. 医学与社会,2011,24(6):34－36.

[134] 关理,董叶菁,于润吉. 新标准下医疗机构卫生人力资源配置的系统动力学方法[J]. 中国卫生经济,2012,31(1):1－2.

[135] 王伶,钟俊生. 基于系统动力学的辽宁省医疗卫生资源配置研究[J]. 辽宁行政学院学报,2013(1):28－30.

[136] Al-Khatib IA, Eleyan D, Garfield J. A system dynamics approach for hospital waste management in a city in a developing country: the case of Nablus, Palestine [J]. Environ Monit Assess. 2016,188:503.

[137] Ghaffarzadegan N, Epstein AJ, Martin EG. Practice variation, bias, and experiential learning in cesarean delivery: a data-based system dynamics approach [J]. Health Serv Res, 2013,48:713－34.

[138] Salmon PM, Read GJM, Thompson J, McLean S, McClure R. Computational modelling and systems ergonomics: a system dynamics model of drink driving-related trauma prevention [J]. Ergonomics, 2020,63(8):965－980.

[139] Hyder A, Smith M, Sealy-Jefferson S, Hood RB, Chettri S, Dundon A, Underwood A, Bessett D, Norris AH. Community-based systems dynamics for reproductive health: an example from urban ohio [J]. Prog Community Health Partnersh, 2022,16(3):361－383.

[140] 崔成森,庄囡,孟开. 基于系统动力学的北京市基层医疗卫生机构组织绩效提升路径研究[J]. 中国医药导报,2022,19(18):173－179＋189.

[141] 李丽清,杜福贻,贾仁安,等. "主计算枝＋影响枝"的系统动力学建模方法在卫生费用预测中的应用[J]. 数学的实践与认识,2016,46(24):115－126.

[142] 蔡雨阳,顾佳静,施莉莉,等. 上海市卫生总费用系统动力学模型构建[J]. 中国卫生资源,2016,19(4):289－293.

[143] 刘巧艳,李丽清,卢祖洵. 应用系统动力学仿真方法预测卫生费用的发展趋势[J]. 中国卫生经济,

2017,36(7):58 - 62.

[144] 周萍,纪洁,许靖,等. 浦东新区区属公立医疗机构卫生技术人员数量的系统动力学预测[J]. 中国卫生资源,2016,19(4):340 - 344+349.

[145] 李星辉,方律颖,宋阳,等. 上海市医养整合人力与床位供需仿真模拟:基于系统动力学模拟干预研究[J]. 中国初级卫生保健,2020,34(9):23 - 26.

[146] 谷雨,孟群,马良,等. 健康中国战略视域下卫生监督管理能力提升研究:基于系统动力学视角[J]. 管理学刊,2022,35(4):53 - 64.

[147] 李堂军,宋婷婷. 基于系统动力学的农村社区突发公共卫生事件演化机理与策略研究[J]. 山东科技大学学报(社会科学版),2021,23(1):67 - 75.

[148] Siettos CI, Russo L. Mathematical modeling of infectious disease dynamics [J]. Virulence, 2013,4(4),295 - 306.

[149] Parker J, Epstein JM. A distributed platform for global-scale agent-based models of disease transmission [J]. ACM Trans Model Comput Simul, 2011,22(1):2.

[150] Univ. Pittsbg. MIDAS Natl. Cent. Excell. 2017. Models of infectious disease agent study [EB/OL]. (2023 - 12 - 5)[2023 - 12 - 5]. Available from: https://www.ieee-iri.org/midas_subdomain/index_php.html

[151] Nianogo RA, Arah OA. Agent-based modeling of noncommunicable diseases: a systematic review [J]. Am J Public Health, 2015,105(3):e20 - 31.

[152] Mabry PL, Bures RM. 2014. Systems science for obesity-related research questions: an introduction to the theme issue [J]. Am. J. Public Health 104(7):1157 - 1159.

[153] Hammond RA, Ornstein JT. A model of social influence on body mass index [J]. Ann N Y Acad Sci, 2014,1331(1):34 - 42.

[154] Orr MG, Kaplan GA, Galea S. Neighbourhood food, physical activity, and educational envi-ronments and black/white disparities in obesity: a complex systems simulation analysis [J]. J Epidemiol Community Health, 2016,70(9):862 - 867.

[155] Day TE, Ravi N, Xian H, Brugh A. An agent-based modeling template for a cohort of veterans with diabetic retinopathy [J]. PLoS One, 2013,8(6):e66812.

[156] Day TE, Ravi N, Xian H, et al. Sensitivity of diabetic retinopathy associated vision loss to screening interval in an agent-based/discrete event simulation model [J]. Comput Biol Med, 2014,47:7 - 12.

[157] Chao D, Hashimoto H, Kondo N. Dynamic impact of social stratification and social influence on smoking prevalence by gender: an agent-based model [J]. Soc. Sci. Med, 2015,147:280 - 87.

[158] Schaefer DR, Adams J, Haas SA. Social networks and smoking: exploring the effects of peer influence and smoker popularity through simulations [J]. Health Educ Behav, 2013,40(Suppl 1):S24 - 32.

[159] Yang Y, Diez Roux AV, Auchincloss AH, et al. A spatial agent-based model for the simulation of adults' daily walking within a city [J]. Am J Prev Med, 2011,40(3):353 - 361.

[160] Scott N, Hart A, Wilson J, et al. The effects of extended public transport operating hours and venue lockout policies on drinking-related harms in Melbourne, Australia: results from SimDrink, an agent-based simulation model [J]. Int J Drug Policy, 2016,32:44 - 49.

[161] Gorman DM, Mezic J, Mezic I, Gruenewald PJ. Agent-based modeling of drinking behavior: a preliminary model and potential applications to theory and practice [J]. Am J Public Health, 2006,96(11):2055 - 2060.

[162] Auchincloss AH, Riolo RL, Brown DG, Cook J, Diez Roux AV. An agent-based model of income inequalities in diet in the context of residential segregation [J]. Am J Prev Med, 2011,40(3):303 - 311.

[163] Fink DS, Keyes KM, Cerda M. Social determinants of population health: a systems sciences approach

[J]. Curr Epidemiol Rep, 2016,3(1):98 - 105.

[164] Link BG, Phelan J. Social conditions as fundamental causes of disease [J]. J Health Soc Behav, 1995, 35:80 - 94.

[165] Yonas MA, Burke JG, Brown ST, et al. Dynamic simulation of crime perpetration and reporting to examine community intervention strategies [J]. Health Educ Behav, 2013,40(Suppl 1):S87 - 97.

[166] Fink DS, Keyes KM, Cerda M. Social determinants of population health: a systems sciences approach [J]. Curr Epidemiol Rep, 2016,3(1):98 - 105.

[167] Tracy M, Cerdá M, Keyes KM. Agent-based modeling in public health: current applications and future directions [J]. Annu Rev Public Health, 2018,39:77 - 94.

[168] 刘芷含,王桢钰. ABM 在公共健康政策研究中的应用进展与趋势展望:基于 CiteSpace 文献计量分析 [J]. 兰州学刊,2022(12):68 - 83.

[169] 代涛. 医学信息学进展[M]. 北京:中华医学电子音像出版社,2020.

[170] 连世新,张文学. 信息系统分析与设计及其在医药领域的应用[M]. 秦皇岛:燕山大学出版社,2020.

[171] 吕晓琪,赵建峰,张明,等. 医学信息化技术与应用[M]. 北京:科学出版社,2020.

[172] 叶明全. 医学信息学[M]. 北京:科学出版社,2018.

[173] 肖笑. 基于 DRG/DIP 时代下医院精益运营管理体系构建探讨[J]. 现代商贸工业,2024,45(01):129 - 131.

[174] 肖建春. 医保支付方式改革对公立医院运营管理的影响分析[J]. 现代商贸工业,2024,45(02):184 - 187.

[175] 高辰旭,冯文. DRG 改革对公立医院住院服务效率及质量的影响[J]. 卫生经济研究,2023,40(12):42 - 45.

[176] 卫安乐,冯文. 脑缺血性疾病患者住院费用影响因素分析[J]. 卫生经济研究,2023,40(12):14 - 19.

[177] 丁敬美,韩磊,杜进兵. 武汉市 DRG 入组病例的费用倍率特征分析[J]. 卫生经济研究,2023,40(12):28 - 32.

[178] 于婷,严波. 以 DRG 为导向重塑公立医院全面预算管理体系[J]. 卫生经济研究,2023,40(12):56 - 59.

[179] 田博韬,郭筱克,陈永成. 多源流视域下我国按病种分值付费支付改革的政策动力研究[J]. 中国医院,2023,27(12):1 - 4.

[180] 王珩,蒋心梅,赵允伍,等. 公立医院医保:医疗协同发展问题分析与对策探讨[J]. 中国医院,2023,27(12):5 - 8.

[181] 滕佳利,李星,李心言,等. 区域点数法总额预算和按病种分值付费对医生医疗服务行为影响的经济学实验研究[J]. 中国医院,2023,27(12):9 - 13.

[182] 白飏,路伟,陈鹏等. 海南某市试点医院总额预算下按 DRG 支付方式改革成效分析[J]. 中国医院,2023,27(12):19 - 22.

[183] 施丽霞,范玉荣. DRG 收付费模式下医院运营管理挑战与对策[J]. 中国医院,2023,27(12):104 - 106.

[184] 张磊,李浩. DRG 模式下临床药师在神经内科开展按病种分组用药医嘱点评的探讨[J]. 中国医院用药评价与分析,2023,23(11):1391 - 1395.

[185] 再依奴尔·阿不都外力,马永东,赵婷,等. 浅析住院病案首页质量对疾病诊断相关分组(DRGs)绩效评价的影响[J]. 兵团医学,2023,21(4):67 - 70.

[186] 管永虎. DRG 医保支付方式改革对公立医院产生的影响[J]. 兵团医学,2023,21(4):66 - 67.

[187] 章莹,邓梅君,吕晨,等. 基于映射的 ICD 数据质量改进方法研究[J]. 现代医院,2023,23(11):1728 - 1731.

[188] 齐玲. 基于 DRG 评价指标的公立医院绩效考核管理研究[J]. 环渤海经济瞭望,2023,(11):166 - 168.

[189] 张洪波,田海量. DRG 付费模式下疼痛科如何发展[C]//中华医学会,中华医学会疼痛学分会. 中华医学会疼痛学分会第十九届学术年会论文汇编. 国药哈尔滨总医院,2023:2.

［190］ 杨晓秋. 基于 DRG 结算与专家共识的 ZAN 临床路径质量控制初探［C］//中华医学会,中华医学会疼痛学分会. 中华医学会疼痛学分会第十九届学术年会论文汇编. 重庆医科大学附属第一医院,2023:2.

［191］ 李雪莲. 背根节脉冲射频通过修复慢性受压背根节的超微结构损伤缓解神经病理性疼痛［C］//中华医学会,中华医学会疼痛学分会. 中华医学会疼痛学分会第十九届学术年会论文汇编. 中南大学湘雅三医院,2023:2.

［192］ 范先群. 互联网＋医疗健康［M］. 北京:人民卫生出版社,2020.

［193］ 郝模. 卫生政策学［M］. 北京:人民卫生出版社,2013.

［194］ 汪永锋,杨丽霞,王永胜,等. 互联网＋医疗健康应用及发展［J］. 西部中医药,2022,35(10):141-144.

［195］ 刘阳,郭珉江,李亚子. 互联网医疗发展历程及趋势分析［J］. 医学信息学杂志,2022,43(9):2-6.

［196］ 周元元,陈大方. "互联网＋医疗健康"中法律与政策保障现状分析与建议［J］. 中国癌症防治杂志,2020,12(6):606-610.

［197］ 严炜,李贤楠,曹蕾,等. "互联网＋医疗健康管理"模式的运行机制、存在问题及改进建议［J］. 现代医院,2022,22(5):751-753.

［198］ 杨叶,张娟,陈皓阳,等. 我国互联网医疗政策执行困境及优化策略:基于政策网络理论［J］. 卫生经济研究,2022,39(8):14-17.

［199］ 赵人行,李晓龙. 互联网医疗发展环境、目标及展望［J］. 学术交流,2018(2):127-132.

［200］ Curfman A, McSwain SD, Chuo J, Yeager-McSwain B, et al. Pediatric telehealth in the COVID-19 pandemic era and beyond ［J］. pediatrics, 2021,148(3):e2020047795.

［201］ Tomintz MN, Kosar B, García-Barrios VM. simSALUD: Design and implementation of an open-source wizard based spatial microsimulation framework ［J］. International Journal of Microsimulation, 2017,10(2):118-143.

［202］ Brown L. Editorial special issue on 'health and microsimulation' ［J］. International Journal of Microsimulation, 2011,4:1-2.

［203］ Mischen P. Review of policy practice and digital science: integrating complex systems, social simulation and public administration in policy research ［M］. Springer, 2015.

［204］ Majstorovic D, Wimmer M, Lay Yee R, et al. Features and added value of simulation models using different modelling approaches supporting policy-making: a comparative analysis ［M］. Springer International Publishing, 2015.

［205］ Janssen M, Wimmer MA, Deljoo A. Policy practice and digital science: integrating complex systems ［M］. Social Simulation and Public Administration in Policy Research, 2015.

［206］ Lymmer S, Schofield D, Colagiuri S, et al. The impact of weight-loss interventions on health expenditure in Australia: Evidence from a microsimulation model of obesity and chronic disease ［J］. Obesity Research&Clinical Practice, 2019,13(1):47.

［207］ Gupta A, Harding A. Modelling our future: population ageing ［M］. Health and Aged Care, 2007.

［208］ Schofield DJ, Zeppel MJB, Tan O, et al. A brief, global history of microsimulation models in health: Past applications, lessons learned and future directions ［M］. International Journal of Microsimulation, 2018.

［209］ Li J. O'Donoghue C. Simulating histories within dynamic microsimulation models ［J］. International Journal of Microsimulation, 2012,5(1):52-76.

［210］ Lomax AN, Tysinger B. A dynamic microsimulation model for ageing and health in England: the English future elderly model ［J］. International Journal of Microsimulation, 2021,14(3):2-26.

［211］ Andreassen L, Fredriksen D, Gjefsen H M, et al. The dynamic cross-sectional microsimulation model MOSART ［J］. International Journal of Microsimulation, 2020,13(1):92-113.

［212］ Skarda I, Asaria M, Cookson R. lifeSim: A lifecourse dynamic microsimulation model of the millennium birth cohort in England ［J］. International Journal of Microsimulation, 2021,14(1):2-42.

［213］ Sylvia Ifesemen O, Bestwick-Stevenson T, Edwards K L. Spatial microsimulation of osteoarthritis prevalence at the small area level in England-Constraint selection for a 2-stage microsimulation process [J]. International Journal of Microsimulation, 2019, 12(2):37 - 51.

[214] Klevmarken A. Modeling behavioural response in EUROMOD [J]. International Journal of Microsimulation, 2022, 15(1):89 - 96.

[215] Goderis B, Vlekke M. Tax and benefit policies to reduce poverty in the netherlands: a microsimulation analysis [J]. International Journal of Microsimulation, 2023, 16(1):108 - 133.

[216] Salonen J, Tikanmäki H, Lappo S. Partition of the life course: an extended dynamic microsimulation analysis [J]. International Journal of Microsimulation, 2021, 14(3):54 - 75.

[217] Xiong L, Tang W, Liu H. Constructing a basefile for simulating Kunming's medical insurance scheme of urban employees [J]. International Jouranal of Microsimulation, 2011, 4(3):3 - 16.

[218] Xiong L, Zhang L, Tang W, et al. Constructing an urban population model for medical insurance scheme using microsimulation techniques [J]. Computational and Mathematical Methods in Medicine, 2012, Article ID 232071.

[219] Xiong L, Tian W, Tang W. Modeling medical care usage under medical insurance scheme for urban non-working residents [J]. Computers in Bilogy and Medicine, 2013, 43(5):549 - 558.

[220] Glied S, Tilipman N. Simulation modeling of health care policy [J]. Annu Rev Public Health, 2010, 31:439 - 455.

[221] Rutter CM, Zaslavsky A, Feuer E. Dynamic microsimulation models for health outcomes: A Review [J]. Med Decis Making, 2011, 31(1):10 - 18.

[222] Kypridemos C, Allen K, Hickey GL, et al. Cardiovascular screening to reduce the burden from cardiovascular disease: microsimulation study to quantify policy options [J]. BMJ, 2016, 353:i2793.

[223] Krijkamp EM, Alarid-Escudero F, Enns EA, et al. Microsimulation modeling for health decision sciences using R: a tutorial [J]. Med Decis Making, 2018, 38(3):400 - 422.

[224] van der Steen A, van Rosmalen J, Kroep S, et al. Calibrating parameters for microsimulation disease models: a review and comparison of different goodness-of-fit Criteria [J]. Med Decis Making, 2016, 36 (5):652 - 665.

[225] 李学增. 微观分析模拟模型及其应用简介[J]. 统计研究, 1990, 5:75 - 78.

[226] 熊林平. 中国医疗保险制度微观模拟模型研究[M]. 北京:科学出版社, 2014.

[227] 马修强, 熊林平, 张罗漫. 微观模拟模型及其在社会经济政策分析中的应用[J]. 科学技术与工程, 2003, 3(4):386 - 389.

[228] 温海滢. 微观模拟分析方法及其在公共经济政策研究领域的应用[J]. 广东商学院学报, 2008, 3:50 - 55.

[229] 王书平. 基于微观模拟模型的卫生资源配置研究:以辽宁省为例[D]. 济南, 山东大学, 2019.

[230] 刘秋萍, 王佳敏, 巩超, 等. 微观模拟模型在流行病学筛查成本效果分析中的应用[J]. 中华流行病学杂志, 2022, 42(6):931 - 937.

[231] 宋杰, 陈勇, 尹航. 北京医药分开试点成效及启示:以北京朝阳医院为例[J]. 中国卫生政策研究, 2016, 9(9):31 - 34.

[232] 周雅婧. 中国"以药养医"问题的经济学分析[J]. 金融经济:下半月, 2016(3):7 - 9.

[233] 李力, 王辰, 李瞳, 等. 我国医药分开政策目的及其策略分析[J]. 中国医院管理, 2014(12):4 - 6.

[234] Choi DW, Bench to bedside: the glutamate connection [J]. Science, 1992;258(5080):241 - 3.

[235] Geraghty J, Adenomatous polyposis coli and translational medicine [J]. Lancet, 1996;348(9025): 422.

[236] Zerhouni E, Medicine. The NIH Roadmap [J]. Science, 2003, 302(5642):63 - 72.

[237] Marincola FM, Translational medicine: a two-way road [J]. J Transl Med, 2003;1(1):1.

[238] Harris JK, Provan KG, Johnson KJ, et al. Drawbacks and benefits associated with inter-organizational collaboration along the discovery-development-delivery continuum: a cancer research network case

study [J]. Implement Sci, 2012,7:69.

[239] Wang X, Wang E, Marincola FM. Translational medicine is developing in China: a new venue for collaboration [J]. J Transl Med, 2011,9:3.

[240] Goldblatt EM Lee WH. From bench to bedside: the growing use of translational research in cancer medicine [J]. Am J Transl Res, 2010,2(1):1-18.

[241] McAneney H, McCann JF, Prior L, et al. Translating evidence into practice: a shared priority in public health? [J]. Soc Sci Med, 2010,70(10),1492-500.

[242] Long JC, Cunningham FC, Carswell P, et al. Patterns of collaboration in complex networks: the example of a translational research network [J]. BMC Health Serv Res, 2014,14:225.

[243] Yao Q, Lyu PH, Ma FC, et al. Global informetric perspective studies on translational medical research [J]. BMC Med Inform Decis Mak, 2013,13:77.

[244] Salazar M, Lant T, Kane A. To join or not to join: an investigation of individual facilitators and inhibitors of medical faculty participation in interdisciplinary research teams [J]. Clin Transl Sci, 2011,4(4):274-8.

[245] Zhang JY. Scientific institutions and effective governance: a case study of Chinese stem cell research [J]. New Genet Soc, 2011,30(2):193-207.

[246] Sivakumar S and Fleischman J. Collaborations: Pros and Cons [EB/OL].(2016-6-3) [2020-12-2]. Available from: https://www.ascb.org/careers/41032-2/.

[247] Kleiman RJ, Ehlers MD. How to develop therapeutic and translational research collaborations with industry [J]. Mol Biol Cell, 2019;30(22):2741-2743.

[248] Stokols D, Hall KL, Taylor BK, et al. The science of team science: overview of the field and introduction to the supplement [J]. Am J Prev Med, 2008,35(2 Suppl):S77-89.

[249] Yan W and Liu W, Research focus and frontiers of translational medicine at home and abroad: a study based on bibliometrics [J]. Academic Journal of Second Military Medical University, 2021,42(9):1021-1031.

[250] Zhang Y, He X, Zhang Y, et al. Native mitochondria-targeting polymeric nanoparticles for mild photothermal therapy rationally potentiated with immune checkpoints blockade to inhibit tumor recurrence and metastasis [J]. Chemical Engineering Journal, 2021,424.

[251] 熊伟,陈新华,许丹霞,等. 国产医疗器械的研发和转化思考[J]. 医疗装备,2021,34(1):8-10+14.

[252] 鄢闻,刘文庸. 基于文献计量学的国内外转化医学研究热点与前沿分析[J]. 第二军医大学学报,2021,42(9):1021-1031.

[253] 陈金凤,肖羽,汪周峰. 疾病分子与转化医学学科设置的原因及未来展望:以四川大学疾病分子网络前沿科学中心为例[J]. 西部素质教育,2023,9(5):166-170.

[254] 阿依谢姆古丽·阿力马斯,温浩. 试述转化医学的发展与实践[J]. 生物医学转化,2021,2(03):93-98.

[255] 张建. 中美转化医学发展比较研究[J]. 药品评价,2022,19(01):60-64.

[256] 罗娟,任晋生,罗兴洪. 转化医学的发展与启示[J]. 中国合理用药探索,2020,17(04):22-26.

[257] 周佳,施展,沈燕婉. 转化医学实验平台建设与共享机制探讨[J]. 中国医院管理,2021,41(4):79-82.

[258] 范丽桢,徐运. 转化医学研究愿景[J]. 中国卒中杂志,2020,15(02):119-125.

[259] 阴赪宏,肖红丽,徐婉珍. 转化医学在中国[J]. 医学研究杂志,2011,40(1):14-16.